そこが知りたい！

脳と心の仕組み

公立昭和病院・脳神経外科主任医長
永田和哉 監修
小野瀬健人 著

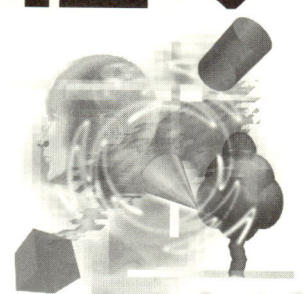

かんき出版

はじめに

近年のコンピュータ技術の進歩は目覚しいものがあり、今や多くの小学生までが高性能のコンピュータを使ってインターネットなどを利用したりしています。こうしたパーソナルコンピュータの能力たるや大変なもので、記憶力にしても記憶速度にしても、一見普通の人間では到底及ばない能力を持っていることは皆さんもご理解いただけるでしょう。

その反面、学習されていない（プログラムされていない）問題の処理力や高度な判断力などについては依然人間の脳の力にはコンピュータは遠く及ばず、脳という臓器の底深い能力には今更ながら驚かずにはいられません。

私はもう20年以上脳の病気を専門に治療にあたってきましたが、記憶というメカニズムひとつとっても実はまだまだコンピュータは脳の機能にはとても及ばないこともわかっています。たとえば最近は10ギガバイトなどという大容量のハードディスクも当たり前の時代になってきましたが、人間の脳の記憶力はそのような高性能なコンピュータの実は何千倍も優れていることがわかっています。人間は生まれたときからたくさんのことを記憶し、その過去の記憶を組み合わせて新しい問題に対する解決策などを創造しているのです。

また、お腹が空いた、人を好きになる、あるいは嫌な経験に対し不快な感情を持つなどの精神機能も、すべて脳の働きによるものです。摂食や睡眠、そして生殖などはいずれも本能と呼ばれているものですが、実は脳にはこうした本能的な行動があらかじめ遺伝子によってプログラムされています。そして最近の医学の目覚しい進歩により、これらの機能が脳のどのあたりで、どの部分との連絡を持ちながら行なわれているかということもどんどん明らかになっています。

一方で、最近新聞を騒がせたような、少女を長期間監禁したり、バスをハイジャックして罪のない乗客を殺傷するといった事件を起こした加害者の行動も、突き詰めれば脳の働きによるものです。しかし、常人では理解できない精神状態というのは、必ずしも脳が壊れているために起こるとは限りません。精神障害者の脳を解剖してみても、正常の脳と形態的には何ら違いがないことはしばしばあります。

それでは、どうして同じ脳が正常の働きを逸脱したような行動を命令するのでしょうか。

そこには脳を形作る1つひとつの細胞とその連絡機構が関係していて、その神経同士の連絡がうまくいかないときに、精神分裂病やうつ病などのいわゆる心の病が起こることが少しずつわかってきました。最近では、神経の連絡を整えることによって効果を表すうつ病の薬なども登場し、精神医学の領域は格段の進歩を遂げています。

本書では、こうした脳と心の関係に的を絞って、一般の方にもわかりやすく最近の医学の進歩に親しんでいただけるようにまとめてみました。

人間の脳の構造は極めて複雑かつ精緻にできており、私が医学生だった頃も脳の解剖というのは一番難しい領域でした。脳神経外科医として20年以上脳の病気の治療に向き合っていながら、今でも脳の微細な解剖を手術前に勉強しなければならないこともあります。

とくに頭の外傷や脳溢血などで脳の一部が障害を受けた場合に、患者さんに現れるさまざまな神経症状は実に多彩ですが、ほんの豆粒のような障害で重篤な精神障害や意識障害などを呈する場合もあれば、逆に広範に脳を切除してもほとんど症状なく普通に社会生活を送っていらっしゃる患者さんもいます。

このように、脳の機能の局在というのはとても難解ですが、逆にパズルの組み合わせのように、ひとつの機能がわかると順番につながっていろんなことがわかってくるとても面白い学問でもあります。この脳の深遠な世界に、皆さんに関心を持っていただき、今後さらにパズルを組み合わせていくことに喜びを見出していただければ、それは監修者として望外の喜びであります。

２０００年６月

監修者　永田　和哉

CONTENTS

はじめに ……… 3

PART 1 脳はどんな構造になっているのか?
頭蓋骨に閉ざされた脳の構造と機能を解剖学的にざっとつかんでみよう!

① そもそも脳の構造はどうなっているのか? ……… 22
★大脳と小脳で成り立っている脳の構造を覗いてみよう!

② 小脳と大脳は何がどう違うのか? ……… 24
★「古小脳」と「新小脳」に分けられる小脳の構造と働きとは

CONTENTS

③ 大脳皮質の3つの層が持つ役割とは？ 28
　★五感をはじめ身体のすべての機能が脳に分業統括されている

④ ヒトはどこまで脳に支配されているか 32
　★脳が損傷すると目が見えても盲人に、耳が聞こえても聾唖者になる

⑤ 神経細胞の構造を見てみよう 36
　★脳は2つの細胞と神経繊維、血管から構成されている

⑥ 脳が情報を伝達する仕組み 40
　★神経細胞のネットワークで情報処理が行なわれている

⑦ 脳波で何がわかるのか？ 42
　★神経細胞から発せられる生物電気がα波、β波を生み出す

CONTENTS

⑧ **脳科学研究の歴史を覗いてみよう** ……… 46
★脳科学とは何か？ またその研究目的とは？

PART 2
脳はどのように発達していくのか?
生成と淘汰を繰り返しながら形成される脳の発達にかかわる神秘に迫る！

① **胎児の脳が形成される仕組み** ……… 52
★生成と淘汰の壮絶な進化の過程を追体験していた!?

② **脳はどの機能から発達していくのか** ……… 54
★生まれたときは右脳も左脳も同じ働きをしている

CONTENTS

③脳の大きさは知能に影響するのか …… 58

★生まれたときはチンパンジーのほうが知能指数が高い!?

④脳は遺伝子にどこまで支配されるのか? …… 60

★知能指数や記憶力のよさが、先天的に遺伝することはない

⑤利き手と脳の発達の関係は? …… 64

★右脳派と左脳派は、利き手とは無関係の精神活動に由来する

⑥脳は何を栄養にしているのか? …… 68

★大好物はブドウ糖。成人男性では1日に160グラムが必要

⑦脳のお掃除屋さん〝マトウ細胞〟とは? …… 72

★脳の血管にへばりつく脂肪やタンパク質を食べる大食細胞の仲間

CONTENTS

⑧睡眠中の脳はどんな働きをしているのか？……74

★睡眠中も休まず働いている脳のメカニズムを探る

⑨脳死と心臓死の違いはどこか？……78

★脳が死ぬと脳内ではどんな変化があり、身体機能への影響は？

PART 3
脳のメカニズムはどうなっているか？

記憶したり言葉を話したり……緻密に組み上げられた機能の不思議を探る！

①脳は身体の地図を持っている……84

★「運動」と「感覚」の2つの地図で痒いところにも手が届く!?

★舌で識別された"味"を、脳が知覚するメカニズム

③ 脳はどこで音を聞き分けているのか？ …………………………………… 92
★"音"を分類して聞き分ける機能が脳細胞に備わっている

④ 言葉を話すときの脳の働き ………………………………………………… 96
★6歳までに学んだ言語が母国語になり、あとはすべて外国語扱い!?

⑤ 脳が記憶するメカニズムを見てみよう …………………………………… 100
★記憶力や学習能力は海馬のシナプス反応がカギを握っていた！

⑥ 脳の記憶量には限界があるのか …………………………………………… 106
★理論では、脳の記憶量はパソコン約10億台分！

CONTENTS

⑦ "度忘れ"はなぜ起こるのか？ ………… 108
★脳に一度記憶されたことは、一生消えることはない⁉

⑧ なぜ運動神経に差が出るのか？ ………… 110
★大脳で学習し、小脳が身体を制御することで上達していく

PART 4 心と脳はどう関わり合っているのか？
「心」の動きと「脳」の働きとのビミョーな関係を押さえておこう

① 「心」は脳のどこにあるか？ ………… 116
★12種類の心の働きのうち、感情・意思・自意識については解明中

CONTENTS

② 感情はどこから生まれてくるのか？ ……… 118
★わずか15ミリの扁桃体に複雑な感情の秘密がある

③ なぜ特定の人を好きになるのか？ ……… 122
★「好き・嫌い」の選り好みをしているのは前頭葉だった！

④ 「幸せな気分」とはどういう状態なのか？ ……… 126
★快感神経がドーパミンを分泌させながら脳内を走る

⑤ 好きな人にドキドキするのはどうして？ ……… 130
★自律神経への刺激で赤面したり心臓が早鐘を打つ

⑥ 「Hしたい」と思うのも実は脳の仕業？ ……… 132
★第一性欲中枢と第二性欲中枢の働きによって欲望がわき起こる

CONTENTS

⑦ **悲しいと涙が出るのはなぜだろう?** ……… 136
★悲しみの涙にはストレス成分ACTHがいっぱい⁉

⑧ **男と女は身体も違うが"脳"も違う?** ……… 138
★右脳と左脳を結ぶ"脳梁"が「男の理屈」と「女のヒステリー」を生む

⑨ **性格は脳と関係あるのか** ……… 142
★「扁桃体」が壊れるとうつ病に、「海馬」が壊れると二重人格になる⁉

PART 5 脳や心が病気になるとは?
さまざまな精神疾患やアルツハイマー型痴呆に脳が侵される原因を探る

② なぜストレスで潰瘍になるのか？
★内臓を監視する大脳辺縁系が制御不能になるのが原因 ……154

③ 依存症を引き起こす原因は何か
★意志の強さと依存症は無関係だった！ ……158

④ なぜヒトは精神を病むのか？
★大脳辺縁系の機能障害がさまざまな精神疾患を呼ぶ ……160

⑤ なぜ分裂病は起こるのか？
★抑圧された欲求が生み出す"脳"の中の新たな人格 ……164

CONTENTS

CONTENTS

⑥ **過食症・拒食症はなぜ起こるのか?** ………………… 168
★"心の傷"を満たそうとする「依存症」の一種

⑦ **ないはずの手足が痛むのはどうして?** ……………… 170
★幻肢痛の不思議と痛みを感じるメカニズムを見てみよう

⑧ **ヒトはなぜ夢を見るのか?** …………………………… 172
★夢を見る構造と心理状態の結びつきを見てみよう

⑨ **知能が壊れていく脳の病気とは?** …………………… 178
★脳が消えるアルツハイマー型痴呆が起こる原因を探る

PART 6 脳をコントロールすることは可能か

広告宣伝によるマインドコントロールや、薬物治療の作用について見てみよう

① 錯覚はどうして起きるのか？ ……186
★人間は「見たもの」を「見たまま」に理解しているわけではない

② 暗示はどこまで効くのか？ ……190
★マインドコントロールによって性格から行動まで支配できるのか

③ 欲求を操ることはできるのか？ ……194
★宣伝を脳がどう受け止め、購買意欲へとつながるのか

④ 薬物で脳をコントロールできるのか？ ……198
★神経細胞への作用とその危険性を解明する

CONTENTS

⑤ 脳が幻覚を見る仕組み ……………………… 202
★酸欠や薬物で幻覚を起こすのは脳のドーパミンが作用するため

⑥ 色や香が心にどう作用するのか …………… 206
★色彩心理学が国・民族の違いを越えて世界共通のワケ

⑦ スポーツをすると脳も健康になる？ ……… 210
★脳を支える物質代謝と深い関係にある有酸素運動

⑧ 心理療法は脳も癒すのか？ ………………… 212
★森田療法が先鞭をつけたリラクセーションは脳へ働きかけている!?

【50音順索引＆用語解説】

CONTENTS

◎図表作成…豊吉啓延

頭蓋骨に閉ざされた脳の構造と機能を
解剖学的にざっとつかんでみよう！

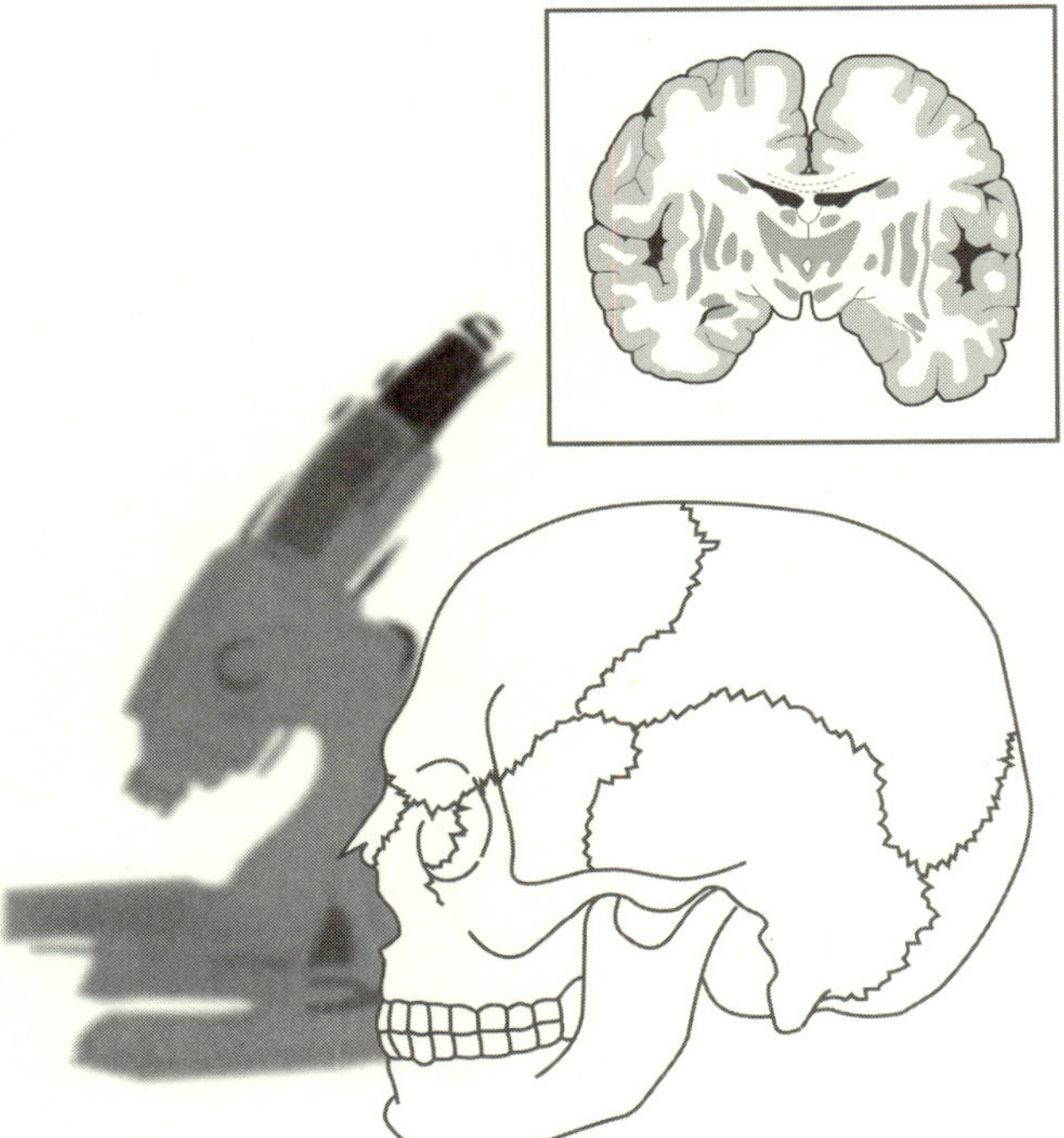

PART 1 脳はどんな構造になっているのか？

1 そもそも脳の構造はどうなっているのか？

大脳と小脳で成り立っている脳の構造を覗いてみよう！

◆「脳」は3つの膜と髄液に守られている

ヒトの脳は「右脳」「左脳」という一対の大脳半球と、脊髄《せきずい》へと連なる「脳幹」、そして脳幹の後方にある小さな「小脳」という部分から成り立っています。脳の９割近くを占めているのが大脳半球です。脳の重さは、日本人の男性なら１３５０〜１４００グラム、女性は１２００〜１２５０グラム。平均すると男性のほうが１５０グラムほど重いのですが、脳の重さと頭のよさとは関係ありません。

脳は柔らかく、衝撃にとても弱い臓器なので、全体を頭蓋骨でガードされているほか、頭蓋骨のすぐ内側の「硬膜《こうまく》」、その下の「クモ膜」、さらに脳の表面をぴったり包みこんでいる「軟膜《なんまく》」に保護されています。クモ膜と軟膜の間を満たしている透明な髄液《ずいえき》も、外部からの衝撃から脳を守っています。

ものを記憶したり、考えたりする部分は、大脳半球の表面を覆っている〝外套《がいとう》〟と呼ばれる層です。この薄い肌色をした「大脳皮質（灰白質《かいはくしつ》）」の層に集まった神経細胞（ニューロン）が、互いに無数の信号を伝達しあいながら考えたり、身体に運動の指示を出したりしています。さらに大脳皮質の内側にあって神経細胞の信号を伝える神経繊維がつまっている「髄質《ずいしつ》（白質）」、脳の中心部にある「大脳基底《きてい》核《かく》（被殻《ひかく》、淡蒼球《たんそうきゅう》、尾状核《びじょうかく》）」、さらに「視床《ししょう》・視床下部（間脳《かんのう》）」「中脳」「橋《きょう》」「延髄《えんずい》」の総称である「脳幹」、これら全体が連携をとりながら脳の機能を果たしているのです。

脳全体の構造

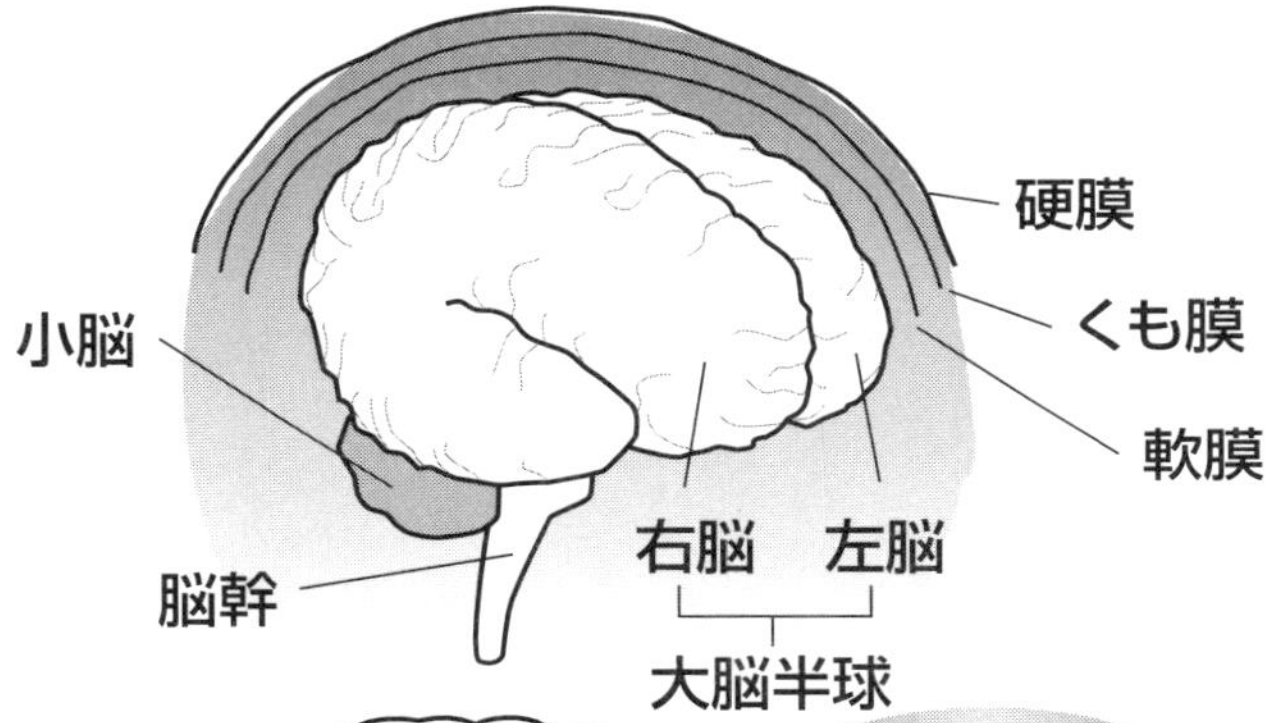
硬膜
くも膜
軟膜
小脳
右脳
左脳
脳幹
大脳半球

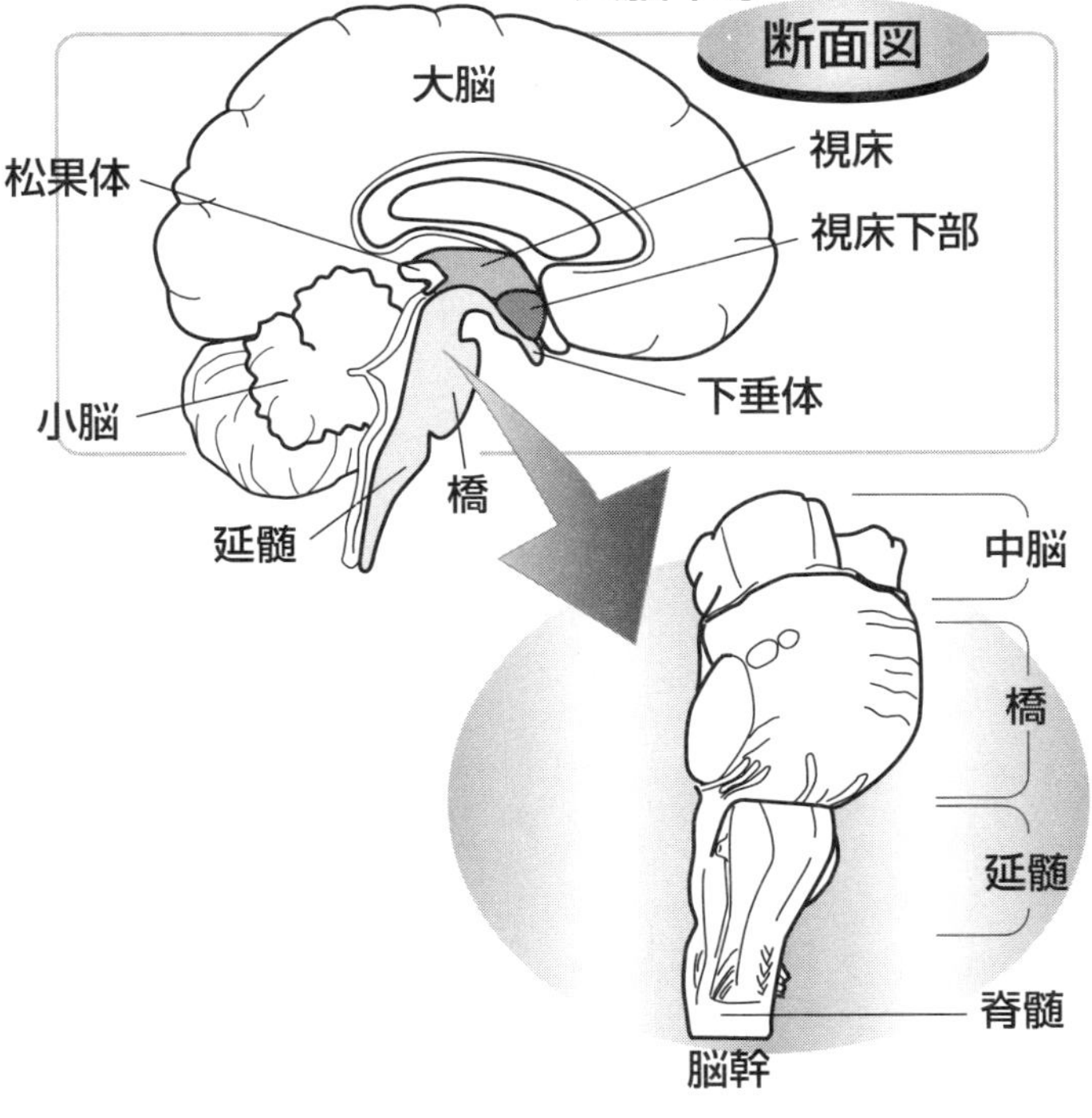
断面図
大脳
視床
松果体
視床下部
下垂体
小脳
橋
延髄
中脳
橋
延髄
脊髄
脳幹

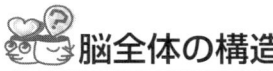

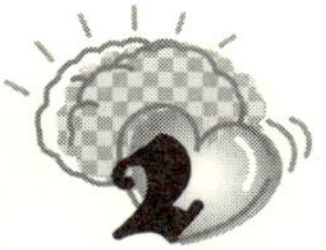

小脳と大脳は何がどう違うのか？

「古小脳」と「新小脳」に分けられる小脳の構造と働きとは

◆小脳には大脳の7倍以上もの神経細胞があった

小脳は、中央がくびれた長円体の形をしていて、大脳半球の「後頭葉《こうとうよう》」の下に隠れるような位置にあります。小脳はその働きから「古小脳」と「新小脳」の2つに分けられます。古小脳は下等な生物にもあることから「虫部《ちゅうぶ》」とも呼ばれ、身体の平衡を保つような指示を出しています。新小脳は大脳皮質や脊髄から伸びる神経線維を受けている部分で、筋肉に意識的な運動をさせるときに働きます。

さて、この小脳、重さは大脳の10分の1しかないのに、神経細胞の数はなんと大脳の１４０億個に対して千億個以上もあるのです。小脳皮質の厚さは０・５ミリと大脳皮質の４分の１しかありませんが、表面積は８００平方センチで、その広さは大脳皮質の45％にも及びます。

小脳皮質の構造も大脳とは異なります。小脳皮質は５つの細胞と３つの線維からできています。小脳皮質1平方ミリメートルの中には、「プルキンエ細胞」５００個、「ゴルジ細胞」50個、「バスケット細胞」６００個、「星状《せいじょう》細胞」６００個、「顆粒《かりゅう》細胞」50万個が詰まっていて、実に緻密です。

しかも1つのプルキンエ細胞に、25万から１００万本の「苔状《たいじょう》線維」があり、それぞれが約8万本の「平行線維」と連携をもっています。「登上《とうじょう》線維」は1つのプルキンエ細胞に1本がつながっているだけですが、それでも２０００～３０００個の「シナプス」（伝達信号を他の細胞と受け渡すための接

小脳の構造

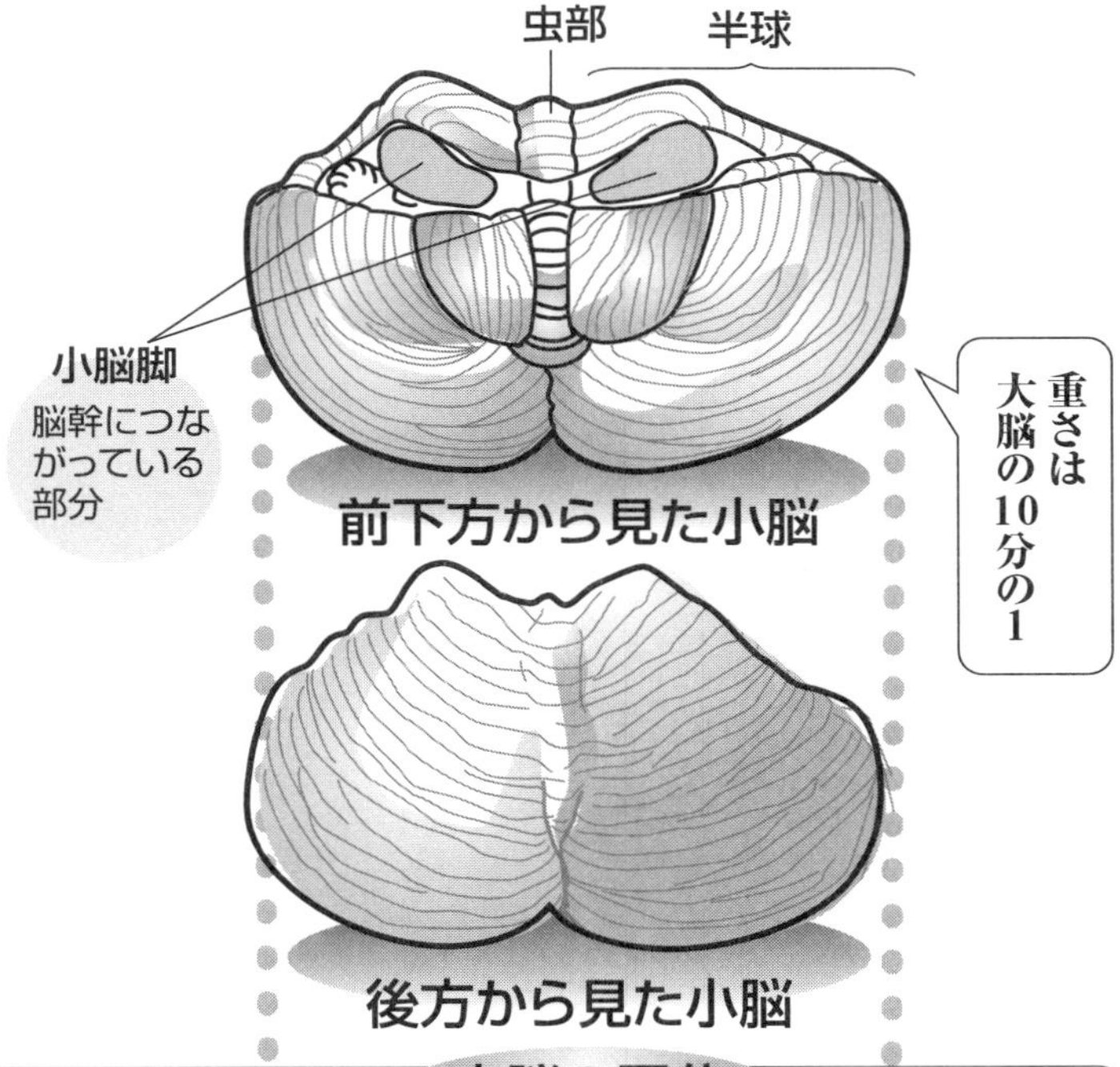
虫部
半球
小脳脚
脳幹につながっている部分
前下方から見た小脳
後方から見た小脳
重さは大脳の10分の1

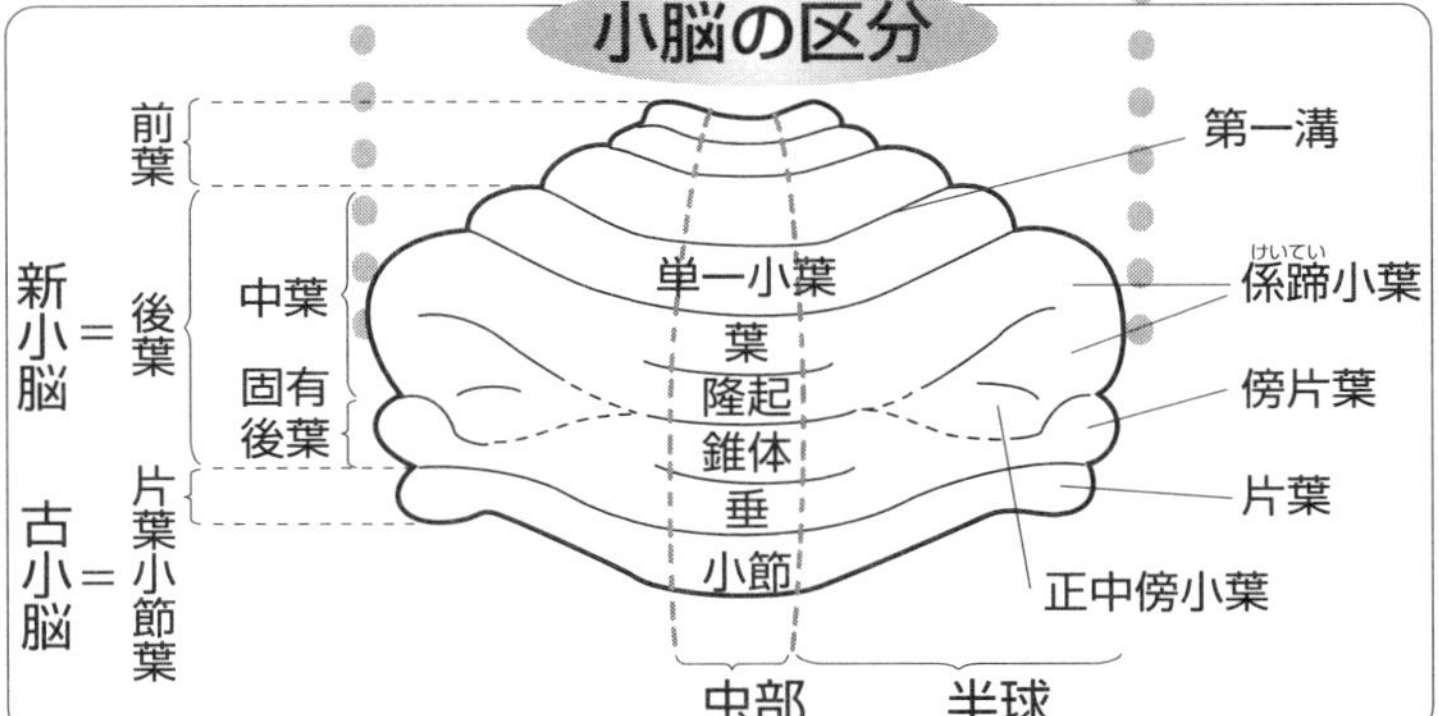
小脳の区分
前葉
新小脳＝後葉
中葉
固有後葉
古小脳＝片葉小節葉
第一溝
単一小葉
係蹄《けいてい》小葉
葉
隆起
傍片葉
錐体
垂
片葉
小節
正中傍小葉
虫部
半球

点）を作っているのです。小脳には約１５００万個のプルキンエ細胞があり、それが約５００個ずつの単位に分かれています。いってみれば小脳皮質は3万の小単位に分かれて、身体をスムーズに動かすシステムを構成しているのです。

◆小脳の意外な働き

小脳の働きは運動分野だけに限られている、というのがこれまでの定説でした。それが今ではメンタルな要素でも大きな働きをしていることがわかっています。

脳を損傷した患者に「ケーキ」「木」「お金」といったカードを見せて、それに関係のある動詞を答えてもらうという簡単なテストがあります。カードが「ケーキ」ならば「食べる」とか「買う」が答えとなります。カードが「木」だったら「登る」とか「植える」「伐る」などが正解です。ところが小脳を損傷した患者は、こんな簡単な質問にもトンチンカンな答えしかできません。こうしたテストの結果から、人が思考をするときにも小脳は常に大脳を助けて働いていたことがわかったのです。

また「頭頂《とうちょう》連合野」や「側頭《そくとう》連合野」が萎縮したアルツハイマー病患者の脳では、例外なく小脳が活発に活動しています。アルツハイマー病患者でほとんど例外なくこうした現象が見られるのは、小脳がダメージを受けて機能しなくなった大脳の代わりに認識や記憶や思考などの働きをしているからだと考えられます。

小脳はヒトのあらゆる運動をパターン化してスムーズにできるようにするだけでなく、大脳と一体となって身体と心の全体をコントロールしているわけです。

小脳皮質の細胞構造

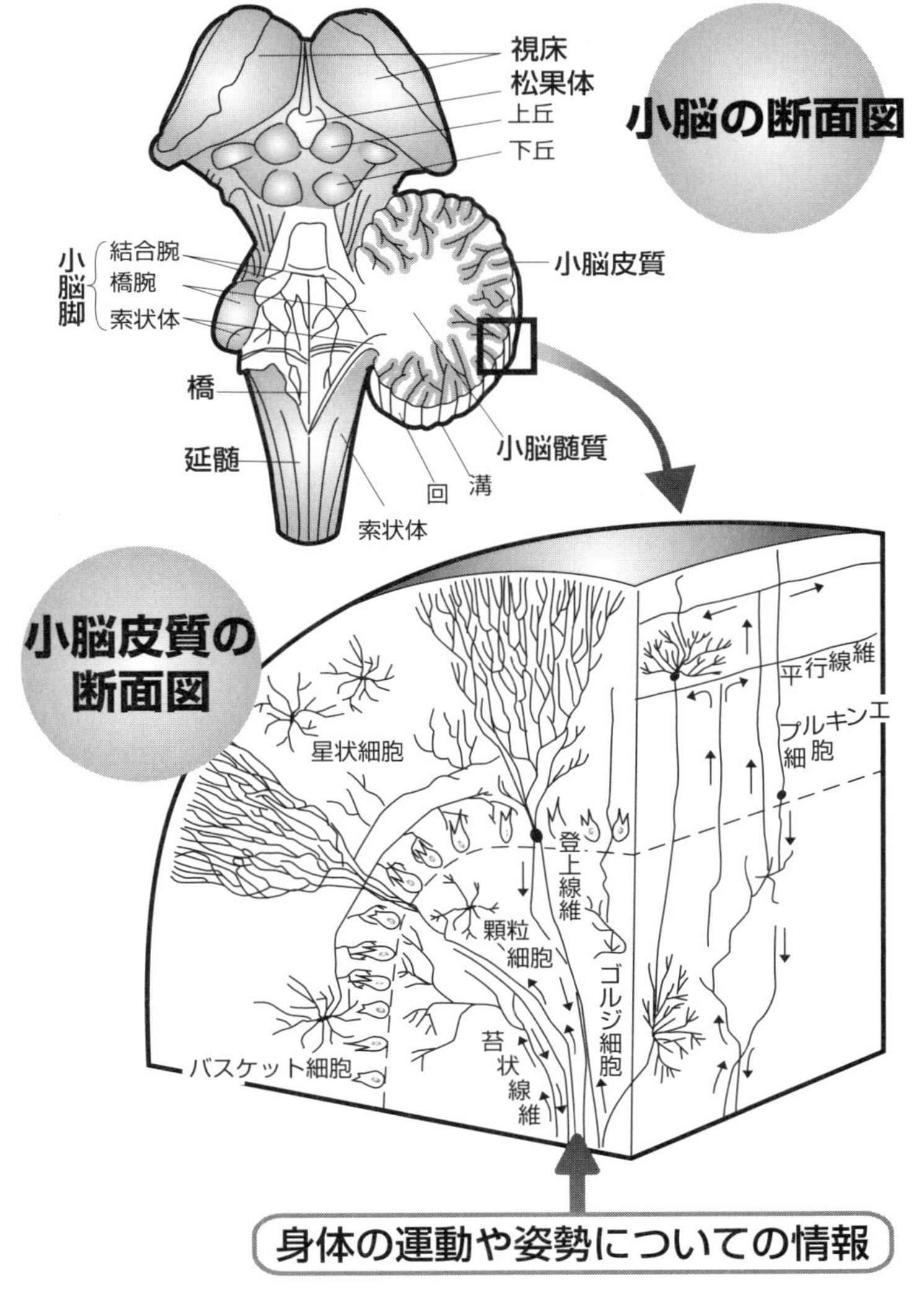

視床
松果体
上丘
下丘
小脳の断面図
小脳脚
結合腕
橋腕
索状体
小脳皮質
橋
延髄
小脳髄質
回
溝
索状体
小脳皮質の断面図
星状細胞
平行線維
プルキンエ細胞
登上線維
顆粒細胞
ゴルジ細胞
苔状線維
バスケット細胞
身体の運動や姿勢についての情報

大脳皮質の3つの層が持つ役割とは？

五感をはじめ身体のすべての機能が脳に分業統括されている

◆役割の異なる3つの脳

大脳皮質には役割のまったく異なる「爬《は》虫類《ちゅうるい》型」「旧《きゅう》哺《ほ》乳類《にゅうるい》型」「新哺乳類型」の3つの脳が共存しています。受精卵が胎児となって母親の胎内で成長するとき、生物の進化をたどるようにして順番に発達する3つの脳は、それぞれ違った役割を担って身体のすべての機能を分業統括しています。

まず初期の胎児には、もっとも原始的な脳である爬虫類型の脳「古《こ》皮《ひ》質《しつ》」が形成されます。次に、それにかぶさるように旧哺乳類型の脳「旧皮質」が生まれます。最後に古皮質と旧皮質を中央に包み込むようにして、新哺乳類型の脳「新皮質」が急速に発達していきます。ちなみに新皮質が6層でできているのに対して、3層からなる古皮質と旧皮質を「異皮質」と呼ぶこともあります。

原始的な爬虫類型の脳（古皮質）は、「海《かい》馬《ば》」とか「梨《り》状葉《じょうよう》」などの側頭葉深部を多く占めています。旧哺乳類型の脳（旧皮質）は「帯状回《たいじょうかい》」など古皮質と新皮質の中間領域にあります。古皮質と旧皮質、さらにその皮質下の扁桃体《へんとうたい》や中隔《ちゅうかく》核などをまとめて「大脳辺縁系《へんえんけい》」といいます。

脳は機能分化が進んでいて、主に新皮質は言語、音楽、絵画などの創作活動や高度な運動機能に使われ、大脳辺縁系は内臓を自律的に調節したり、本能や感情をコントロールする働きをしています。あとから形成される脳ほど、進化の過程からみてヒトが新しく獲得した機能を受け持っているといえます。

大脳を構成する3つの皮質

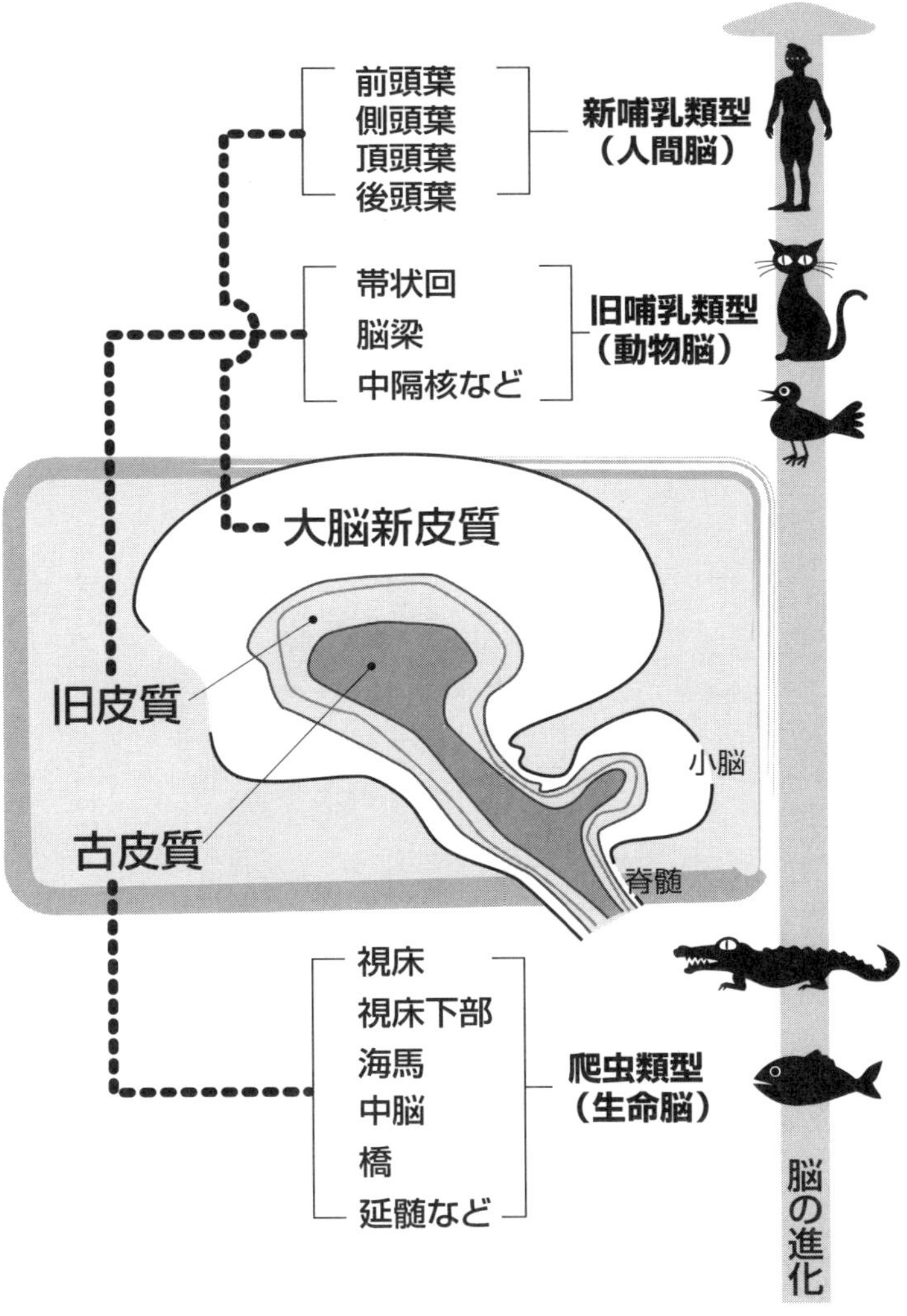
前頭葉
側頭葉
頂頭葉
後頭葉
新哺乳類型
（人間脳）
帯状回
脳梁
中隔核など
旧哺乳類型
（動物脳）
大脳新皮質
旧皮質
古皮質
小脳
脊髄
視床
視床下部
海馬
中脳
橋
延髄など
爬虫類型
（生命脳）
脳の進化

◆「古皮質」は本能的欲望を、「旧皮質」は感情を、「新皮質」は創造を司る

言葉を覚えて話したり、高度な機械を創造したりといった、ヒトならではの活動を支えているのは新皮質の脳です。触感や痛みなど、身体の感覚器からの信号を受け取ったり、運動の指令を出したり、目で見た映像を認識するのも新皮質の役割です。

それに対して古皮質や旧皮質が担っているのは、本能と呼ばれるような生命活動です。古皮質は食欲を感じたり、性欲をもよおしたりといった個体維持、種族保存の本能が機能しています。旧皮質は〝怒り〟や〝恐怖〟、あるいは敵を〝攻撃する〟などの感情をコントロールしています。

新皮質で形成される意識は、本人が意図して考え出すものですからこれを「明敏な意識」といい、本人の自覚があまりないままに旧皮質、古皮質で形成される本能的な意識を「素朴な意識」といいます。

このように3つの異なる皮質が生み出す活動は「明敏な意識」と「素朴な意識」に分けられますが、役割は違ってもどちらもお互いに影響を与えあい、連携をとりながら、常に密接な関係を保って働いています。

たとえば深い悩みをもっていて、それがなかなか解決されないときには「素朴な意識」が傷ついてしまいます。ときにはそれが重い病気を引き起こすことにもなりますし、「明敏な意識」を受け持つ新皮質も活発に活動することができません。その反面、古皮質と旧皮質が活発になっていると、創造を司る新皮質も活発に働きます。昔から、作家は恋愛をしているときに傑作が書ける、といわれるのはそのためでしょう。

「大脳辺縁系」の構造

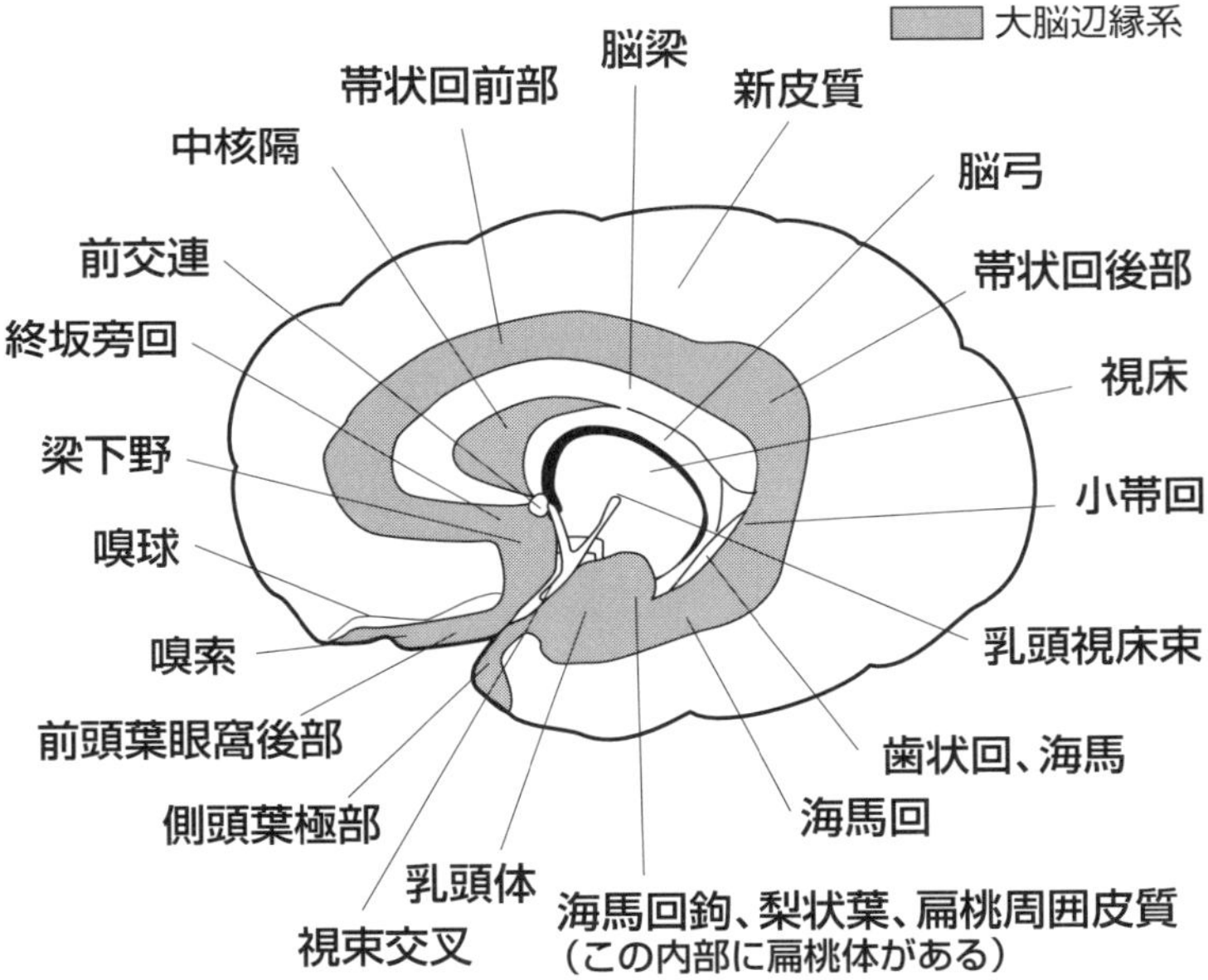

大脳辺縁系
脳梁
帯状回前部
新皮質
中核隔
脳弓
前交連
帯状回後部
終坂旁回
視床
梁下野
小帯回
嗅球
乳頭視床束
嗅索
前頭葉眼窩後部
歯状回、海馬
側頭葉極部
海馬回
乳頭体
海馬回鉤、梨状葉、扁桃周囲皮質
（この内部に扁桃体がある）
視束交叉

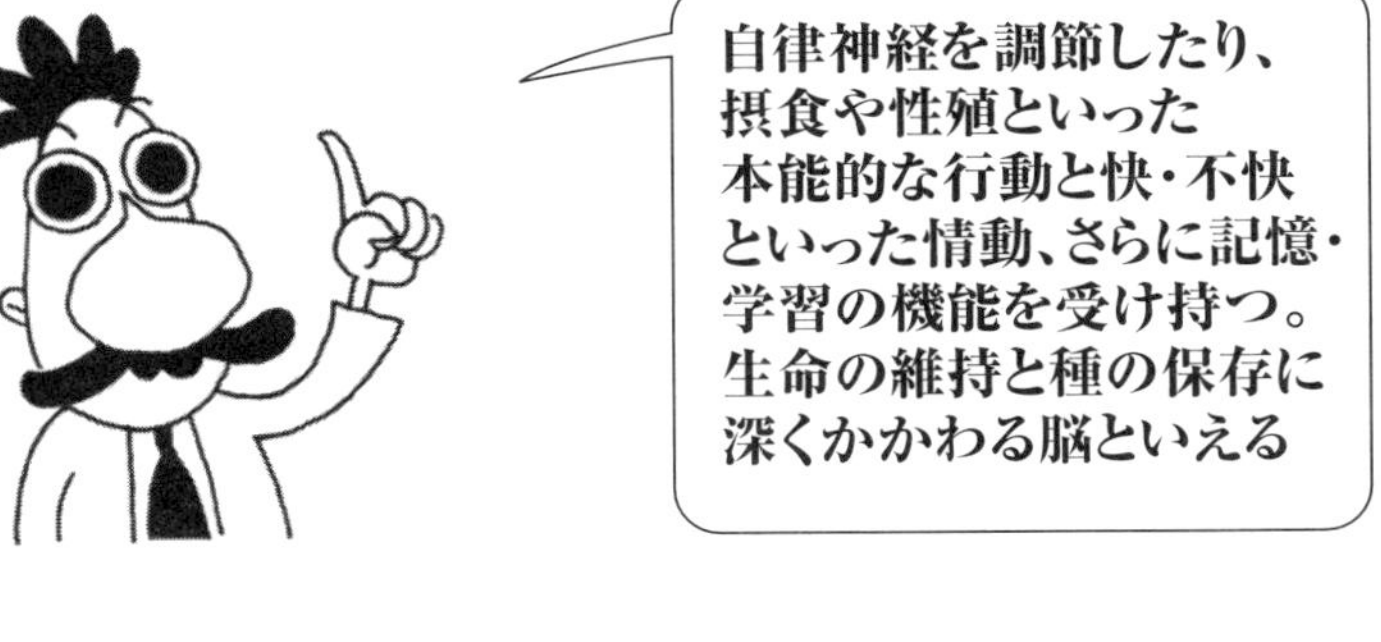

自律神経を調節したり、
摂食や性殖といった
本能的な行動と快・不快
といった情動、さらに記憶・
学習の機能を受け持つ。
生命の維持と種の保存に
深くかかわる脳といえる

4 ヒトはどこまで脳に支配されているか

脳が損傷すると目が見えても盲人に、耳が聞こえても聾唖者になる

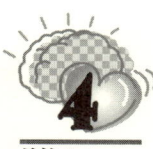

◆脳の重要な機能はそれぞれの「連合野」に分かれている

大脳は脳溝《のうこう》と呼ばれる深い溝で4つに大別されます。大脳を真ん中あたりで大きく前後に分けているのが中心溝で、この前の部分を「前頭葉《ぜんとうよう》」といいます。後ろの部分の上部を「頭頂葉《とうちょうよう》」、その下の頭頂後頭裂溝から後ろを「後頭葉《こうとうよう》」、大脳の側面を斜めに走る側頭裂溝から下が「側頭葉《そくとうよう》」で、全部で四葉（4領域）になります。

さらに「前頭連合野」「側頭連合野」「頭頂連合野」の3つの連合野と、「運動野」「体性感覚野《たいせいかんかくや》」「聴覚野」「視覚野」が、それぞれ重要な役割ごとにまとまっています。

連合野とは、いくつもの情報を処理して統括的に働くことから付けられた呼び名です。まず頭頂連合野は、体性感覚野と視覚野から受け取った情報を組み合わせて、自分の身体や周囲を認識する役割を担っています。この頭頂連合野で手に取ったものの大きさや肌触りを感じたり、目で見た距離感や上下左右の位置関係を認識します。ここに損傷を受けると、触覚がなくなったり、指示されたとおりの動作ができなくなったり、自分のいる場所がわからなくなってしまいます。感覚が正常でも、それを脳で正しく判断できなくなってしまうからです。

次に側頭連合野では、聴覚野と視覚野から音や形、色などの信号を受け取って、音や色、形の情報処

大脳の4葉3連合野の区分

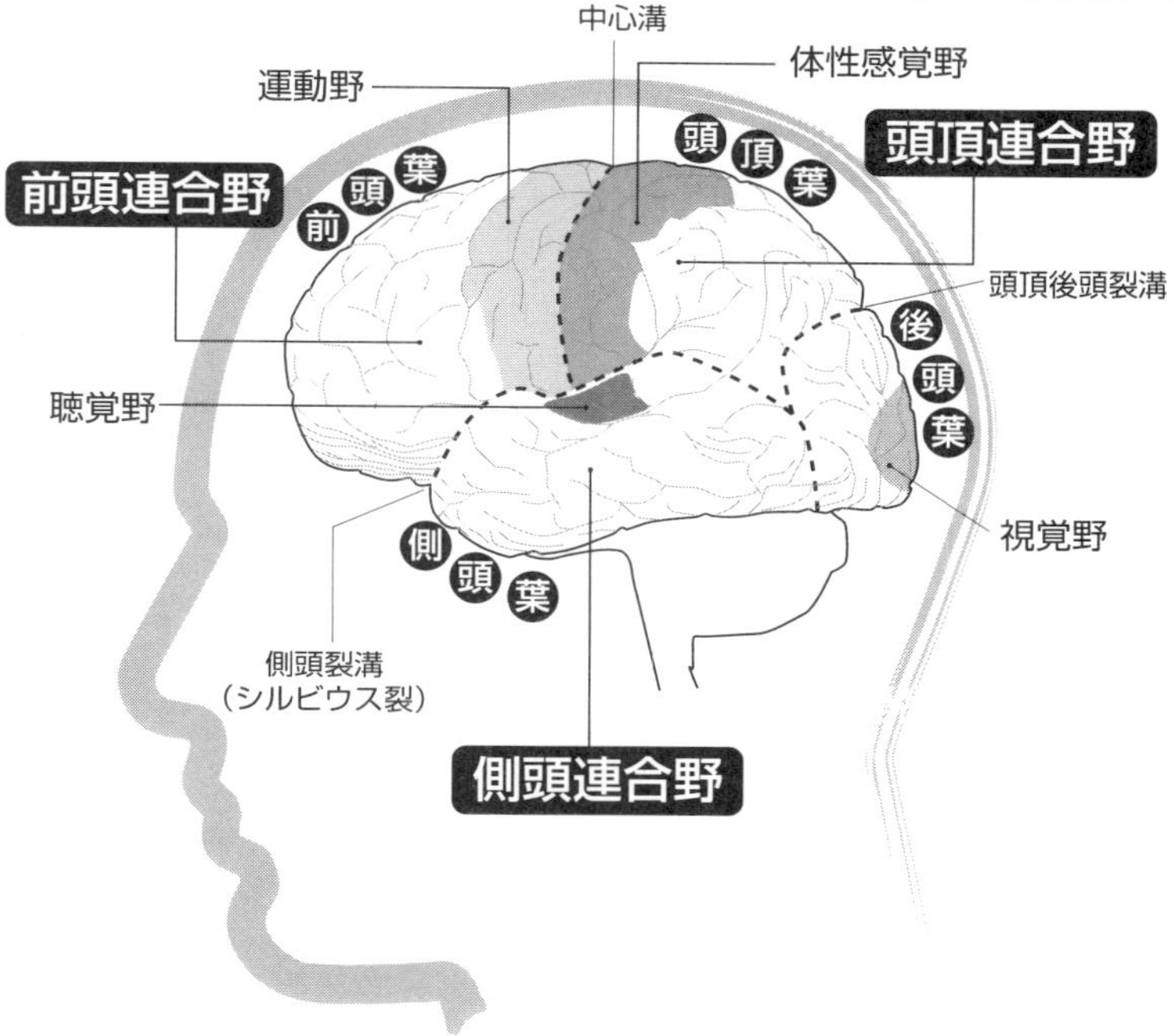

理をします。同時に、この内側に巻き込んだ場所にある古皮質の「海馬《かいば》」と頻繁に連絡をとりながら、長期記憶を蓄える役割を果たしています。ここが損傷を受けると、鼓膜が正常に音を感じても、脳は音が聞こえたことを判断できません。また左脳の側頭連合野には「ウェルニッケ野」と呼ばれる言語中枢があり、言葉を話したり、理解したりするときに機能しています。ウェルニッケ野が機能しなくなると、他人の話がわからなくなり、自分でも意味のある言葉を話せなくなります。

どの部位の新皮質にしても、身体の感覚器と密接に連携して機能しています。たとえば視覚野が損傷すると、眼球や網膜《もうまく》は正常なのに、視覚野の神経細胞が見えているものを認識できなくなります。眼球は正常に働いているのに、盲人と同じように何も見えなくなってしまうのです。

◆前頭連合野が〝ヒトらしさ〟を支えていた

前頭連合野は、3つの連合野のなかでも最も高度な働きをしています。

感覚情報のすべてがここに集まるばかりでなく、頭頂連合野と側頭連合野の情報や、古皮質の「海馬」「扁桃体《へんとうたい》」「帯状回《たいじょうかい》」といった大脳辺縁系《へんえんけい》とも密接な関係があります。それは古皮質の神経細胞（ニューロン）から出ているたくさんの線維がここに集まっていることでわかります。

前頭連合野には自分の身体のすべての感覚、周囲の状況に関する情報、古い記憶の情報、喜怒哀楽の判断などが集まって、それらを統合して次の自分の行動を決めたり、新しいものを創造したりする働きがあります。学者のなかには、ヒトは前頭葉で精神活動をしている、という人もいるほどです。前頭連合野を損傷すると、「積極性がなくなる」「自発行動が少なくなる」「周囲に無関心になる」「感情の起伏が激しくなる」「計画性がなくなる」などの症状を呈し、いわゆるヒトらしさがかなり損なわれてしまいます。新しい物を作り出すとか、文章を書くなどの創造性もなくなってしまうのです。

このように高度な感知能力、認識力、判断力、創造力を支えているのはもっぱら大脳新皮質で、なかでも前頭連合野の働きが際だっています。一方、ヒトの暮らしになくてはならない喜怒哀楽や性欲、食欲など、ある意味ではより根元的なヒトらしさをコントロールするのは、大脳の内側にある「視床下部《ししょうかぶ》」や「扁桃体」など古皮質、旧皮質からなる大脳辺縁系の役割です。人のすべての機能は、大脳皮質に分業統括されています。つまり人のあらゆる行動は脳の支配を受けているといっていいでしょう。

連合野で分担される働き

前頭連合野
計画、決定、合理的な目的行動にかかわる「意志」「創造」「思考」「感情」といった機能を司どる

頭頂連合野
立体感覚を組み立てたり、身体からの知覚情報を受け取る。「理解」「認識」「知覚」といった機能を司どっている

前頭葉
頭頂葉
側頭葉
後頭葉
小脳
脳幹

目から入る明暗や色などの情報を処理する「視覚」の機能がある

身体の平衡を保つ
身体の運動の調節

呼吸・血圧などの中枢

側頭連合野
音を聞き分けたり、言葉を話すための「聴覚」「言語」機能のほかに、「判断」や「記憶」などの重要な働きもある

間脳（視床下部）
体温や性行動、食欲や快・不快情報にかかわる

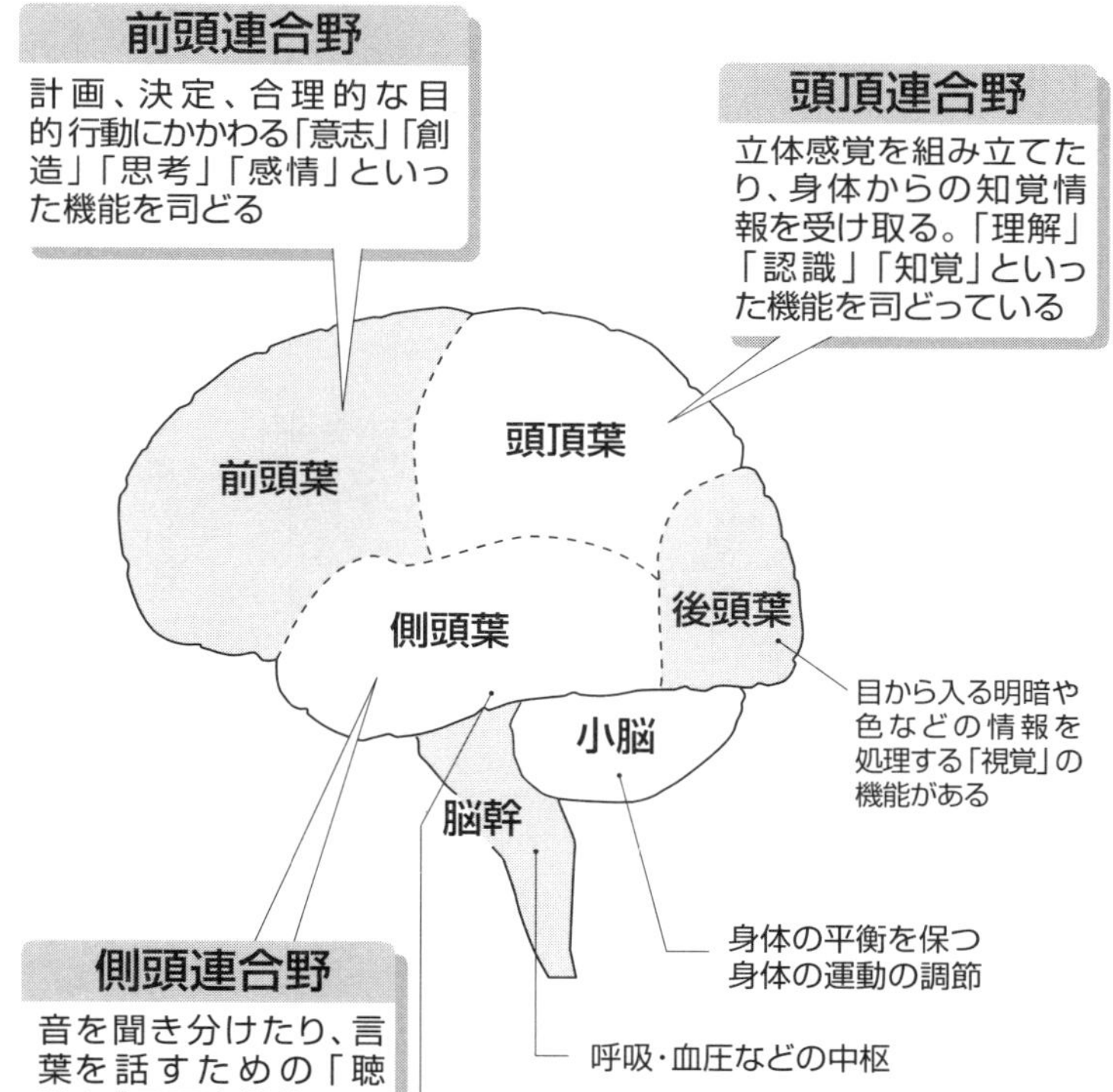

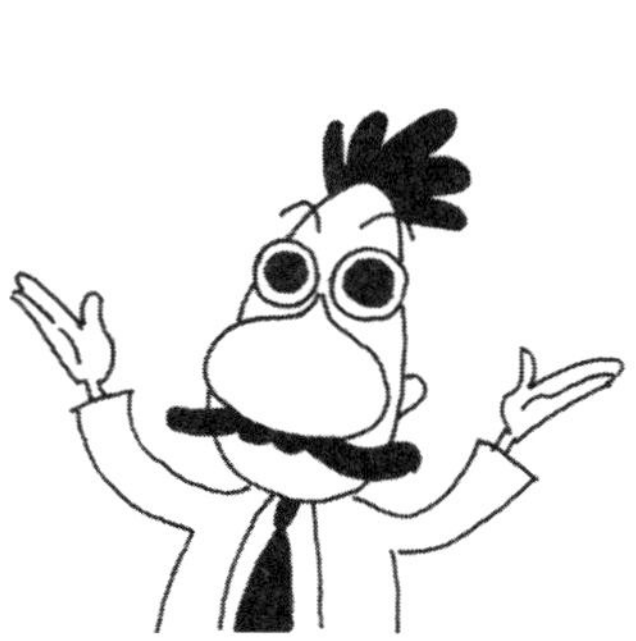

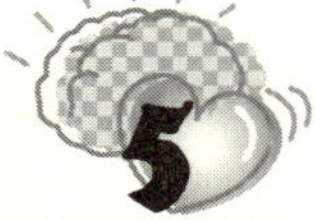

神経細胞の構造を見てみよう

脳は2つの細胞と神経線維、血管から構成されている

◆大脳には１４０億個の神経細胞がある

ヒトがものを考えたりするときに中心的な機能を果たす「神経細胞」は、大脳の表面を覆っているわずか2ミリの厚さの大脳皮質に集中しています。19世紀後半に脳炎患者の脳を臨床医学側から研究したエコノモらの推算によれば、大脳の神経細胞は1立方ミリメートルの中に約10万個、全部で１４０億個あります。コンピュータに組み込まれる集積回路の数がせいぜい数千万個なのと比べて、ヒトは赤ん坊として誕生した瞬間にすでにこれだけできているのです。

神経細胞が１４０億個とはいっても、容積にすると大脳皮質のたった2・85％しかありません。残りの部分は、細胞の数で神経細胞の5倍もある「グリア細胞」と「血管」、神経細胞から伸びる「神経線維」が占めています。グリア細胞には3種あり、神経細胞が発する伝達信号が漏れないよう絶縁体のような役割を果たし、血管は脳の隅々にまで栄養を送る重要な役割を担っています。

神経細胞の1つひとつに記憶を貯めていったり、神経細胞1つで何かを考えるということはできません。神経細胞はいつでも隣り合った細胞や遠いところにある細胞と神経線維で連絡を取り合い、その信号の流れ方をパターン化させてイメージや物事を記憶していきます。そのため伝達信号をきちんと送れるように神経線維を張り巡らせることがとても大事なのです。

「大脳皮質」の構造

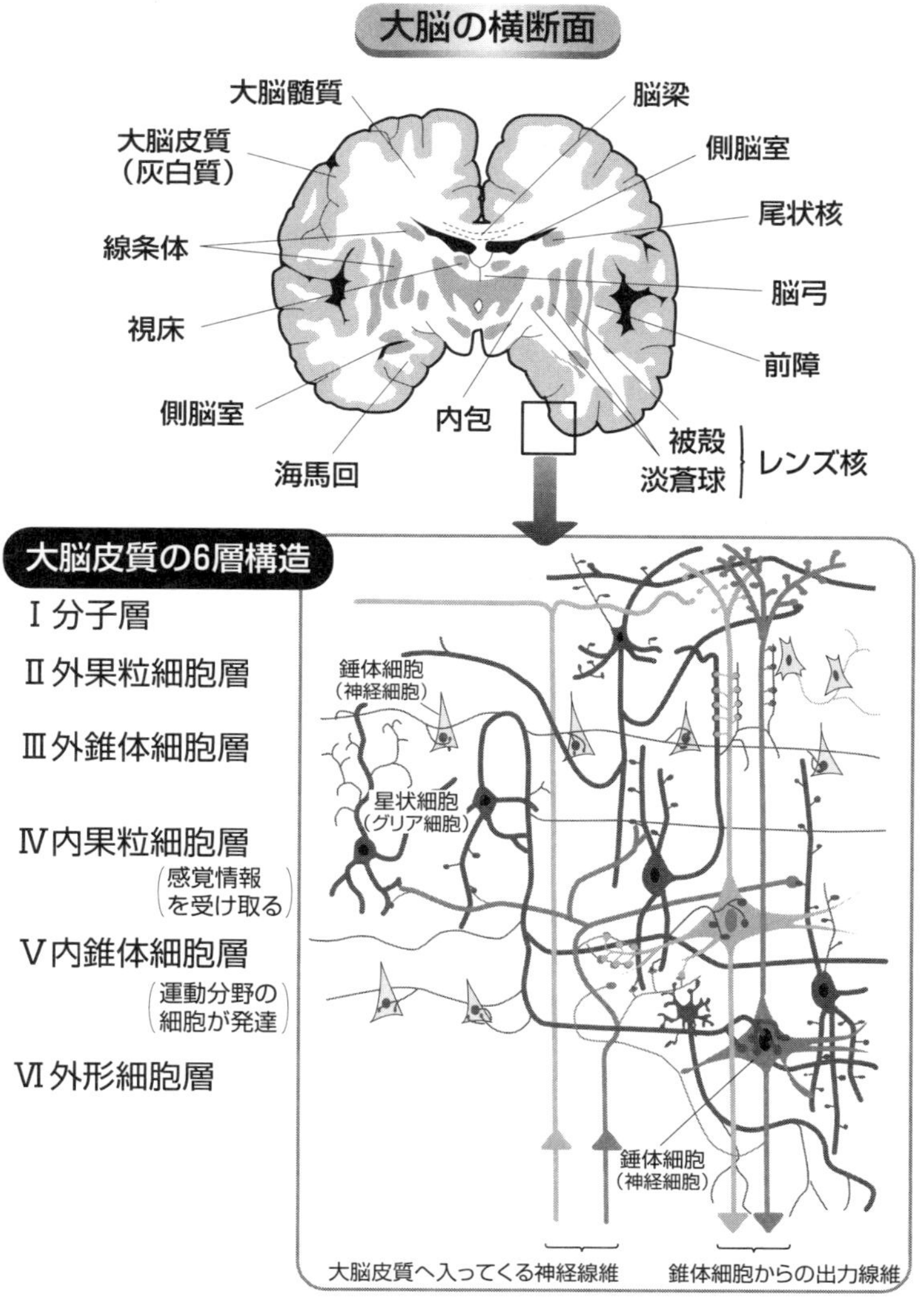

大脳の横断面
大脳髄質
脳梁
大脳皮質
（灰白質）
側脳室
尾状核
線条体
脳弓
視床
前障
側脳室
内包
被殻
淡蒼球
レンズ核
海馬回
大脳皮質の6層構造
Ⅰ分子層
Ⅱ外果粒細胞層
Ⅲ外錐体細胞層
Ⅳ内果粒細胞層
（感覚情報を受け取る）
Ⅴ内錐体細胞層
（運動分野の細胞が発達）
Ⅵ外形細胞層
錘体細胞
（神経細胞）
星状細胞
（グリア細胞）
錘体細胞
（神経細胞）
大脳皮質へ入ってくる神経線維
錐体細胞からの出力線維

◆神経細胞はとても長い〝枝〟をもつ

神経細胞は、「細胞体」とそこから伸びた「樹状突起《じゅじょうとっき》」からできています。まるで大樹の枝のように枝分かれして伸びているこの樹状突起を使って、神経細胞は情報伝達を行なっています。

細胞体の形は球形、卵形、紡錘《ぼうすい》形などまちまちで、大きさも直径数ミクロン（１０００分の1ミリ）という小さなものから、１００ミクロンを越えるものまでいろいろです。細胞体の中は「ミトコンドリア（糸粒体《しりゅうたい》）」と、網状の構造をもつ「ゴルジ体」と1つの核、そして老年になると壊れやすい「ニッスル小体」で満たされています。

樹状突起のうち、ひときわ長い1本を「軸索《じくさく》」と呼びます。1立方ミリメートルの大脳皮質の中につまっている軸索の総延長は、15キロメートルにも及びます。軸索は別名「神経線維」といい、短いものは数十ミクロンですが、長いものだと1メートル以上もあります。たとえば、大脳皮質から脊髄を通って腰髄まで伸びている軸索は、長い神経線維の代表です。

四方八方に無数に伸びていく樹状突起に対し、特別に長い軸索だけは、それぞれ決まった方向にしか伸びていません。前頭葉、後頭葉、あるいは言語野、視覚野というように、それぞれ神経細胞の役割に従って関係の深い身体の部位に軸索で情報を伝えるのです。軸索の末端は、そこからまた樹状突起をいくつも枝分かれさせて、「感覚細胞」「筋肉細胞」「腺《せん》細胞」などへとつながることになります。

この軸索の役割は、神経細胞が発した信号を伝える電話線と思っていいでしょう。裸の電話線ともいうべき「無髄《むずい》線維」もありますが、多くは「髄鞘《ずいしょう》」という皮膜で覆われています。髄鞘はウインナソーセージのようなくびれがあり、送られる信号はその節目ごとにジャンプしながら流れていきます。

神経細胞が作られる過程

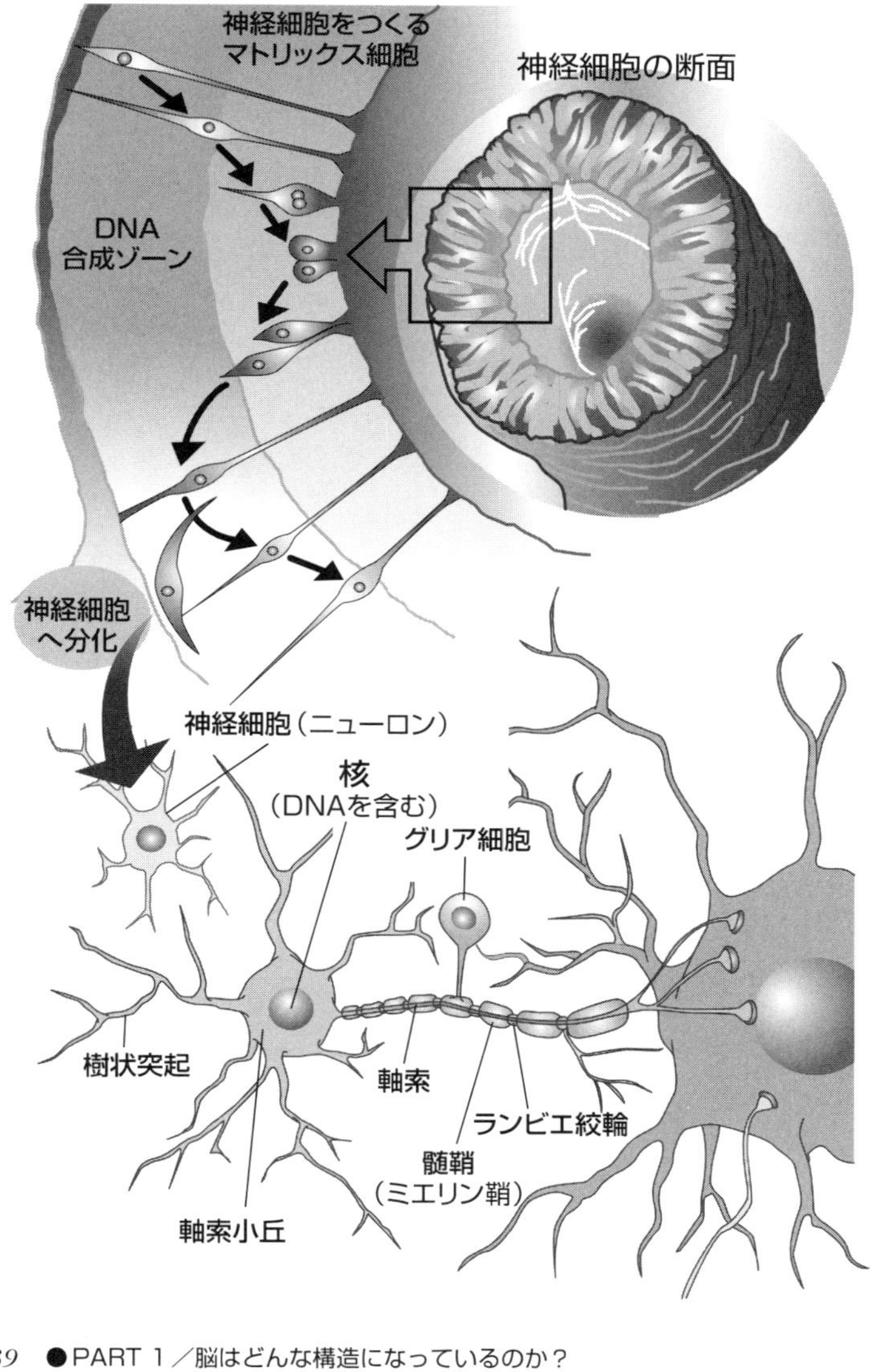
神経細胞をつくる
マトリックス細胞
神経細胞の断面
DNA
合成ゾーン
神経細胞
へ分化
神経細胞（ニューロン）
核
（DNAを含む）
グリア細胞
樹状突起
軸索
ランビエ絞輪
髄鞘
（ミエリン鞘）
軸索小丘

6 脳が情報を伝達する仕組み

神経細胞のネットワークで情報処理が行なわれている

◆神経細胞は樹状突起と軸索でネットワークを作る

脳は神経細胞のネットワークで、お互いに情報交換をしながら高度な働きを生み出していきます。脳が情報を伝達する仕組みは次のようになっています。

神経細胞から発せられた信号は、長く伸びた「軸索《じくさく》」と「樹状突起《じゅじょうとっき》」を通じて、ほかの神経細胞へと伝えられます。神経細胞の信号は、１０００分の1秒以下という、極めて瞬間的な電位変化です。それをネットワークの末端まで伝えるわけですが、信号の受け渡しには「神経伝達物質」と呼ばれる化学物質を使います。ほかの神経細胞との接点ごとに「シナプス」という情報伝達構造を作り、そこで瞬時に「神経伝達物質」を受け渡しているのです。信号が伝わる速さは秒速50センチから１２０メートルで、時速にすると４３２キロメートルもありますから、タイムラグを感じることはありません。

伝達物質を受け渡す接点となるシナプスは、大脳皮質の神経細胞1つにつき８０００個以上もあるといわれています。つまり神経細胞は自ら発信器であると同時に、８０００個もの受信器も備えているのです。すべての神経細胞がその能力を持ち、気の遠くなるほど複雑なネットワーク網を構築して、感じたり、判断したり、命令したりという脳の活動を支えています。ただ、神経伝達物質には数十種類あることがわかっているものの、すべての神経伝達物質の成分はまだ明らかにされていません。

シナプスでの情報伝達の仕組み

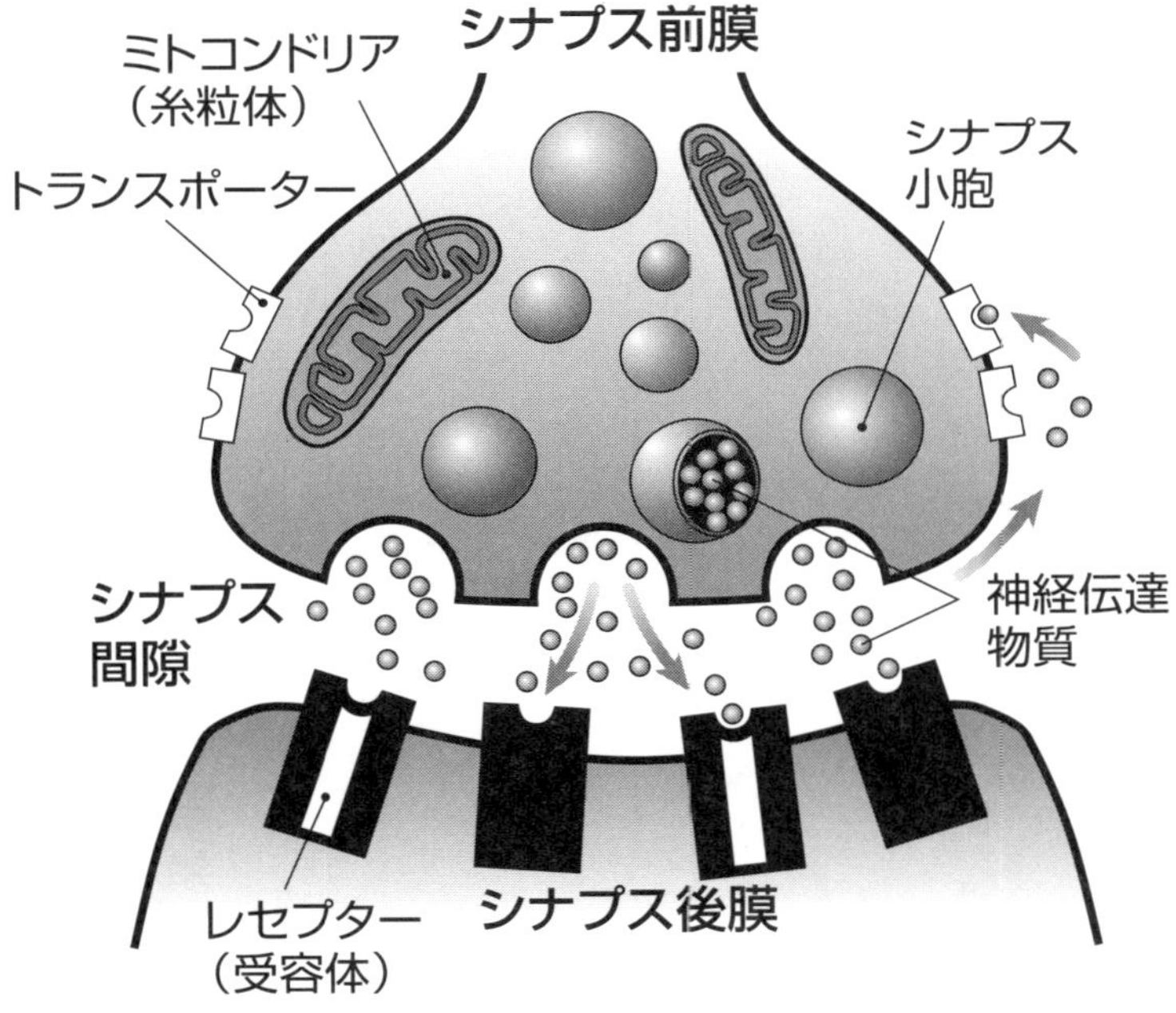

ちなみに、シナプスで受け渡される信号は常に一方通行で伝えられているため、神経繊維から伝達物質を渡したままでは、何回も信号を送ってもらううちにシナプス前膜の中に伝達物質がなくなってしまいます。そこで伝達物質をもらったほうはすぐに分解酵素で分解して、シナプスを間隙に戻します。するとシナプス前膜の表面にある「トランスポーター」が取り込んで、再びシナプス小胞に蓄えていきます。こうして蓄えられた伝達物質は、順番にシナプス前膜のほうに押され、神経細胞が信号を送るときに前膜に出ているシナプス小胞がはじけるという構造になっているわけです。

7 脳波で何がわかるのか?

神経細胞から発せられる生物電気がα波、β波を生み出す

◆脳波の正体とその種類

筋肉や神経線維が働くときに電気が発生することから、脳細胞が働くときにも電位変動が起こるはず、と発見されたのが脳波です。脳波は神経細胞が発する微弱な電位変化によって発生します。

神経細胞が出した信号は樹状突起《じゅじょうとっき》を通して他の神経細胞まで届き、シナプスという接点で伝達物質の受け渡しをしますが、この一瞬だけ細胞膜が開きます。すると細胞膜の外に多いナトリウム・イオンが細胞膜の中へ入り、細胞膜の中からはカリウム・イオンが外へ出ます。このとき細胞膜の内側の電圧がマイナスからプラスへと変わるのです。こうした微細な神経細胞活動によるわずかな電位の変化が、数十万、数百万単位で集積して脳波となります。

脳波は1秒間の振幅サイクルで分けて、低いほうからδ《デルタ》波（0・5〜3・5ヘルツ）、θ《シータ》波（4〜7）、α波（8〜13）、β波（14〜25）と呼ばれます。大人が日常的な活動をしているときの脳波はβ波が出て、睡眠に入るとδ波やθ波に変わります。緊張度が高いほど脳波のサイクルも高くなり、逆に弛緩《しかん》すると低くなると思えばいいでしょう。またδ波は乳児で多く見られ、θ波は2〜4歳の幼児によく現れます。目が覚めているときの大人は、α波とβ波が出ています。大人の場合、坐禅を組んだときや、いいアイデアが浮かぶときにはα波が出ているといわれます。

伝達物質の受け渡しの構図

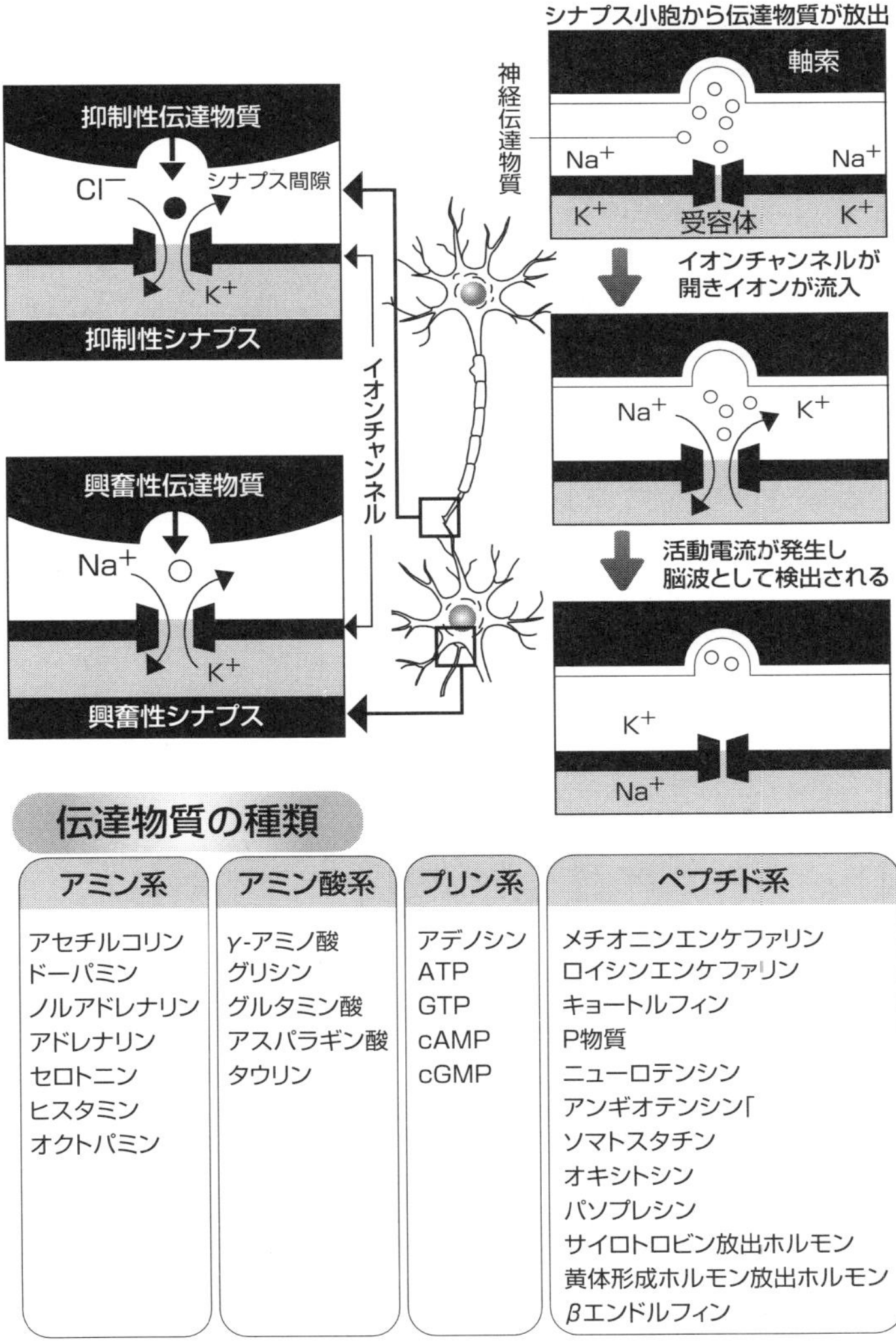
シナプス小胞から伝達物質が放出
軸索
神経伝達物質
Na+
Na+
K+
受容体
K+
イオンチャンネルが
開きイオンが流入
Na+
K+
活動電流が発生し
脳波として検出される
K+
Na+
抑制性伝達物質
Cl−
シナプス間隙
K+
抑制性シナプス
イオンチャンネル
興奮性伝達物質
Na+
K+
興奮性シナプス

伝達物質の種類

アミン系	アミン酸系	プリン系	ペプチド系
アセチルコリン	γ-アミノ酸	アデノシン	メチオニンエンケファリン
ドーパミン	グリシン	ATP	ロイシンエンケファリン
ノルアドレナリン	グルタミン酸	GTP	キョートルフィン
アドレナリン	アスパラギン酸	cAMP	P物質
セロトニン	タウリン	cGMP	ニューロテンシン
ヒスタミン			アンギオテンシン「
オクトパミン			ソマトスタチン
			オキシトシン
			パソプレシン
			サイロトロビン放出ホルモン
			黄体形成ホルモン放出ホルモン
			βエンドルフィン

◆脳波の波調から脳腫瘍、てんかんなどの病気が発見できる

実際に、医療現場などで脳波を調べるには、頭皮上に左右対称に電極をつけて測定されます。もしも脳腫瘍《しゅよう》、脳の外傷、脳出血などがある場合には、脳波のリズムが不規則に変化したり、頭の左右につけた電極が異なる波形になるので、開頭しなくても異常を発見することができるのです。

脳波の検査は、てんかん、脳障害、精神障害の診断や、手術室で患者の麻酔状態の監視、睡眠、感覚、薬の効果の研究などにも使われます。

てんかんを持っている患者の脳波を調べると、発作を起こしていないときでも「棘波《きょくは》」とか「鋭波《えいは》」と呼ばれる尖った波が脳波計に記録されます。通常の脳波のようなノコギリの歯状のこまかなギザギザ波とは違って、鋭く飛び出した棘のような波が出ているのが特徴です。この棘波はてんかんの発作を起こす人に独特のもので、棘波が観察されるとてんかんの発作を起こす前に治療に入れますから、発作を未然に防ぐことができるようになりました。

現在では、元東京工業大学教授の武者利光《むしゃとしみつ》氏が開発した双極子追跡法による脳機能解析装置を使うと頭皮の上からでも誤差2、3ミリの範囲で、脳のどこから電気信号が出ているかを調べることができます。

また日本に数台しかない「脳磁計《のうじけい》」という機械でも、頭の外から何を考えているときに脳のどこからどんな脳波が流れたかを正確に計ることができます。計測機器が急速に発達したおかげで、脳の思考経路や、脳の各部の働きをより綿密に調べることができるようになってきています。こうした最先端の機械は90年代になってからようやく導入され始めたところで、今後の研究成果が待たれるところです。

脳波測定の最先端技術の一例

脳磁計で脳波を測定する模式図

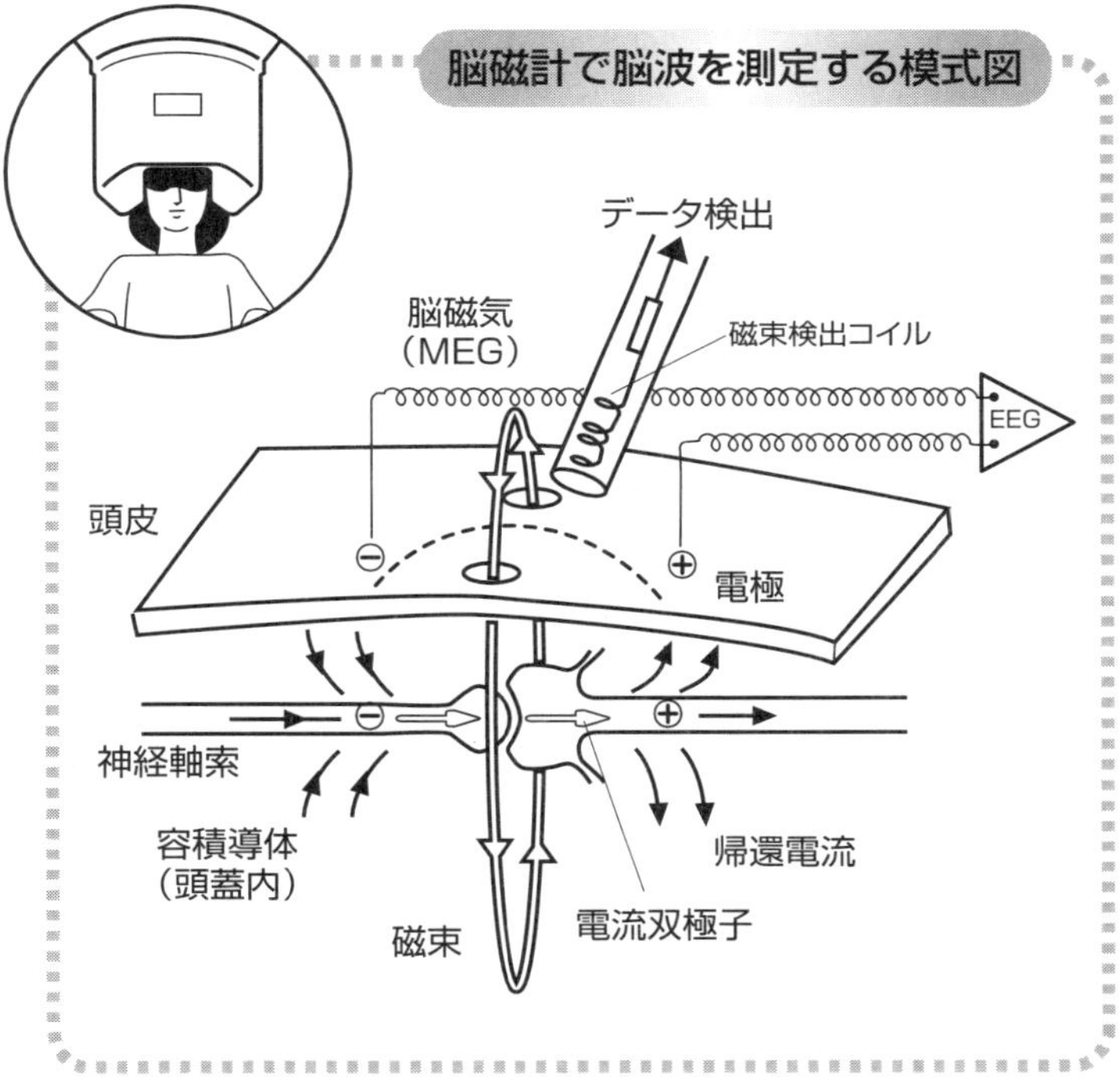

ポリグラフ（脳波測定器）で検出できない脳波も測定でき、MRI脳断層画像と組み合わせてヒトの感覚や知覚、認識の機能がどこで行なわれているのかを測定できる。

8 脳科学研究の歴史を覗いてみよう

脳科学とは何か？ またその研究目的とは？

◆脳科学の研究が発達したのは、この50年のこと

脳の研究は、ギリシャ・ローマ時代に動物の脳の解剖から始まりました。16世紀のルネサンス期になって初めてヒトの脳が解剖されましたが、神経細胞の存在が知られるようになったのは19世紀の中頃で、「ニューロン」という言葉が生まれたのは19世紀末になってからのことです。

20世紀のはじめ、イギリスの生理学会で交感《こうかん》神経の神経伝達物質はアドレナリンではないかという画期的な仮説が出されました。それが発端となって伝達物質を解明しようとする研究が世界各地で行なわれるようになり、約40年後の１９４６年、交感神経の伝達物質はノルアドレナリンだったことがノルウェーで証明されました。

この神経伝達物質の発見と、後の大脳皮質の機能局在説の研究は、脳の研究に分子生物学的な視点が必要であることを強く印象づけました。こうして20世紀半ばに脳科学研究は新しい時代を迎えたのです。

１９７１年、ホルモンや伝達物質がそれぞれの固有の受容体に結合した後、「セカンドメッセンジャー」を介して細胞反応が起こることが明らかになりました。伝達物質を受けとめる受容体の発見です。脳内で働く伝達物質、ホルモン、薬物とその受容体の研究はこのときからますます活発になり、米国では１０００人ほどだった神経科学会の会員数が急増して現在では2万人以上になっています。

脳科学研究の歴史

19世紀末…プルキンエが顕微鏡を使って、はじめて神経細胞を観察した。ゴルジが神経細胞の鉱銀染色法を発明し、神経細胞の詳細な姿を染め出すことに成功（1898年）。

1904年…エリオットが交感神経の末端に刺激が到達するとアドレナリンが放出されるのではないか、と英生理学会に発表するが無視される。

1906年…ディクソンが迷走神経から放出される物質が心臓の鼓動を抑制することを発見。

1920年…レーヴィがカエルの心臓を使った実験で、神経の伝達には科学物質が使われていることを証明。

第二次世界大戦で空白期

1946年…オイラーが、交感神経組織に含まれるカテコラミンを分析し、ノルアドレナリンが主な伝達物質であることを証明。同時期にカハールの神経組織は神経細胞が単位をなして活動しているとしたニューロン説が電子顕微鏡で確認される。

神経伝達物質の研究に拍車がかかる。

1959年…佐野圭司とホルニキィーウィッツらによって、パーキンソン病患者の脳の一部でドーパミンが極端に減っていることが明らかになる。

伝達物質の分布が化学的に研究されるようになる。

1971年…サザーランドによってサイクリックAMPが発見され、伝達物質は固有の受容体に結合して信号を伝え、そのあと細胞反応が起きるというメカニズムを解明。

以降、伝達物質、ホルモン、薬物の受容体の研究が盛んに。

1987年…細胞内の遺伝子操作が可能になり、特定の遺伝子を欠損させたノックアウトマウスが作られるようになる。

1990年代 電子の技術の発達で、頭の外側から脳の働きを分析できる各種の機器が作られるようになった。

◆さらに飛躍的な発展が期待されるこれからの脳科学

神経伝達物質と受容体の分布や個体発生のメカニズムが、生化学や遺伝子工学的な手法を用いて研究されるようになったのが１９８０年前後です。受容体の研究は、放射性同位元素を使ったり卵細胞内への遺伝子注入による受容体発現実験などの生化学的な研究手法が導入されてから大きく進みました。細胞内にある遺伝子を人為的に操作するノウハウが確立したのが87年で、脳の機能の解明のために特定の遺伝子を省いた「ノックアウトマウス」も作ることができるようになりました。

以前は脳科学分野の研究は、神経解剖学、神経生理学、神経病理学、神経薬理学、神経化学などの立場に分かれて行なわれていました。しかし特異な分野に限っての研究がされる一方で、脳の高度な働きを総合的に解明しようと、いまではまとめて「神経科学」と呼ぶようになっています。

脳科学においては伝達物質と受容体の構造とメカニズムを明らかにすることが現在でも最大の研究テーマです。従来の研究手法に加えて、ここにきて進歩が著しい最先端の電子工学を応用した機器が新たに脳科学研究に新しい道をつけ、なお飛躍的な発展が期待されています。たとえば脳の活動状態を外部から詳しく観察できる陽電子放射断層法《ようでんしほうしゃだんそうほう》（ＰＥＴ）、核磁気共鳴画像《かくじききょうめいがぞう》（ＭＲＩ）、超伝導量子素子《ちょうでんどうりょうしそし》（ＳＱＵＩＤ）などは、脳の研究にまったく新しい手段をもたらしました。

こうした脳科学の研究目的は、必ずしも医療のための研究ではありません。脳を知ることで、ヒトの心の働きや、身体を動かすメカニズムを根本的に明らかにできるほか、いずれヒトの知能をコンピュータに置き換える高度な「人工知能」も可能にします。日本でも20年間で２兆円を注ぎ込む脳研究の大型プロジェクトが動き出しましたが、脳の解明が進むにつれて世界各国で研究が熱を帯びてきています。

脳科学研究の2つの目的

脳の物質的な構造の解明 ＝ 病気の治療、根絶

- 神経生理学
- 神経薬理学
- 遺伝子解析技術
- 分子生物学
- 情報処理技術
- 電子工学
- 分子力学
- 神経細胞学
- 心理学

脳科学

脳の機能的な仕組みの解明 ＝ コンピュータ、ロボット技術への応用

⇩

人間の心のメカニズム解明につながる研究

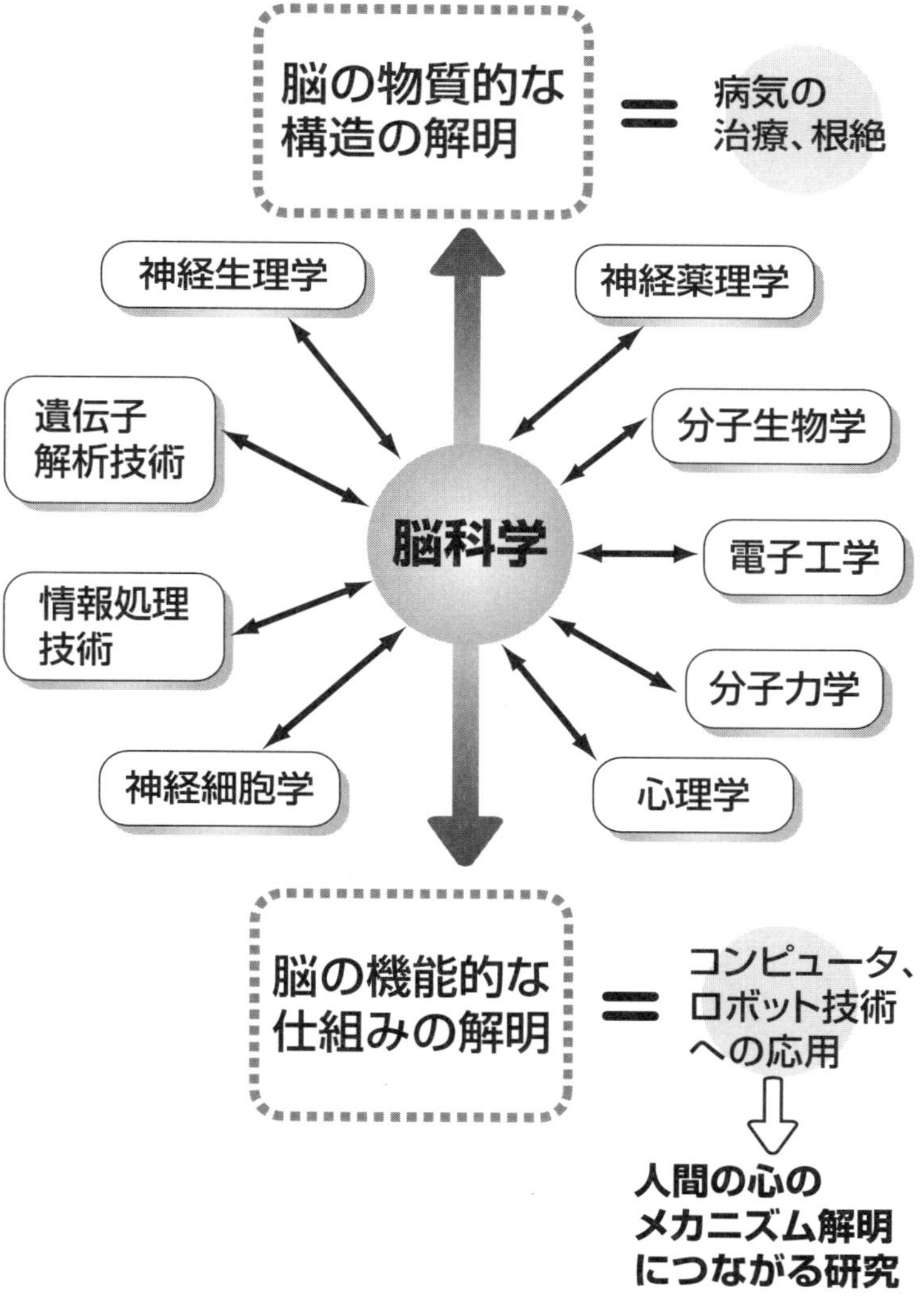

生成と淘汰を繰り返しながら形成される
脳の発達にかかわる神秘に迫る！

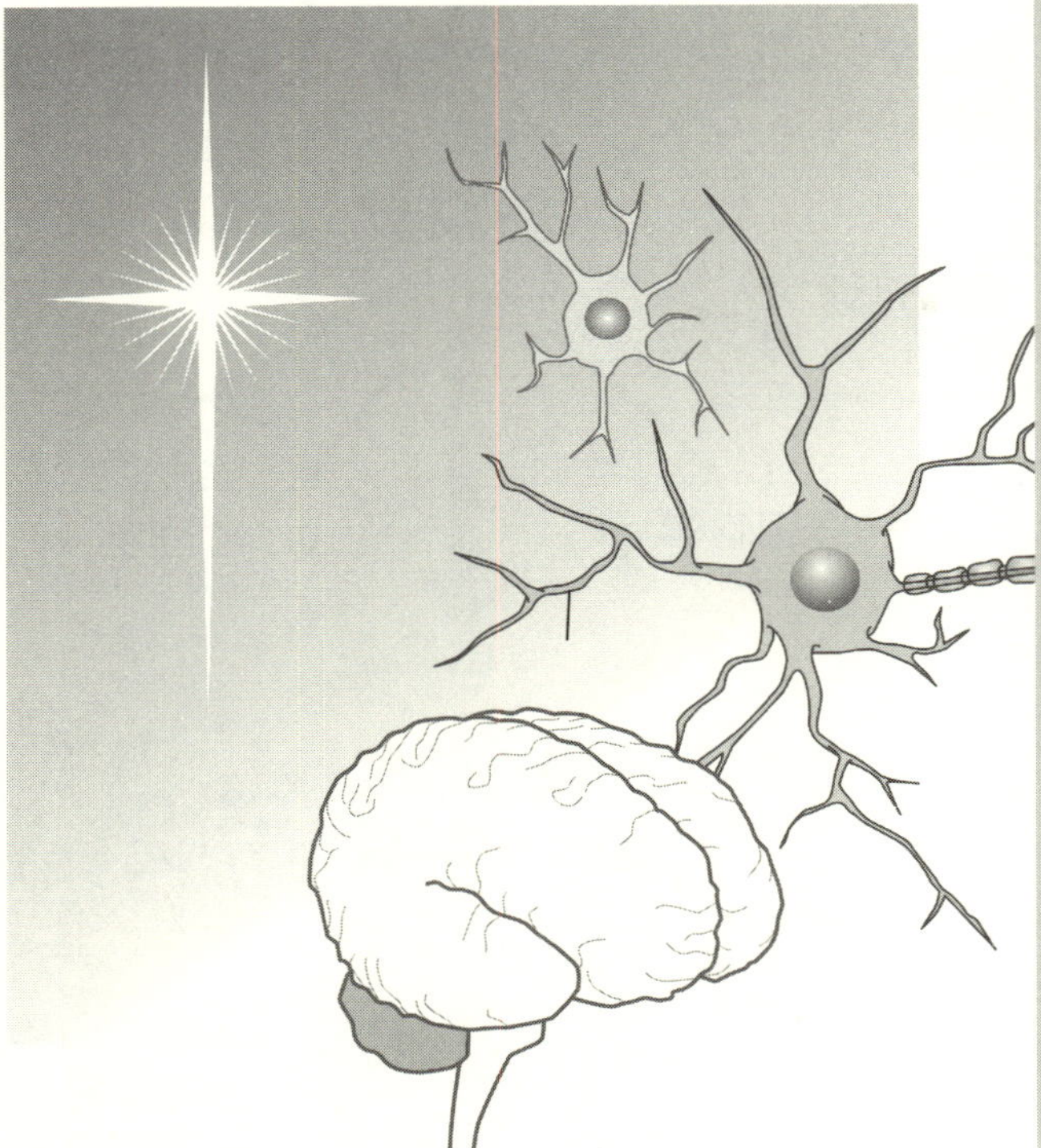

PART 2

脳はどのように発達していくのか?

1

胎児の脳が形成される仕組み

生成と淘汰の壮絶な進化の過程を追体験していた!?

◆受精後4カ月で必要な神経細胞ができあがる

ヒトは胎芽《たいが》期（受精後3週間目）に入ると、表層の外胚葉《がいはいよう》が脳・神経系、皮膚、毛髪、爪などへと発達し始めます。心臓が動き始める5週間目ごろには、最初に形成された爬虫類《はちゅうるい》型の脳が心臓を制御し、同時に旧哺乳類《きゅうほにゅうるい》型の脳と新哺乳類型の脳の形成が始まります。

これら3種類の脳の原型は、受精後2カ月目から4カ月目にはできあがってしまいます。新哺乳類型の脳の頭頂部に、受精後4カ月目から2カ月間をかけて「中心溝《ちゅうしんこう》」が作られると、7カ月から9カ月にかけて一気に表面積を増やして全体にシワの深い溝ができ、外見上は大人の脳と同じ形になります。

この間、胎児は受精してからわずか4カ月間で、脳のすべての神経細胞の細胞分裂を終え、必要な数の神経細胞を揃えてしまいます。それどころかせっかく作った神経細胞の約半数は、赤ちゃんとして生まれる前に自然に死滅（自然細胞死・アポトーシス）させてしまうのです。

新生児として生まれてからも、顆粒細胞と呼ばれる小さい介在神経細胞が集まっている視覚野のⅡ層などでは、成人するまでに1割以下に神経細胞の数を減らしてしまいます。胎児期の脳は想像を絶するほどの激しさで、生成と淘汰を行なっているのです。神経線維についてもなぜか同じような現象が見られ、マカクサルの脳梁《のうりょう》部の神経線維数は新生児期には2億本ありますが、生後7カ月ぐらいまでに約

4分の1の5600万本まで減らしてしまいます。

ヒトの場合には脳梁部は受胎後10週頃には出現しますが、やはり胎児期から新生児期にかけて新しい神経線維が作られると同時に、激しい淘汰が行なわれているようです。ちょうど胎児にエラができたり、シッポができたりしながら誕生までには消えてしまうように、脳の発達においてもこれまでの過程で経てきた淘汰を追体験しているのかもしれません。

脳が形成される行程

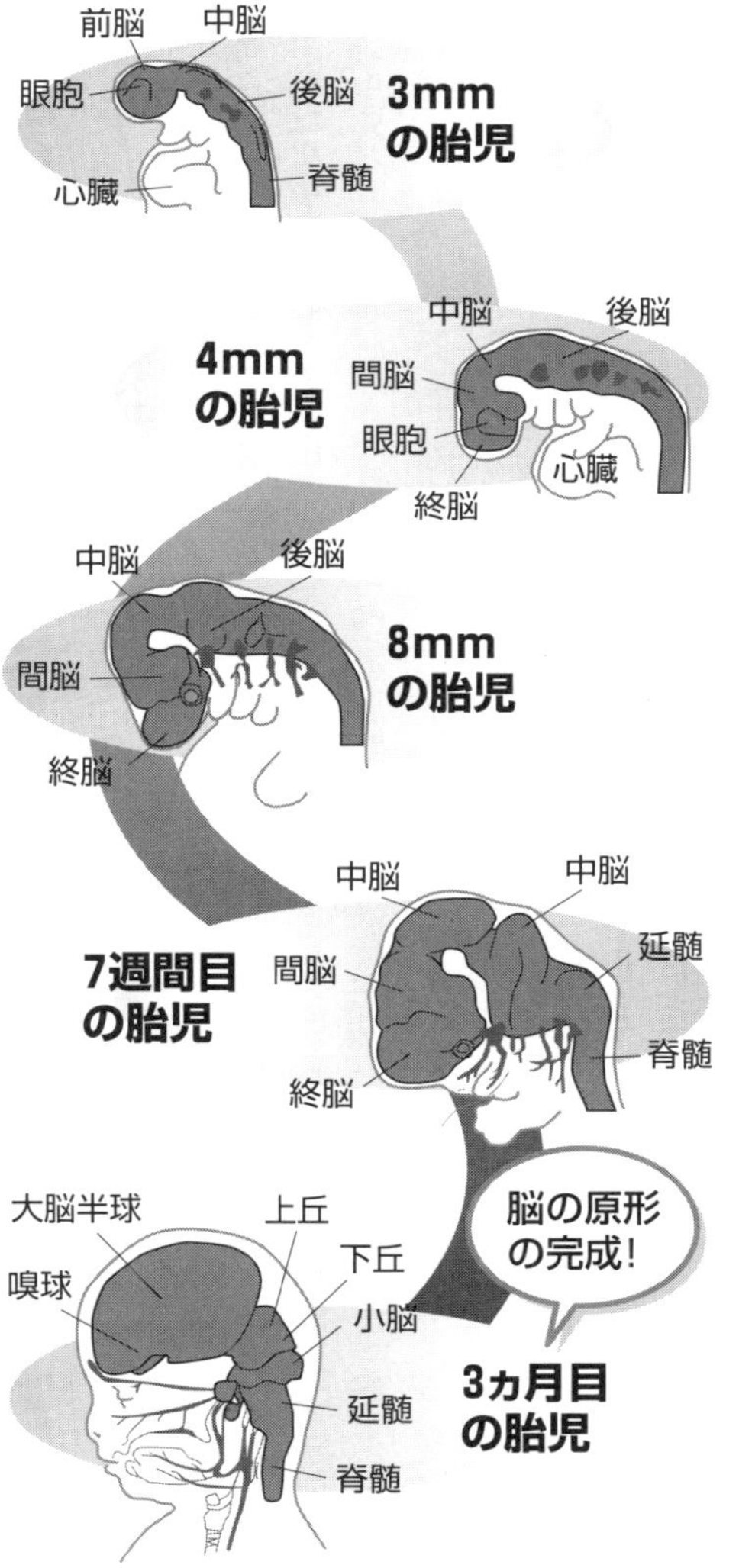

前脳
中脳
眼胞
後脳
3mm
の胎児
心臓
脊髄
中脳
後脳
4mm
の胎児
間脳
眼胞
心臓
終脳
中脳
後脳
8mm
の胎児
間脳
終脳
中脳
中脳
延髄
7週間目
の胎児
間脳
脊髄
終脳
大脳半球
上丘
下丘
嗅球
小脳
脳の原形
の完成！
3ヵ月目
の胎児
延髄
脊髄

2 脳はどの機能から発達していくのか

生まれたときは右脳も左脳も同じ働きをしている

◆未完成の脳で生まれてくる新生児

ヒトの脳は爬虫類《はちゅうるい》型の脳と、旧哺乳類《きゅうほにゅうるい》型の脳、そして新哺乳類型の脳の3つの脳からできています。ヒトが新生児として生まれたときは、2つの古い脳のほうはほぼ完成していますが、最も新しい新哺乳類型の脳である右脳と左脳をつなぐ「脳梁《のうりょう》」はまだ未発達のまま、旧哺乳類型の脳である「脳幹《のうかん》」につながっています。

なぜ生まれたときに、まだ未完成なのでしょうか。おそらくヒトの脳があまりにも巨大なシステムになってしまったからです。すべてのプログラムを脳に書き込みきれないので、未完成のまま生まれてきて、幼児期に完成させようということなのです。

生後1年間の乳児期は、爬虫類型の脳も旧哺乳類型の脳も自分がこれから生きていくことになる外界を確かめる作業に追われます。光を感じたり、モノに触ったり、匂いを嗅いだり、音を聞いたり、舐めたり、噛んだりしながら、脳に外界と自分との関係をインプットしていくわけです。身体の使い方を脳に覚えさせているともいえるでしょうし、古い記憶を思い出す期間ともいえます。

1歳くらいまでは右脳も左脳もまったく同じ機能を持ち合わせています。たとえば生後1歳になる前に事故で左脳の「言語野《げんごや》」の部分を切除しなければならなかったとします。けれども赤ちゃんはごく普

右脳と左脳が発達する過程

新生児は脳梁を介した連絡が未発達

1歳頃から脳梁を介した連絡が発達し始める

左脳の担当

右脳の担当！

右手の運動
左手の運動
空間認識（図形認識）
花がきれいです
主な言語中枢
計算 6-4×5=
視野の右半分
非言語的な観念構成
視野の左半分

6歳頃には主要な機能分担による情報統合ができるようになる

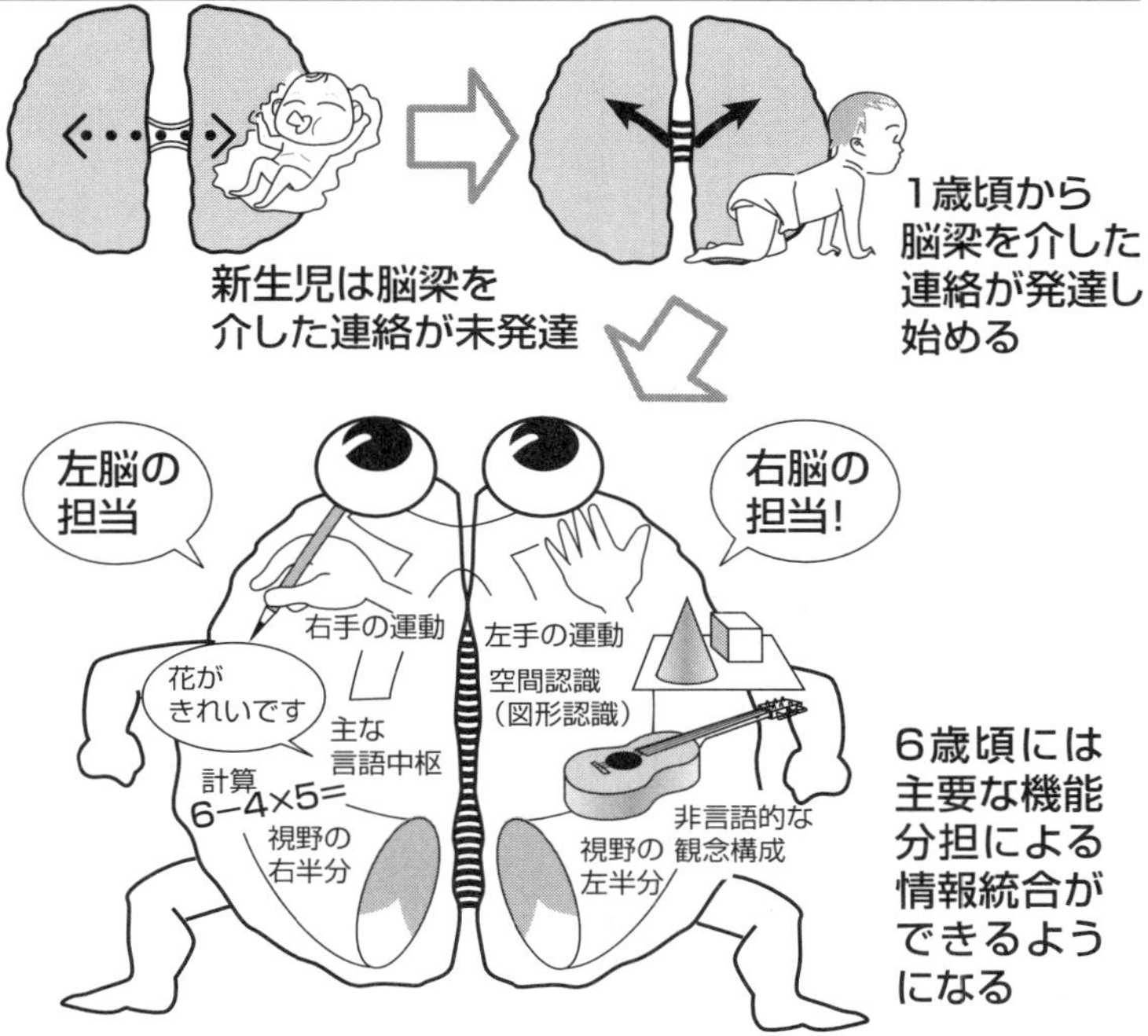

通に言葉を覚えてしまいます。言葉を覚えようとしたとき、左脳の言語野にあたる部分がなければ、自動的に右脳のほうで左脳の役割を果たすようになるからです。

1歳を過ぎて「脳梁」を通る神経線維の連絡ができ始めてから、左右の大脳半球は役割分担をしながら6歳ごろまでに太い脳梁を完成させていきます。生物学的に厳密にいえば、10歳～14歳で男子は1350グラム、女子で1250グラム前後となり、完成した人の脳ということになります。右脳と左脳を較べると、右脳のほうが旧哺乳類型の脳と密接な関係を結びますが、その理由はよくわかっていません。

◆脳は一生、発達をやめることがない

脳の発達は、神経細胞が伸ばす樹状突起《じゅじょうとっき》が作り上げる膨大なネットワークと切り離しては考えられません。樹状突起のなかでも重要な役割を担っているのが、1本だけ特別に長く伸びた「軸索《じくさく》」です。神経細胞から伸びた軸索に、「髄鞘《ずいしょう》」ができて初めて本格的に神経細胞が働き出すといわれています。ところが軸索の発達は、脳の部位によって大きな差があります。赤ん坊の脳は、まず脳幹と小脳から伸びた軸索に髄鞘ができ始めます。ヒトが1個の動物としての生命活動を維持したり、動き回るために絶対に必要な機能から先に発達していくということです。

また大脳皮質の中でも古皮質と旧皮質に早く髄鞘ができ、次に新皮質の運動や感覚を担う部分、一番最後に新皮質の創造的な分野をつかさどる部分で髄鞘ができていきます。あとから形成される脳ほど、より広範囲な機能を備え、より能力を高めることが可能です。

新皮質のなかでも運動や感覚を制御する部分は比較的に早く発達し、考えたり記憶したりという高度な機能をもっている前頭葉や側頭葉は最も発達が遅いのです。この部分は一生かかっても完成しないともいわれますが、人が考えたり、覚えたりすることをやめない限り、樹状突起はいつまでも増え続けます。一生、発達を続けるからこそ、何歳になっても新しいことを覚えることができるのです。

もっとも神経細胞の数は20代を境に1日に10万個も減り始めます。減っていく神経細胞が完全にゼロになるまでには３００年もかかる計算ですが、実際に寿命で亡くなる直前には、神経細胞は萎縮して青年期よりも約10%ほど軽くなり、そのころには古い樹状突起は変形して正常な働きを失っています。最後まで発達を続ける前頭葉も、やはり亡くなるころには全体としては萎縮しています。

脳の発達には2パターンある

視覚野
体性感覚野
運動野
言語野

言語の発音や、手指の触覚などの神経領域が固定

＝

発達の早い機能から順に領域を広く占めていく

神経細胞の興奮による発達

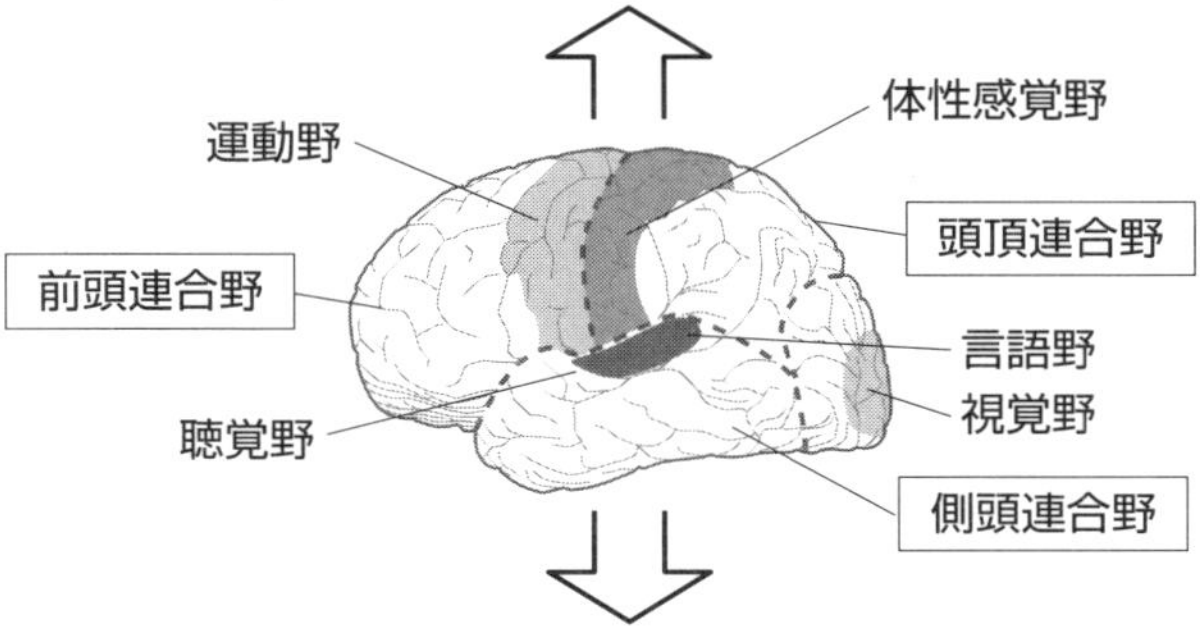

神経細胞の抑制による発達

前頭連合野
頭頂連合野
側頭連合野

情報処理を司どる連合野は活用されていない神経回路の場所に、新たな神経回路を構成できる柔軟性をもっている

＝

活発に働いている機能が、使われていない脳の部位にも神経回路を広げながら発達していく

3

脳の大きさは知能に影響するのか

生まれたときはチンパンジーのほうが知能指数が高い!?

◆知能は脳の重さや密度より、前頭葉、脊椎の比率で決まる

脳の重さは、能力の絶対的な基準とはなりません。ヒトの脳としては、１０００グラム以上であれば機能の差はないのです。フランスの文学者アナトール・フランスの脳は１０１７グラムしかありませんでした。ロシアの文学者ツルゲーネフは２０１２グラムもありました。両者は2倍ほども脳の重さが違いますが、文学的な価値の高さからして２人の能力に差をつけることはできません。

脳の働きは、まず脳細胞の数、次に脳細胞同士が互いに連携をとるための樹状突起《じゅじょうとっき》やシナプスの数、そして何よりも大脳皮質の分業体制がどう行なわれているか、なかでも脳に占める前頭葉の比率が高いかどうかで決まります。ヒトの前頭葉は脳全体の30％を占めますが、チンパンジー17％、イヌ７％、ウサギ２％と、知能と前頭葉の大きさには明らかに相関関係が認められます。

そして知能に深い関係があるのが、脳と脊髄《せきずい》の比率です。脳は脊髄から進化したものですから、脊髄の比率が低い動物ほど脳が高度に発達した動物だといえます。ヒトでは脳に対して脊髄は２％しかありません。それに対してゴリラ６％、イヌ23％、ウサギ46％、タラ99％と、一目瞭然です。ゴリラとヒトの能力差は、よく「規模の法則」で説明されます。つまり、ヒトがゴリラにはない創造力を持ち得たのは、脊髄の比率が大きくなるに従って、この法則が働いたからだといわれています。

動物とヒトの脳の比較

動物	脳重：体重
シロネズミ	1：28
テナガザル	1：28
スズメ	1：34
日本人	1：38
ゴリラ	1：100
ハト	1：104
カエル	1：172
イヌ	1：257
ニワトリ	1：347
ウマ	1：400
子ゾウ	1：500
クジラ	1：2500

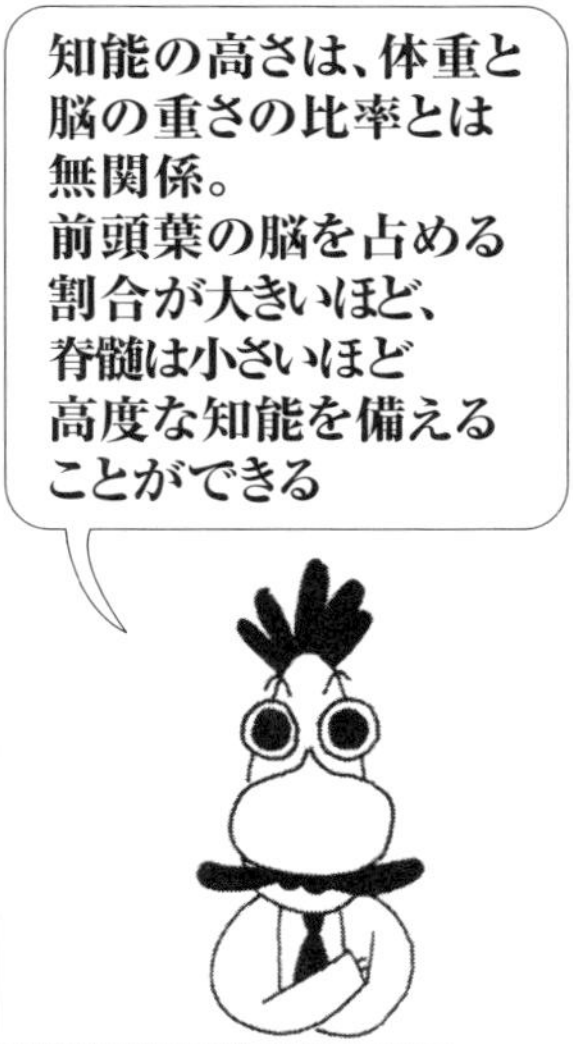
知能の高さは、体重と
脳の重さの比率とは
無関係。
前頭葉の脳を占める
割合が大きいほど、
脊髄は小さいほど
高度な知能を備える
ことができる

いろいろな動物の前頭葉の大きさ

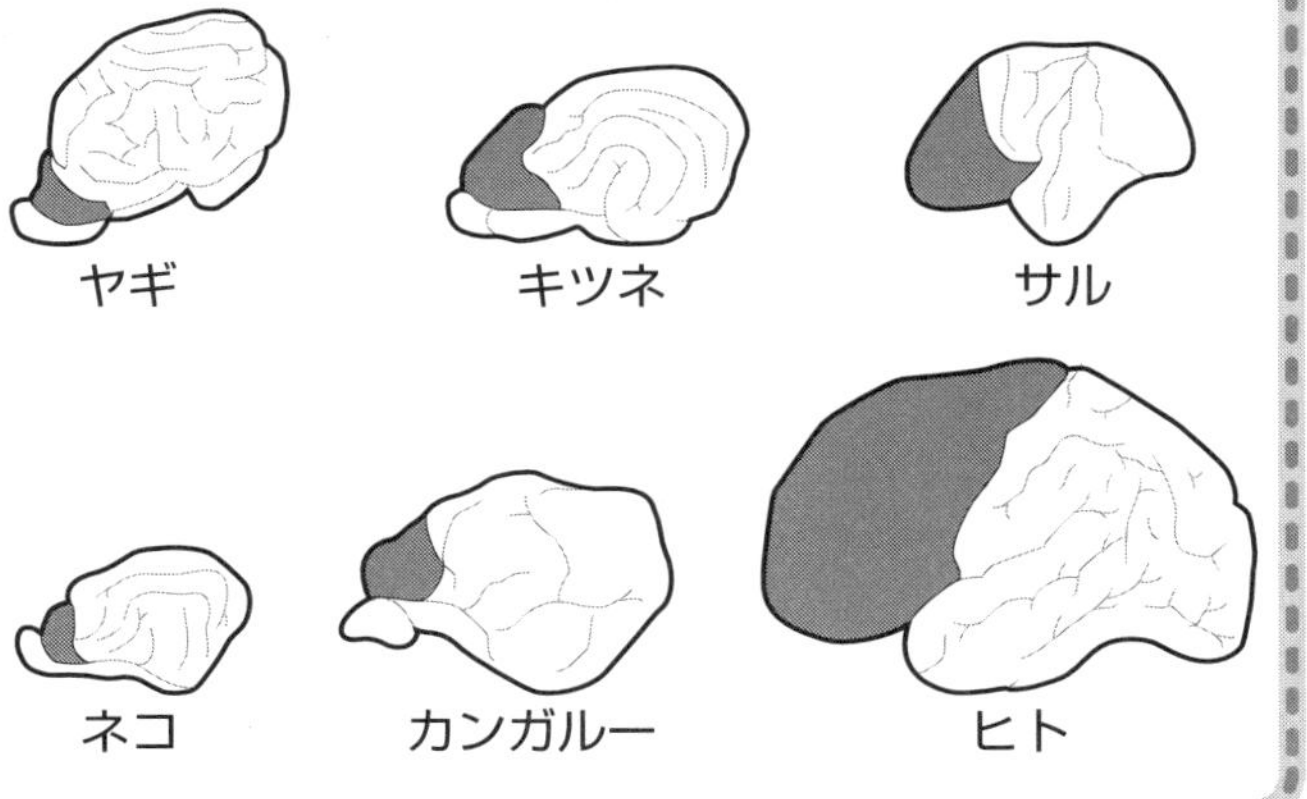
ヤギ
キツネ
サル
ネコ
カンガルー
ヒト

4 脳は遺伝子にどこまで支配されるのか?

知能指数や記憶力のよさが、先天的に遺伝することはない

◆同じ「遺伝子」でも、まったく同じ子供は生まれない

遺伝子がさまざまな遺伝情報を子孫に伝えることは、広く知られていることです。

〝遺伝子〟という独特の響きからは、何やら断定的なニュアンスがあるようにも感じられます。けれどもヒトの遺伝子は、知能指数の高さや低さ、記憶力の良さ悪さなどを子孫に伝えることはできません。ヒトの遺伝子が貯め込んでいる情報は、人類が原始生物として誕生したときから今日までの遺伝情報です。その情報量は天文学的な数字で、遺伝情報の全体からすると両親や祖父母など数世代前の特徴などは、ヒトが持っている遺伝子のほんの一部でしかないのです。

1人の子供の知能や性格などが決まるときに、両親の特長が決定的な力として働いていないということは、1組の夫婦のもとに産まれる兄弟の差を見ただけでも明らかです。兄弟姉妹が3人生まれれば3人とも、性格から知的能力、体格、顔つきまでまったく異なっています。遺伝子は同じはずなのに、まったく同じヒトを作り出すことは不可能です。一卵性双生児にしても、同じ卵子から生まれながら、顔や身体は似ていても性格まで同じというわけにはいきません。

遺伝子操作で複製動物を作る「クローン」が話題になっていますが、これも同じ遺伝子を使ってもまったく同じ動物がコピーできるわけではなく、兄弟の差と同じような違いが出てきます。

遺伝子の誤った認識から起きた数々の悲劇

1900年代初頭…　アメリカで、精神薄弱や犯罪を犯しやすい性格は遺伝するとして「断種法」を制定

1940年前後……　ナチス・ドイツでも「断種法」が制定され、生きる価値がないと医師に診断された障害者30万人が安楽死させられた。さらに第二次大戦下では、ユダヤ人をすべてに劣っている人種だとし、数百万人をも虐殺。

1975年…………　スウェーデンでは犯罪や精神病の遺伝を防ぐという理由で、この年まで強制的な避妊手術が行なわれていた。

すべては、よくも悪くも
「遺伝する」と宣伝されたため!

この悲劇を繰り返さないために

1978年、国連は「世界のすべての国民は、知的・技術的・社会的・経済的・文化的・政治的発展の最高水準に到達できる能力を、等しく有す」という宣言を発表
(ユネスコ第20回総会『人種および人種偏見に関する宣言文』)

しかし、1994年にアメリカでベストセラーとなった『ベル曲線─アメリカ生活における知能と階級構造』という本では、IQで測った知能には遺伝の影響が70%もあったとして、「黒人や低所得者は知能が低い」と唱えている。

◆芸術的な才能も、「遺伝」よりは「素質」の差のほうが大きい

遺伝子は脳の神経細胞の中でも絶えず活発に動いていて、不変のものではありません。神経細胞が刺激を受けるたびに「最初期遺伝子」という遺伝子が活性化し、その影響で別の遺伝子が働きだして細胞内で働く分子を作ったり、逆に働くのをやめたりすることがわかっています。このときに新たな遺伝情報が生成され、蓄積されているのです。それでも遺伝子情報の全体からすれば、ごく小さな情報でしかなく、それが直ちに子供や孫に影響するというものではありません。

「薬物中毒」になるのは、こうした遺伝子の変化で薬物感受性が変わっていくためだといわれています。薬物などで遺伝子がダメージを受けたような場合には、子供に伝えるべき遺伝情報が正しく伝わらず、健康な子供を産むことができなくなることがあります。

知的能力を離れて、音楽家としての素質とか、画家の素質という観点からすると、遺伝の優位性を完全に否定することは難しくなります。音楽家の家庭には、しばしば天才的な音楽家が生まれることがあるからです。ただし「素質」は遺伝的な要素に違いないのですが、必ず親から子に遺伝するとは限りません。同じ音楽家の家に生まれた兄弟は、同じ遺伝子をもっているはずですが、兄弟そろって同じレベルの音楽的才能をもっていることは極めて少ないのです。

音楽家の子供たちは、ほとんどが幼い頃から身近に音楽に接しているわけで、その音楽的な環境も大きく関係してくるといわなければなりません。つまり音楽家の家庭は音楽に「素質」のある子供にとって才能を伸ばしやすい環境であり、それが「遺伝」だと強調されて語られることが多いというわけです。つまり「素質」は生まれながらにもっている個人差であって、遺伝子によるものとは言い難いのです。

素質は環境によって伸びる

ジェンセンの環境閾値《いきち》説

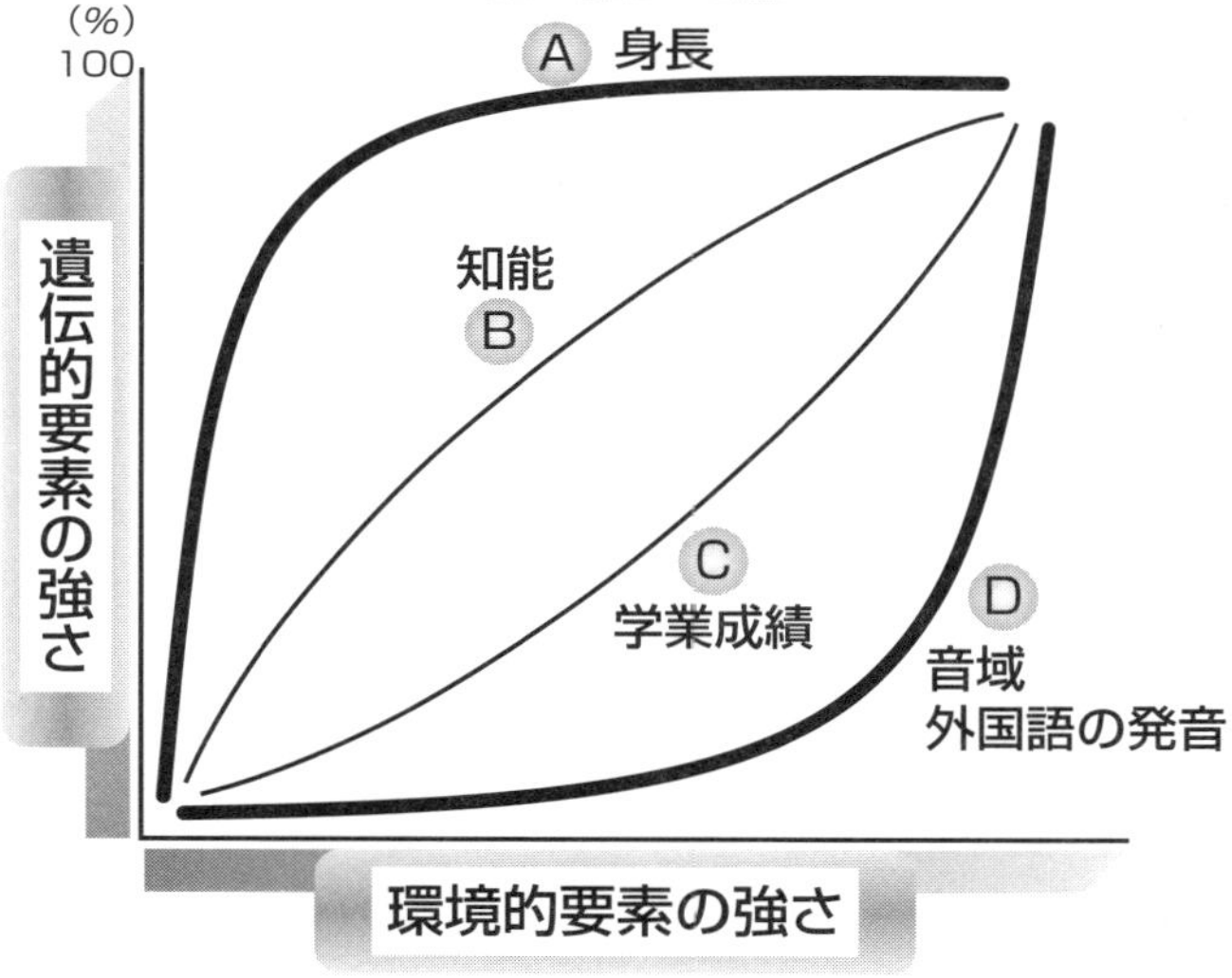

身体的特徴は遺伝的要素が強いが、音楽や外国語の発音といった能力は、聴覚皮質が機能しはじめる1歳前から2歳までに与えられる情報の多さが影響する。

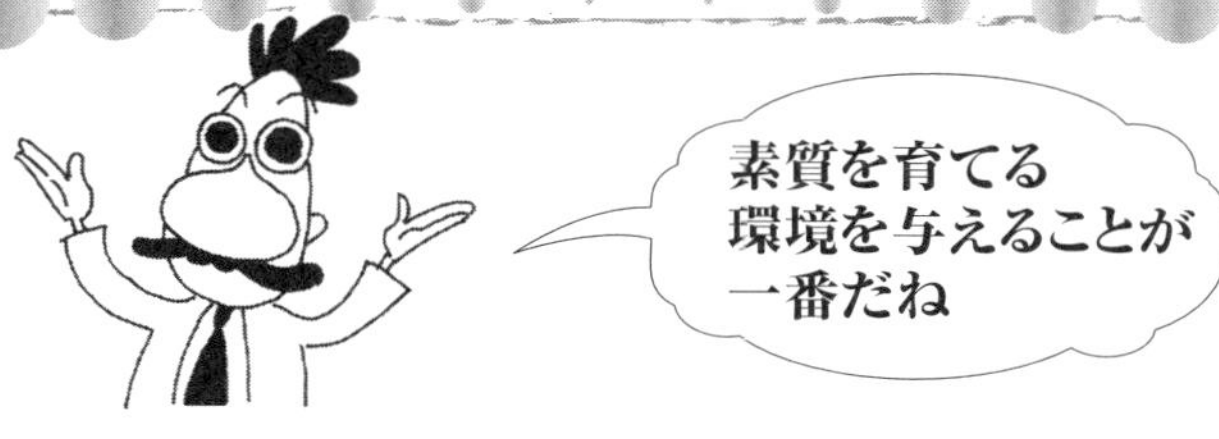

5 利き手と脳の発達の関係は？

右脳派と左脳派は、利き手とは無関係の精神活動に由来する

◆右利き、左利きが生まれる理由

ある学者の調査によれば、2歳から4歳までの幼児の4割弱が右利きで、左利きは4割強と右利きよりも少し多く、残りの約2割が左右利きでした。2年後に同じ子供たちを調べてみると、今度は右利きが7割以上に増えていて、左利きは2割弱、左右利きはごく少数と、利き手が変わっていました。

このように右利きの人が多い理由には、社会的な理由と、生理的な理由の2つが考えられます。子供を育てた経験のある人ならばわかることですが、幼児にスプーンを持たせると左手でも、右手でも、どちらにでも持ってしまいます。そんな子供に対して、親は「こちらに持つのよ」と、ごく自然に右手に持たせるものです。自分たちが右手に持っているからということもありますが、社会の行儀作法やハサミ、グローブなどの道具類も右利きを中心にできていることをよく知っているからです。子供はスプーンをいつも右手に持たされているうちに、右手で持つ習慣が身に付き、右利きとなっていくのです。

もう1つは生理的な理由です。たとえば字を書く動作は、指先の微妙な動きを必要とする難しい作業ですが、片方の手を意識的に使い慣らしてこまかな動作に習熟させたほうが、生活するのに都合がいいのです。細かな動作にずっと右手を使っていると、左脳にある運動野が発達して、ますます右手を自在に動かせるようになり右利きとなっていくわけです。

人類は古代から右利きだった!?

南アフリカ共和国の200万年～250万年前の地層からアウストラロピテクスの骨と一緒に彼らが食用していたヒヒの骨が発掘。
ヒヒの多くは頭骨の左側を陥没させており、この陥没痕と同時に見つかったカモシカの上腕骨がピタリと一致。

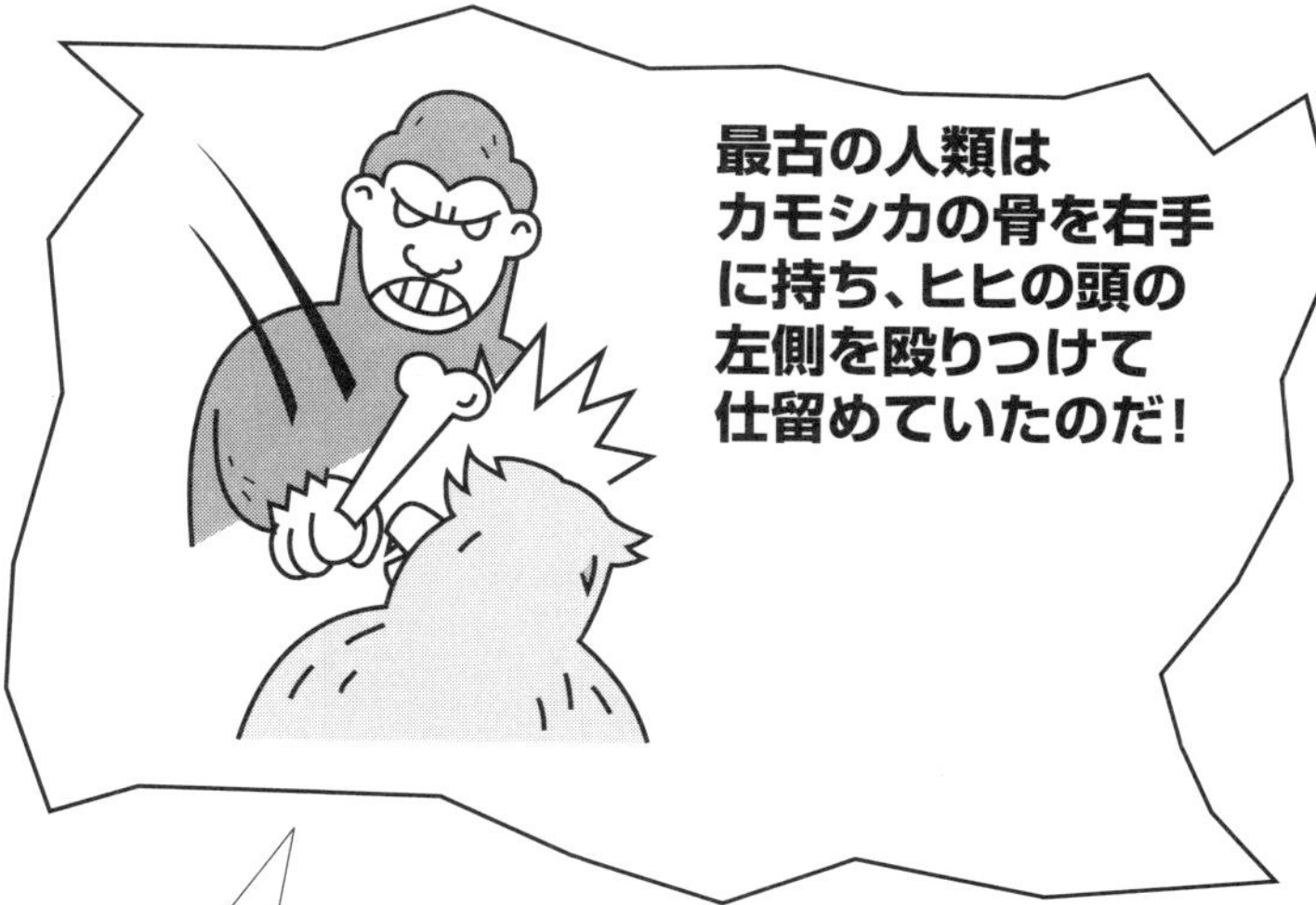
最古の人類はカモシカの骨を右手に持ち、ヒヒの頭の左側を殴りつけて仕留めていたのだ!

スペインのアルタミラ洞窟や、フランスのラスコーの洞窟壁画からも人類が右手に武器を持っていることが確認されている

◆利き手が脳に与える影響

日本人の95%は右利きといわれています。妊娠15週目にはもう右利きか左利きかが決まっていて、ほとんどの胎児は右手の親指を吸っているという報告もあります。

右利きと左利きの人の脳で、顕著な違いが見られるのは言語野のある場所です。右利きでは、98%の人が左脳の言語野に言語機能があります。ところが左利きの場合には、左脳に言語機能を持つ人は70%しかいません。左利きの人のうち、15%は右脳に言語機能をもっているのです。残りの15%の人は左脳と右脳の両方に言語機能を持っています。

どうしてこういう現象が起きるのでしょうか。一般に言語野があるのは左脳であり、認識、思考、判断、記憶、創造などの精神活動も脳の左半球で局所的に行なっているとみられています。ところが左利きの人は、左手をコントロールする右脳が高度に発達し、本来は左側で発達すべき言語野が右脳のほうへ移ってきた、あるいは左右両方の脳に言語野を持ったということが考えられます。利き手は脳に大きな影響を与えているということになります。また、起用に手を使うことはそれだけ脳の発達を促すわけですから、利き手に限らずこまかな手仕事をすることは脳にいいようです。

しかし、必ずしも右利きの人が言葉を巧みに操る理知的な〝左脳派〟で、左利きの人が創造力豊かで情緒的な〝右脳派〟だとは断定できません。

右脳、あるいは左脳に損傷を受けると、その部分が関係している機能にはすぐに影響が出ますが、精神状態や精神活動が止まってしまうということはありません。利き手と脳の関係は、言語野に限って顕著な違いが確かめられています。

右利きと左利きの言語野がある場所の比率

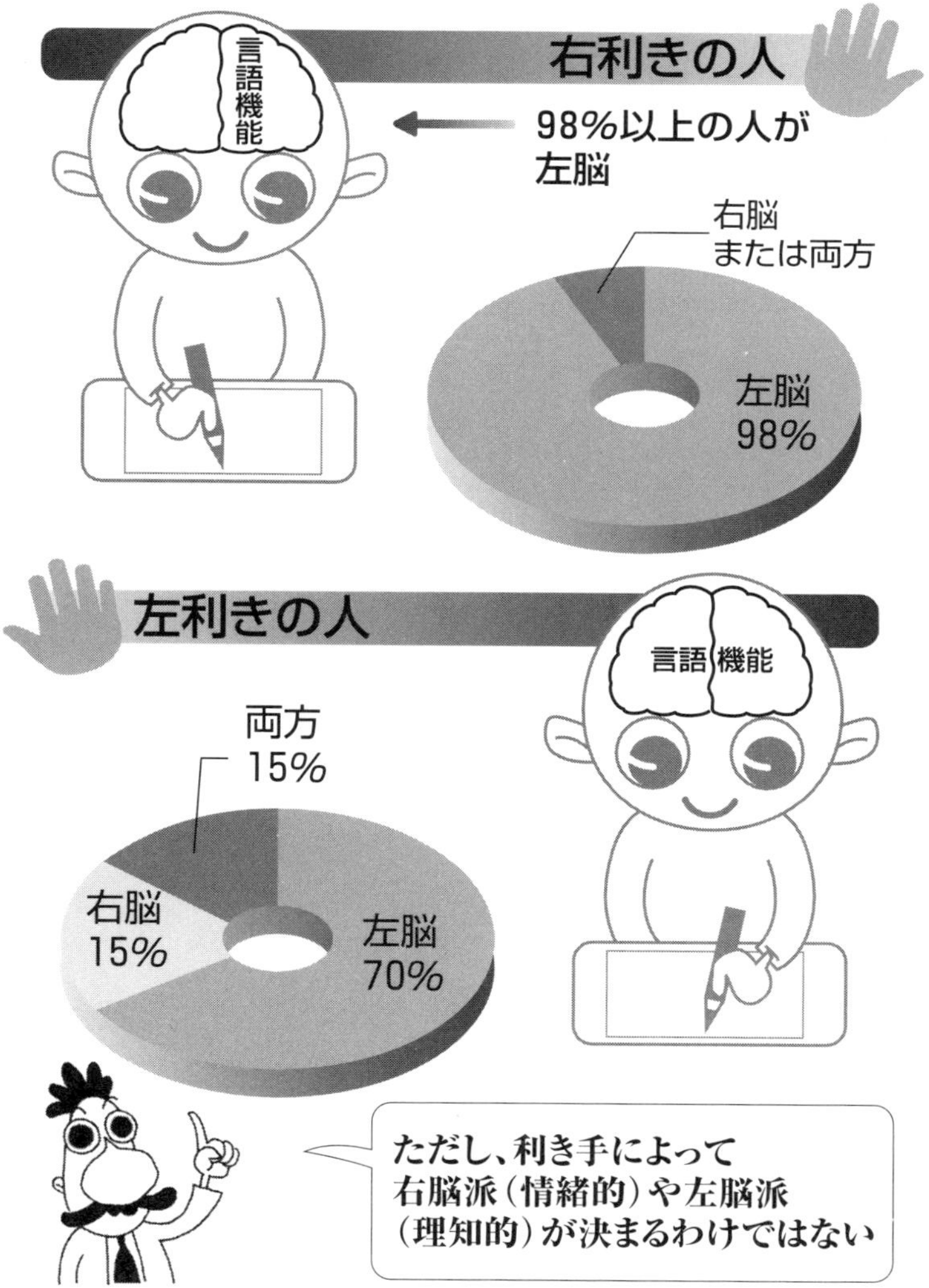
右利きの人
言語機能
98%以上の人が
左脳
右脳
または両方
左脳
98%
左利きの人
言語機能
両方
15%
右脳
15%
左脳
70%
ただし、利き手によって
右脳派（情緒的）や左脳派
（理知的）が決まるわけではない

6 脳は何を栄養にしているのか？

大好物はブドウ糖。成人男性では1日に１６０グラムが必要

◆脳がエネルギー源として使えるのはブドウ糖だけ

脳は体の中では1番の大食漢です。成人男性の場合、脳の重さは体重の約2%しかないのに、身体の全消費エネルギーのうち脳だけで18～20%も使ってしまいます。人が生きるために使うエネルギーは、ブドウ糖を酸化させて二酸化炭素と水とに分解する過程で得られます。しかも、脳がエネルギー源として使える栄養は「ブドウ糖」だけ。

血液中にあるブドウ糖は、ふつうは1リットルにわずか1グラム程度。血液中のブドウ糖が足りなくなると、細胞外液と呼ばれる液体内にあるブドウ糖を血液の中に取り入れて使われます。血液と細胞外液とを合わせて約15リットルとすると、すぐに使えるブドウ糖は約15グラムしかないことになります。ブドウ糖は身体に貯められる量が最大でも８００キロ・カロリーと限られているので、定期的に補充しなければなりません。きちんと食事を摂らないと、脳の働きは悪くなります。

ブドウ糖は肝臓に貯えられる脂質や、場合によってはタンパク質を分解して生成されるグリコーゲンからも得られますが、主に炭水化物に含まれている糖質から作られます。糖質はパンや果物、砂糖などいろいろな食べ物に含まれていますが、脳が安定して働くためのエネルギー源としては日本人が主食にしているご飯がいいとされています。消化しにくいので徐々に、しかも安定的にブドウ糖が供給される

脳は大食漢だった!?

1 脳は1分間に800mlの血液が必要

脳内では膨大な数の神経細胞から他の神経細胞に伝達物質が運ばれている。この伝達物質を血液中のアミノ酸などの成分を使って神経細胞の中で合成するために、これだけの血液量が必要となる。

2 脳は身体全体の消費エネルギーの18〜20%を占める

約1,000億個もある脳神経細胞が相互に信号を発しあうときに多量のエネルギー代謝が起こる。ブドウ糖のみをエネルギー源とし、そのブドウ糖を消費するという点が他の器官と異なる。

脳が1日に必要とするブドウ糖は?

成人男性の必要エネルギー

3,200kcal × 20% ＝ **640kcal**

ブドウ糖

640kcal ÷ 4kcal/g ＝ **160g**

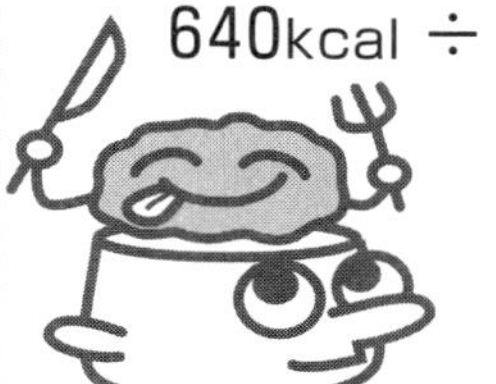

これだけ必要!

ので、脳に適しているのです。

◆脳が活発に働くために必要な栄養素は？

脳が活発に働くには、エネルギー源となるブドウ糖のほかにも栄養素は必要です。タンパク質に含まれている「必須アミノ酸」は、脳細胞や神経伝達物質の原料になります。脳が活発に動くように、脳内の温度を上げる働きもします。鶏卵、鶏肉にバランスよく、たくさん含まれています。

「レシチン」は神経伝達物質であるアセチルコリンの原料になります。レシチンはボケ防止に効果があるともいわれます。大豆のほかビール、枝豆に多く含まれています。「チロシン」はタンパク質に含まれるアミノ酸の一種で、ドーパミン、ノルアドレナリンの原料になり、いわばやる気の元になる栄養素です。竹の子の中に見える白い結晶はチロシンが固まったものです。

神経伝達物質の１つである「セロトニン」の原料となる栄養素が、必須アミノ酸のトリプトファン、ビタミンＢ６、カルシウム。トリプトファンは卵、豚肉、魚、牛乳、さつまいもに、ビタミンＢ６は牛乳、レバー、マグロ、バナナなど、カルシウムは海藻、牛乳、小魚、春菊、豆腐に多く含まれます。

「ドコサヘキサエン酸（ＤＨＡ）」は動脈硬化を防ぐ働きがあるほか、ストレスに抵抗力のある脳にして、攻撃性を抑えることができるといいます。サンマ、鰯、鯖、マグロなど、青魚といわれる背中の青い魚に多く含まれています。

このほか「ビタミン類」を多く含む緑黄色野菜、アミノ酸の１つの「グルタミン酸」を含む海藻や高野豆腐など、多くの栄養素をバランスよく食べることが脳のパワーを引き出すためには大切です。

脳に効く主な栄養素

ブドウ糖…脳の唯一のエネルギー源

肝臓に貯えられるグリコーゲンを分解して作られるが、200g（800kcal）しか貯蔵できないため、絶えず補給が必要

→

- ご飯
- パン
- 麺類
- 砂糖

タンパク質…脳の基本的な機能を高める

脳の活動を支える化学物質を製造。常に補給が必要

→

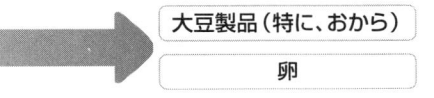

- 大豆製品（特に、おから）
- 卵

DHA《ドコサヘキサエン酸》…脳細胞を活性化し、働きをよくする

神経細胞をつなぐシナプスを作るときの材料となり、また情報伝達物質の放出を助ける

→

- イワシ、サバなどの青魚
- マグロのトロ、眼窩脂肪
- ウナギ

ビタミンB1・E …脳の神経の働きを支える

ビタミンB_1が不足しがちになると、脳が衰え、ひきつけや痴呆を引き起こすこともある

→

- 豚ヒレ肉
- アボガド
- アーモンド
- ライ麦パン

7

脳のお掃除屋さん〝マトウ細胞〟とは?

脳の血管にへばりつく脂肪やタンパク質を食べる大食細胞の仲間

◆脳梗塞・脳卒中を防ぐ役割をもつ細胞があった

脳の中には酸素や栄養素を送るための毛細血管が、隅々まで張り巡らされています。これらの血管が詰まったり、切れたりすると、酸素・栄養の届かなくなった脳細胞の一部がたちまち死滅して脳梗塞や脳卒中の症状を呈します。

自治医科大学の間《ま》藤《とう》方《きみ》雄《お》教授は、この毛細血管の中に血液中の余分な脂肪を食べて吸収し、血管をきれいに保つために貢献している大食《たいしょく》細胞があることを見つけたのです。この細胞が発見した間藤教授の名前をとって命名された「マトウ細胞」です。

細かく機能分化している脳は全体として調和を持って働いているので、たとえ一部でも血液が行かなくなってダメージを受けるようなことがあってはなりません。そのためにいつも血管の中をきれいに〝掃除〟する役割の細胞が存在していたのです。

もしマトウ細胞が弱って機能が衰えてしまうと、その毛細血管の壁には余分なコレステロールなどがこびりついて、血液の流れを悪くします。マトウ細胞もコレステロールを食べきれずに肥大して、血管を狭める原因ともなってしまいます。脳梗塞はこのマトウ細胞の働きが弱るために起こり、ごく軽い脳梗塞がおきると自覚症状がないままボケ症状になっていくともいわれます。

マクロファージの働き

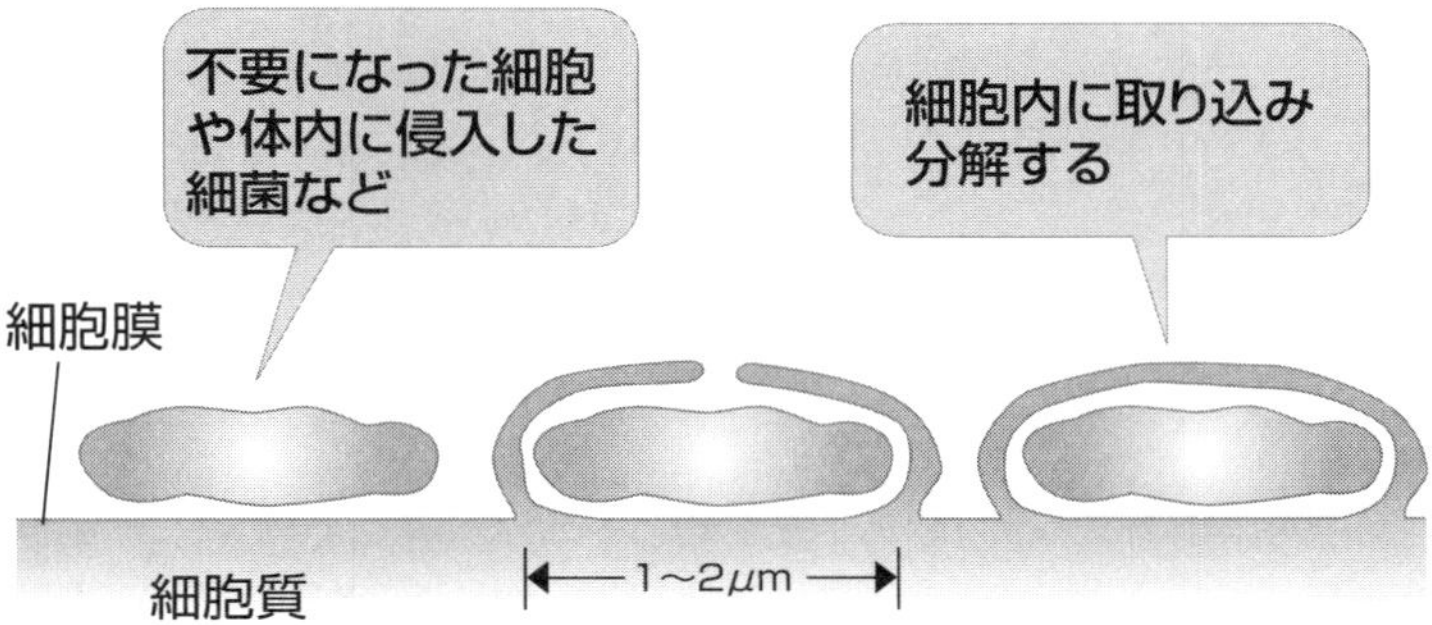
不要になった細胞や体内に侵入した細菌など
細胞内に取り込み分解する
細胞膜
細胞質
1～2μm

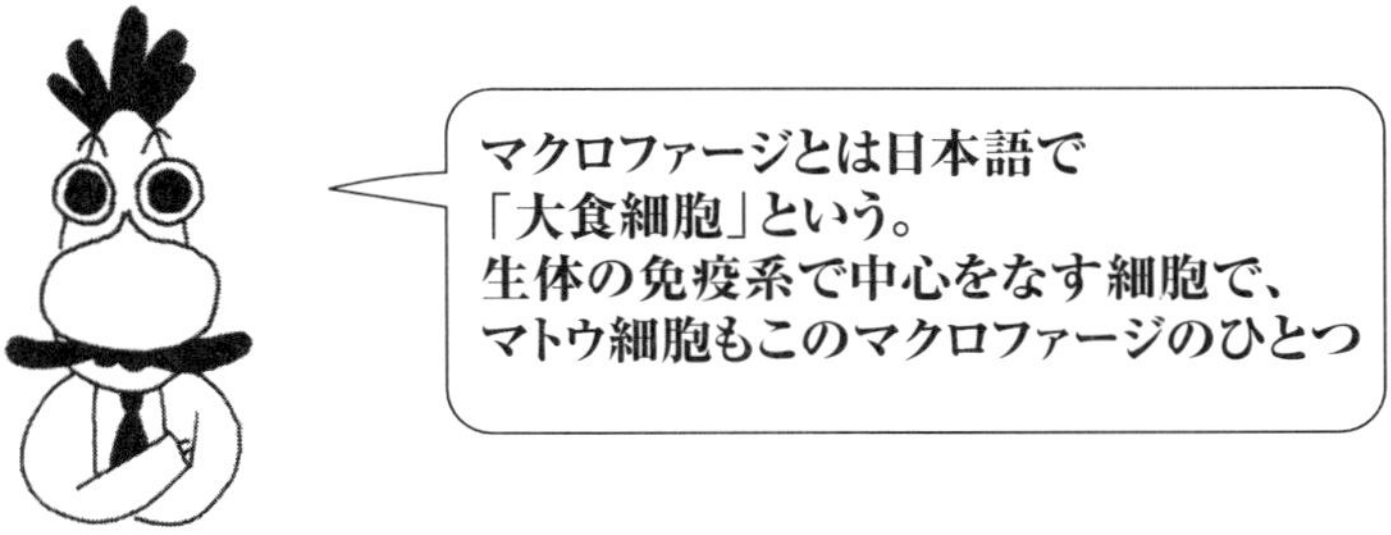
マクロファージとは日本語で
「大食細胞」という。
生体の免疫系で中心をなす細胞で、
マトウ細胞もこのマクロファージのひとつ

最近になって、マトウ細胞を活性化させるためには1日50ミリグラムのビタミンEをとるのが効果的だという報告があり、その代表的な食べ物としてアーモンドが挙げられています。

ビタミンEが比較的に多いタラコ100グラム中にビタミンEが10・4ミリグラム含まれているのに対し、アーモンド100グラム中には29・3ミリグラムもあり、脂肪酸組成の約70％が一価不飽和脂肪酸、特にコレステロールを抑制するオレイン酸が99％を占めているということです。ビタミンEは老化予防になるといわれてきましたが、マトウ細胞を活性化する役割もあったのです。

8 睡眠中の脳はどんな働きをしているのか？

睡眠中も休まず働いている脳のメカニズムを探る

◆人間が眠っていても脳は眠らない

ヒトの脳の酸素消費量は、安静時で全身の5分の1です。脳の重さは体重の50分の1ですから、たった2％しかないのに20％も酸素を使っているわけです。脳の酸素消費量は、ほかの臓器や筋肉の約12倍ということになります。

運動をすると全身の酸素消費量はそれだけ増えますが、脳に限っては、安静時も運動しているときもずっと同じペースで大量の酸素を消費し続けます。むしろ眠っているときの脳の酸素消費量のほうが、やや余分に酸素を使っています。

ヒトが眠りに入っているとき、無駄なエネルギーを消費しないためには、基礎代謝を下げる必要があります。そこで脳は、心臓の収縮力を弱め、脈拍を少なくし、血圧を下げるような指示を出します。けれども、眠っているうちに心臓が止まってしまったら死んでしまいます。そこで、生命を維持しながら、上手に身体が休めるようにと無意識のうちに身体の働きをコントロールしているのが自律神経系です。

ヒトが気持ちよく眠っているときでも、意識がないときでも、いつでも呼吸も心臓も止まりませんが、それは脳が24時間、休みなく身体の状態を感知しながらコントロールを続けているからなのです。意識のある状態で働く大脳新皮質のほうは、眠っている間はそれほど活発に動いているわけではありません

睡眠中の脳の様子

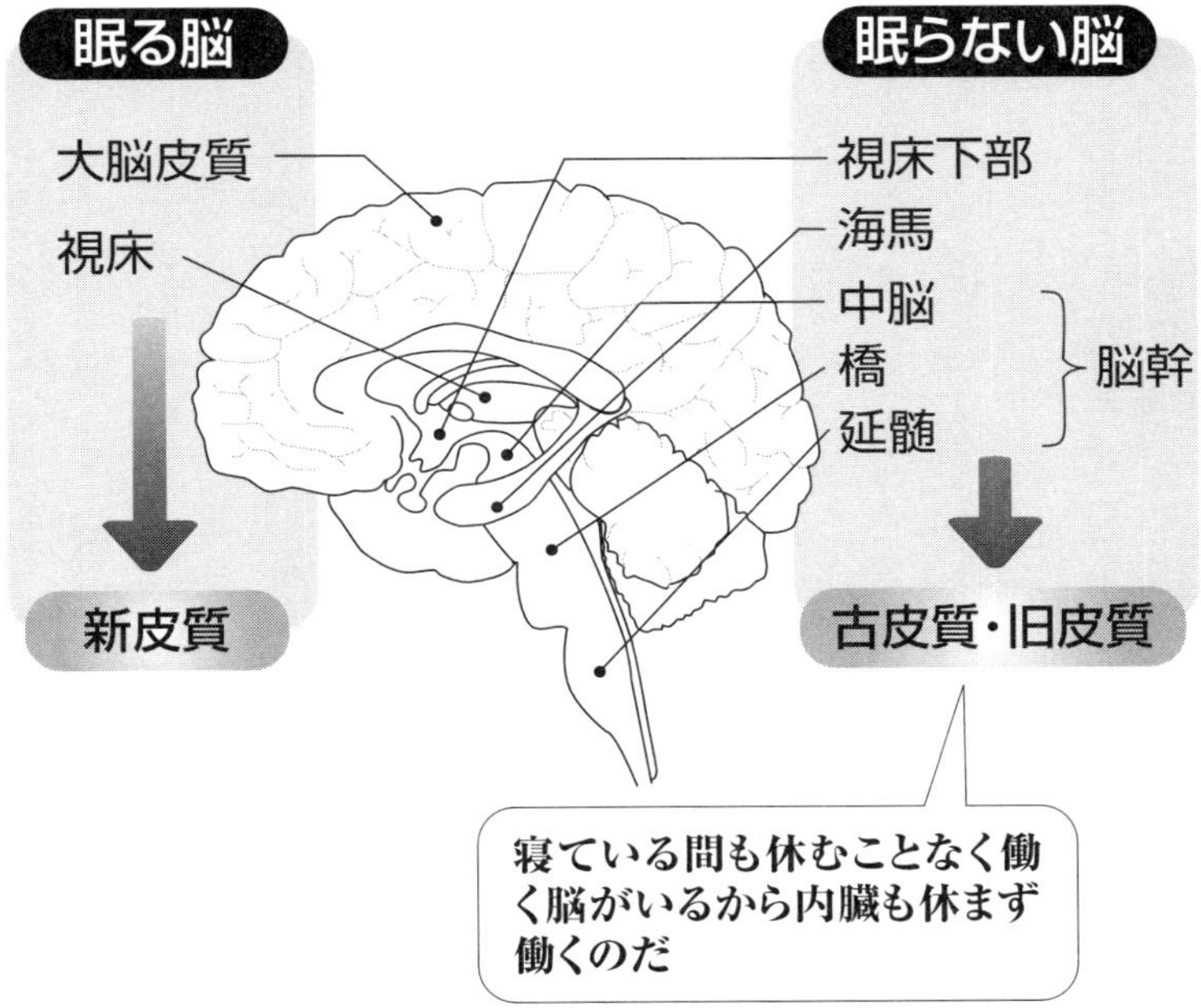

から、もっぱら古皮質、旧皮質のほうが休みなく働いているというわけです。

眠っているときに活躍している脳の部位としてよく知られるのが、古皮質の「海馬《かいば》」です。脳の海馬がある辺りからは、睡眠中も目覚めているときのような周波数の高い脳波が出されています。

海馬は人が記憶をするときに欠かせない働きをしたり、夢を見させる部分ともいわれています。眠っている間に記憶が固定されるともいわれ、眠りの間に昼間の出来事を追体験をしているのかもしれません。眠っている間も、大脳辺縁系一帯は大量のエネルギーを消費しながら活動しているのです。

◆睡眠・覚醒のサイクルと、歴史の古いREM睡眠

ヒトは誰でも、睡眠が深くなったり浅くなったりを約2時間周期で繰り返しています。眠りに入るとすぐ深い眠りに落ち、脳波はθ《シータ》波とδ《デルタ》波のごくゆっくりした波（徐波《じょは》）になります。眠りが浅くなると脳波には目覚めているときと同じα波やβ波が現れます。

δ波やθ波がでているときの深い眠りを「徐波睡眠」というのに対して、α波やβ波が出る浅い眠りを「ＲＥＭ《レム》睡眠」と呼びます。ＲＥＭ睡眠の間は、早い眼球運動が起こったり、身体の各部に変化が起きます。顔や手先が小さく動いたり、心臓の鼓動や呼吸は速くなります。ＲＥＭ睡眠の状態にある人を無理に起こすと、ほとんどの人が「夢を見ていた」といいます。この不思議なＲＥＭ睡眠を研究したところ、「眠れ」「起きろ」という命令をそれぞれ出す脳の神経細胞の場所がわかってきました。

覚醒を受け持っているのは、脳幹にある「橋網様体《きょうもうようたい》・青斑核《せいはんかく》」が出す神経伝達物質「ノルアドレナリン」で作動する神経細胞です。ＲＥＭ睡眠を引き起こすのは、同じ「橋様網様体・青斑核」の腹内側が出す伝達物質「アセチルコリン」で作動する神経細胞です。両者には「相反的神経接続」があって、そのために睡眠と覚醒リズムが起こるのだとわかっています。そして深い眠りの徐波睡眠は脳幹の「縫《ほう》線核《せんかく》」にある細胞体が出す伝達物質「セロトニン」が引き起こしています。

生まれたばかりの赤ん坊の眠りは半分がＲＥＭ睡眠ですが、さまざまな動物の眠りを調べてみると、徐波睡眠があるのは鳥類と哺乳類だけでした。これ以外の動物はすべてＲＥＭ睡眠だけでした。動物にとって古い睡眠はＲＥＭ睡眠であり、夢も見ずにぐっすりと眠りこける徐波睡眠は、木の上という安全地帯で眠る鳥類と、食物連鎖の頂点に立った哺乳類だけが獲得した歴史の新しい眠りなのです。

「REM睡眠」と「徐波睡眠」の違い

一晩の眠りの経過

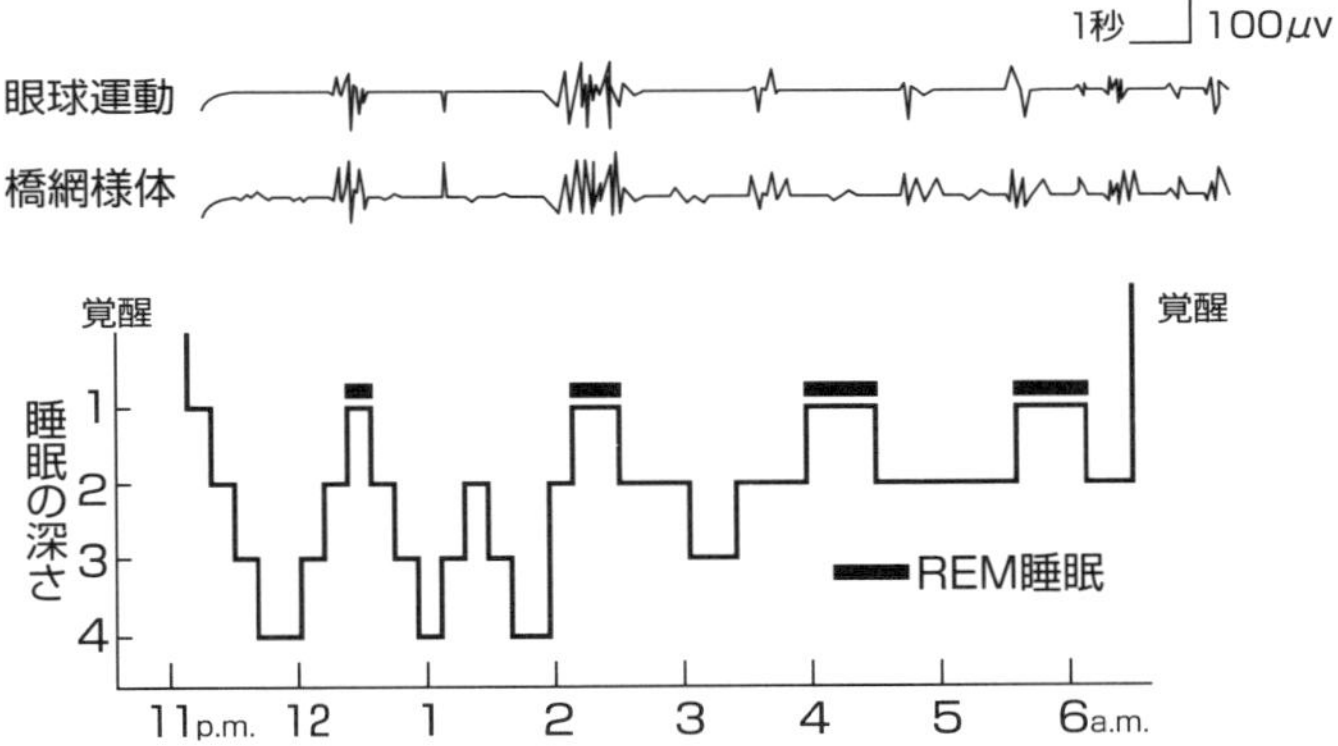
1秒 100μv
眼球運動
橋網様体
覚醒
覚醒
睡眠の深さ
1
2
3
4
REM睡眠
11p.m.
12
1
2
3
4
5
6a.m.

睡眠中の脳波のパターン

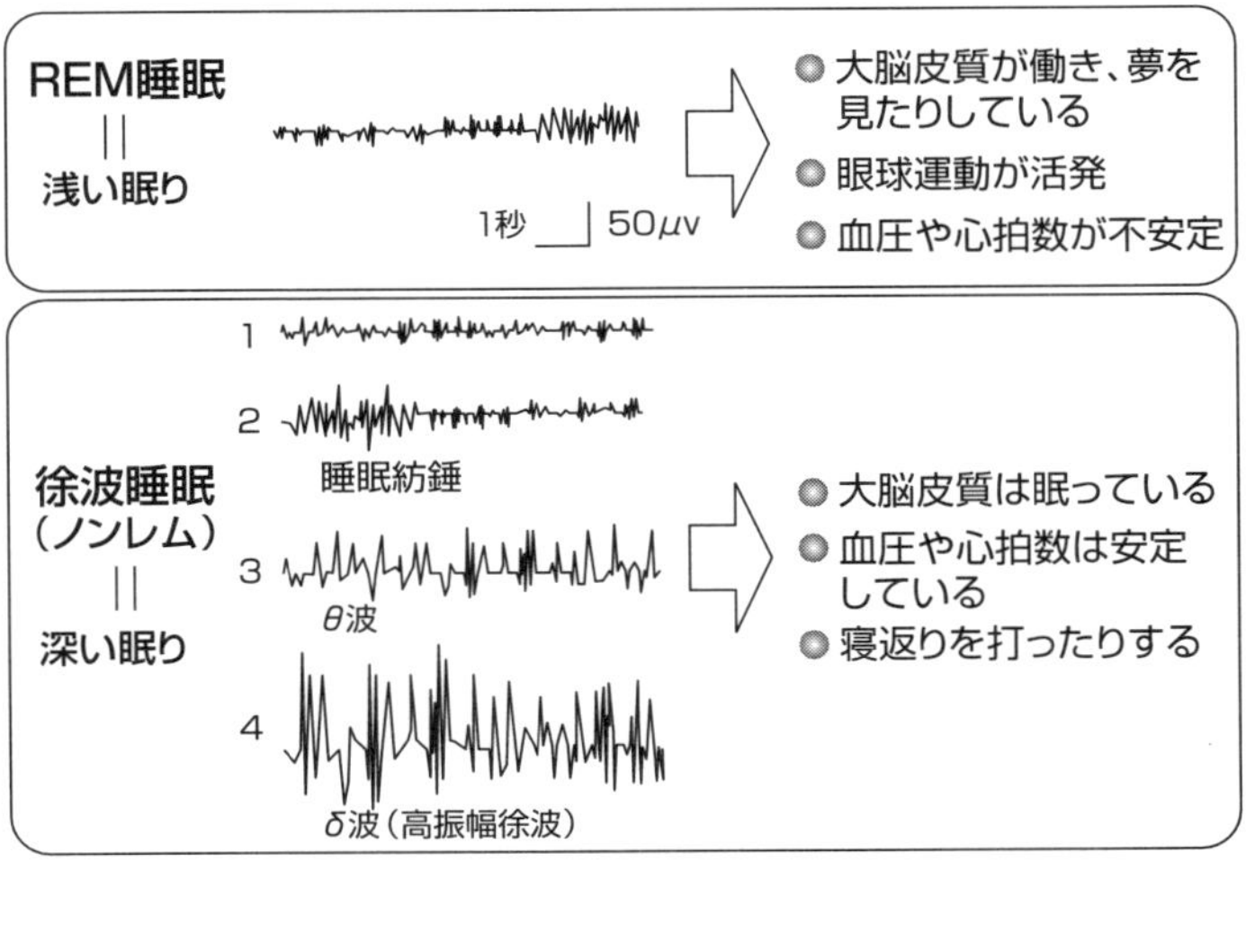
REM睡眠
||
浅い眠り
1秒 50μv
大脳皮質が働き、夢を見たりしている
眼球運動が活発
血圧や心拍数が不安定
徐波睡眠
（ノンレム）
||
深い眠り
1
2
睡眠紡錘
3
θ波
4
δ波（高振幅徐波）
大脳皮質は眠っている
血圧や心拍数は安定している
寝返りを打ったりする

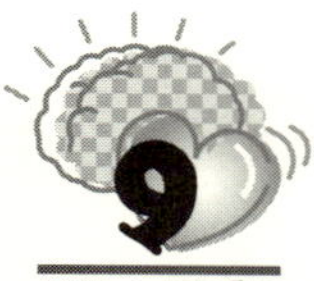

9 脳死と心臓死の違いはどこか？

脳が死ぬと脳内ではどんな変化があり、身体機能への影響は？

◆「脳死」は「心臓死」までの過渡的な状態

脳が正常に働くためには、大量の酸素と栄養を必要とします。身体の血液の20％が頭部に集中しているのは、そのためです。

ところが交通事故などで頭部に大きな損傷を受けてしまうと、血液が脳に充分に供給されず、「脳死」といわれる状態に陥ります。そのメカニズムを大まかにみると、脳損傷で頭蓋内圧《ずがいないあつ》が上昇し、そのために血流が悪くなって酸欠状態となり、脳に酸素と栄養が届かずに神経細胞が損傷し、脳としての機能を停止するということになります。

もし何も手当てをしないまま脳が機能停止をすると、ほどなく心臓も止まります。それが「心臓死」で、私達が古くからよく知っている〝死〟です。救急医療が発達して病院の集中治療室などで人工呼吸器をつけるなど延命措置がなされるようになると、しばらくの間は脳の機能は停止しているのに心臓が動いているという「脳死」状態が見られるようになりました。

心臓などあらゆる臓器は、脳幹からの制御を受けて働いています。脳が機能停止すれば、当然に何の制御も行なわれなくなります。たとえば血圧が低下すると、脳幹からの指示でカテコラミンという血圧を上げる物質が分泌されます。心臓そのものも、身体のコンディションや気持ちによって、高鳴ったり、静かに脈打ったりとコントロールされています。それが脳死状態になると、内臓や血圧などの制御機能が働きません。血圧は低下したままになり、あらゆる臓器は惰性で働いているだけになります。

心臓は周囲を取り巻く冠血管から供給される血液をエネルギー源として働いていますが、血圧が低下したままになると徐々に血流が少なくなり、心臓は疲労してやがて「心臓死」へ到るのです。

◆脳死には「大脳死」「脳幹死」「全脳死」の3つがある

「脳死」にはいくつかの種類があります。主にものごとを思考したり意識的な活動をするときに働く大脳の機能が止まった脳死を「大脳死」といいます。生命維持に必要な内臓のコントロールをする脳幹（中脳、橋《きょう》、延髄《えんずい》）などは、ダメージを受けることなく働くことができます。

この反対に、脳幹だけが機能停止したときを「脳幹死」といいます。「脳幹死」の患者は、刺激に対して反応することができませんが、刺激を感じたり、知的な作業をする能力は残っています。大脳も脳幹も、脳のすべてが機能を停止したときを「全脳死」といいます。

脳死移植法によれば、臓器移植を前提とした脳死は「脳幹を含む全脳の機能が不可逆的に停止するに至ったと判定されたものの身体をいう」となっています。ただ、医療が発達して「脳死」という状況が現れたように、全脳死も決定的な判断をすることは容易ではありません。たとえば幼児は脳死のようになっても蘇生《そせい》率が高いため、６歳未満は脳死の判定対象から除外されています。

また「低体温療法」が開発されてからは、蘇生限界点が限りなく死に近づいています。低体温療法は、脳にダメージを受けた患者の全身を急速に冷やして脳への血流の温度を下げる救命療法です。脳の浮腫《ふしゅ》を抑えて頭蓋内圧を最少に食い止め、ダメージが充分に回復してから体温を元に戻します。

日本では日大医学部附属板橋病院の林成之医師らを中心としたグループが低体温療法による治療で良好な成績を発表し、いまでは多くの救命センターなどで広く行なわれるようになってきました。このように最近の急速な医学の進歩は、これまでだったら救命し得なかったような患者まで、その生命を救い、さらに良好な社会生活を送れるまでに回復させるほどになってきているのです。

◆臓器は血流が止まってから機能を失う

脳死となって脳の神経細胞が壊死すると、細胞内のグルタミン酸を放出してしまいます。こうなるともう細胞を元通りに回復することはできません。

全脳死になると、どんな治療をしても脳細胞を元のまま保つことはできません。やがて壊死《えし》した神経細胞が壊れ、脳はむくみ、死後に解剖してみると脳が半分溶けたような状況になっています。全脳死後、1週間から2週間ほどたつと、頭の中でこうした脳細胞の崩壊現象が起きます。

身体の臓器のほうは脳幹からのコントロールがなくなっても、心臓が動いている限りは血流があるので機能を失うことはありません。ただ、ちょうど糸が切れたタコが風まかせに飛んでいくように、最低限の機能を維持しながら、徐々に衰えていきます。

そんな主を失った臓器も、心臓が停止したとたんに急速に機能をなくします。肝臓などは、心臓停止後90分で肝細胞の機能が失われます。肝臓や心臓を移植しようとすると、脳死移植か生体移植でなければならないというのはそのためです。

皮膚も48時間後に、腎臓なら72時間後に完全に機能しなくなります。腎臓の場合は、死体から移植することがありますが、血流が止まってから機能を失うまでに72時間の猶予時間があるからです。

「脳死」の仕組み

大脳（意識の中枢）→ 大脳死

視床

間脳（基本的な欲求、感情の中枢）

視床下部
橋
延髄
脊髄

脳幹（呼吸、覚醒、消化など生きていくために必要最低限の機能中枢）→ 脳幹死

全脳死　脳のすべての機能停止による死

人工呼吸器がなければ呼吸筋の活動が泊まり、酸欠で心臓も止まる

↓

心臓死

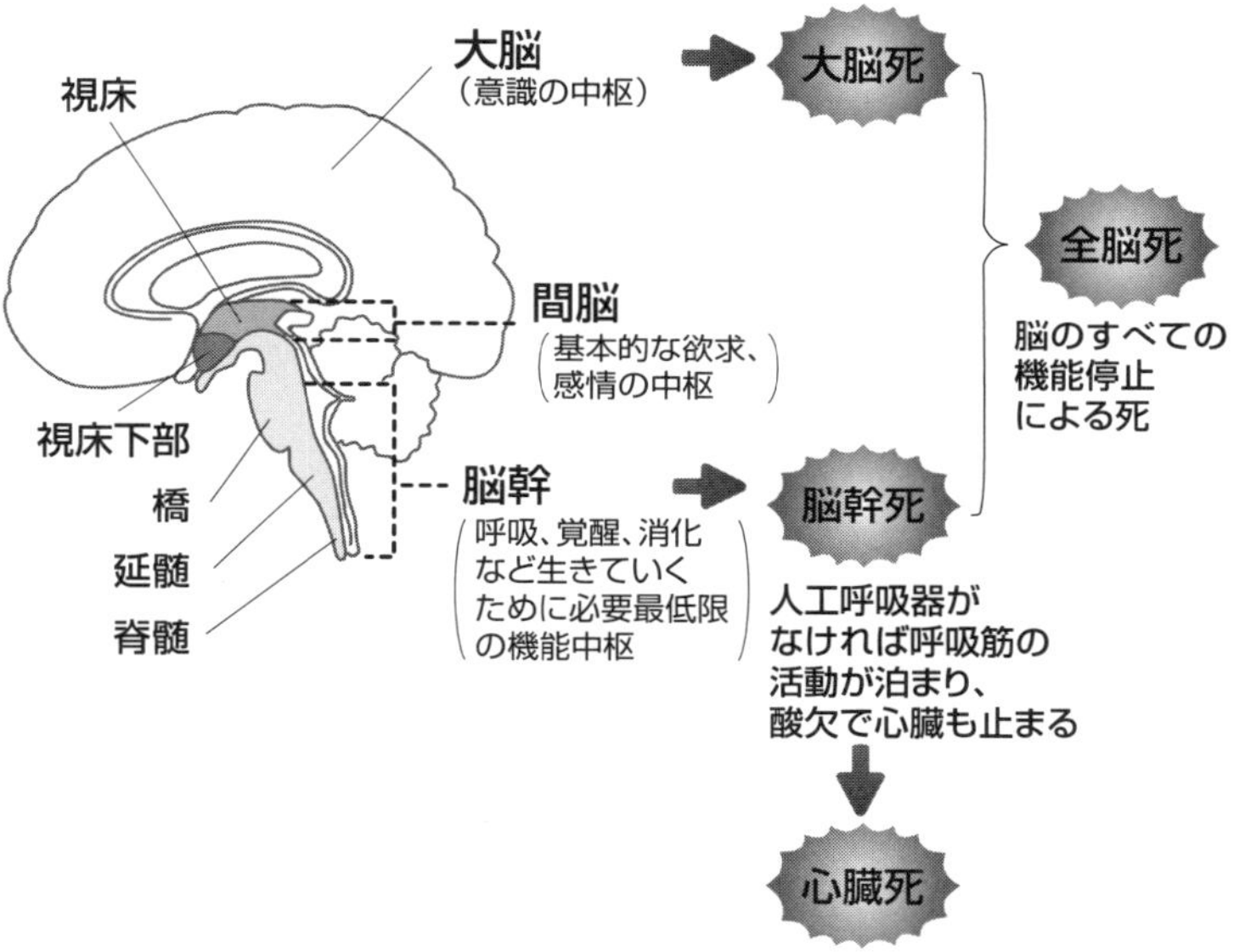

脳死に至る順序

1	脳循環不全	脳に何らかの障害が起き、脳への血流が阻害される
2	脳アノキシア	脳が酸素不足になる状態
3	血液脳関門の機能低下	脳の毛細血管の透過性が高まり、血液中の成分が滲み出す
4	脳浮腫	脳組織がむくんで腫れている
5	頭蓋内圧（脳圧）亢進	頭蓋腔の容積は限られているので、脳室内の圧力が増大する
6	脳ヘルニア	脳の一部が圧力で押し出され、脳幹などを圧迫する
7	脳血流停止	頭蓋内圧が血圧を上回ると、血液が脳に入り込まなくなる
8	脳幹機能不全	6 が脳幹を押しつぶす。または 7 のために酸素不足で壊死にいたる。

記憶したり言葉を話したり……

緻密に組み上げられた機能の不思議を探る！

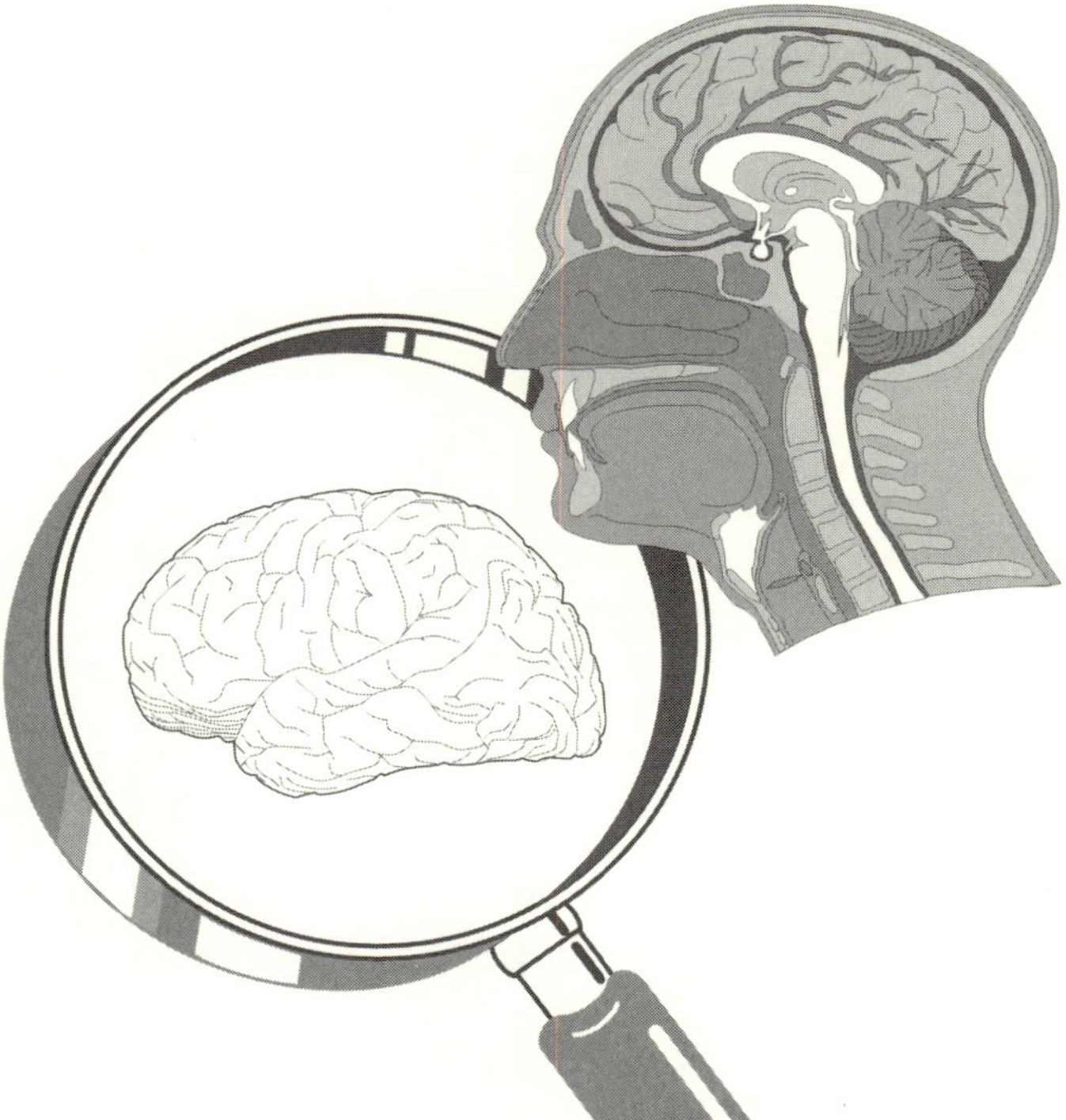

PART 3 脳のメカニズムはどうなっているか?

1 脳は身体の地図を持っている

「運動」と「感覚」の2つの地図で痒いところにも手が届く!?

◆脳にある2つの全身地図

大脳で、身体各部からの感覚を受け止めているのは「体性感覚野《たいせいかんかくや》」です。身体の各部と軸索を通じてつながった神経細胞が、まるで全身を凝縮した地図のように並んでいます。この体性感覚野は、大脳の前頭葉と頭頂葉の間にある「中心溝《ちゅうしんこう》」に沿って、頭頂葉側にあります。中心溝をはさんで前頭葉の側に「運動野」があります。こちらは全身の運動をコントロールしているところで、やはり同じように全身地図のように並んでいます。

大脳には全身の感覚を感じる地図と全身の運動を司る地図の、いわば2つの全身地図があるのです。この全身地図のなかでも最も広い部分を占めているのは、舌から唇など顔にかけての部分と手に関係する部分です。細かな動きが必要なところは、より多くの情報を集める必要があり、運動の指示を出すにもこまかな動きを出すためにはそれだけ多くの神経細胞を必要とするのです。

ヒトの笑いひとつをとってみても、苦笑いとか、愛想笑いなど、いくつもの表情がありますが、豊かな表情を出すためにも全身地図の多くに顔の領域を割いているわけです。

ただし、この地図は固定的なものではありません。事故などで手足を失うと感覚の信号が送られなくなりますから、やがて失った手足を感知する脳の領域は狭くなり、代わりに別の領域が広くなります。

「体性感覚野」と「運動野」の地図

ペンフィールドのマップ

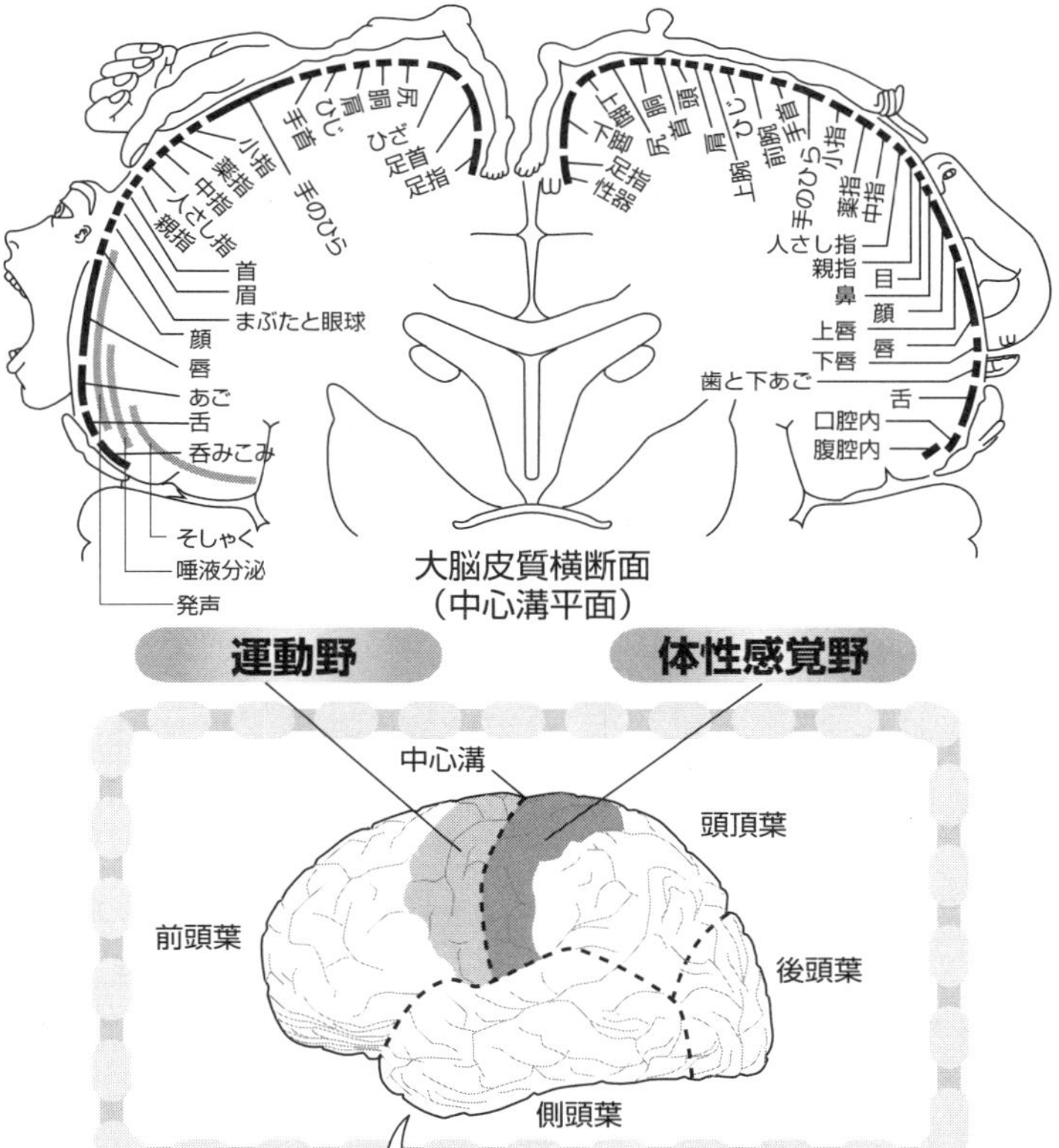

尻
胴
肩
ひじ
手首
ひざ
足首
足指
小指
薬指
中指
人さし指
親指
手のひら
首
眉
まぶたと眼球
顔
唇
あご
舌
呑みこみ
そしゃく
唾液分泌
発声
上脚
下脚
足指
性器
胴
尻
頭
首
肩
上腕
ひじ
前腕
手首
手のひら
小指
薬指
中指
人さし指
親指
目
鼻
顔
上唇
唇
下唇
歯と下あご
舌
口腔内
腹腔内
大脳皮質横断面
（中心溝平面）
運動野
体性感覚野
中心溝
頭頂葉
前頭葉
後頭葉
側頭葉

哺乳動物の感覚野にある身体地図は、発達している部分ほど面積が広くなっている。たとえば、ネコやウサギはヒゲに関する感覚野が広くなっている

◆脳が2つの地図を持っている理由

神経細胞が信号を受け渡すときの伝達物質は全部で数十種類が知られており、〝興奮〟を指示するものと〝抑制〟を指示するものの2種類に分けられます。しかし、1つの神経細胞は一種類の伝達物質しか出すことができません。たとえば筋肉に力を入れるときには、脳の神経細胞から〝興奮〟させる伝達物質を送り、力を緩めるときにはそれとは別の神経細胞から〝抑制〟させる伝達物質を出すのです。

しかも、神経線維を通じた信号は一方通行でしか流せません。そこで脳から命令を送り出すときは「下行《かこう》神経」を使い、脳が皮膚の触覚や圧覚などの信号を受け取るときには「上行《じょうこう》神経」を使います。皮膚で感じ取った触覚や圧覚は、脊椎の後ろにある後根神経節に細胞体をもつ第一次感覚神経細胞に送られます。そこから脳に向けて信号を〝上行〟させるのです。

そこの終着地点が「体性感覚野」で、反対に脳から信号を送り出すときの出発地点が「運動野」というわけです。脳に2つの全身〝地図〟が必要な理由はそこにあるのです。

心臓の動きを早めたり、遅くしたりといった自律神経系の命令は、「脳幹」や「大脳辺縁系《へんえんけい》」から出されます。案外に知られていませんが、心臓移植された心臓は、脳からくる神経も脳へ伝える神経も切らざるを得ないので、激しい運動をしたら鼓動を早めるというような調節機能はなくなってしまいます。

感覚野や運動野のほかにも脳は地図をもっています。「視覚野」の〝視覚地図〟、「聴覚野」の〝音地図〟などです。聴覚野の音地図は周波数の高低が規則正しく並び、そのうちどの神経細胞に信号が送られたかで、音の高さが瞬時にわかるといわれています。運動神経を司る小脳は、身体の場所ごとに担当する神経細胞が分かれていると機能局在を認める説と、小脳は全体として働くという説とがあります。

脳が感覚器から得た情報を知覚する仕組み

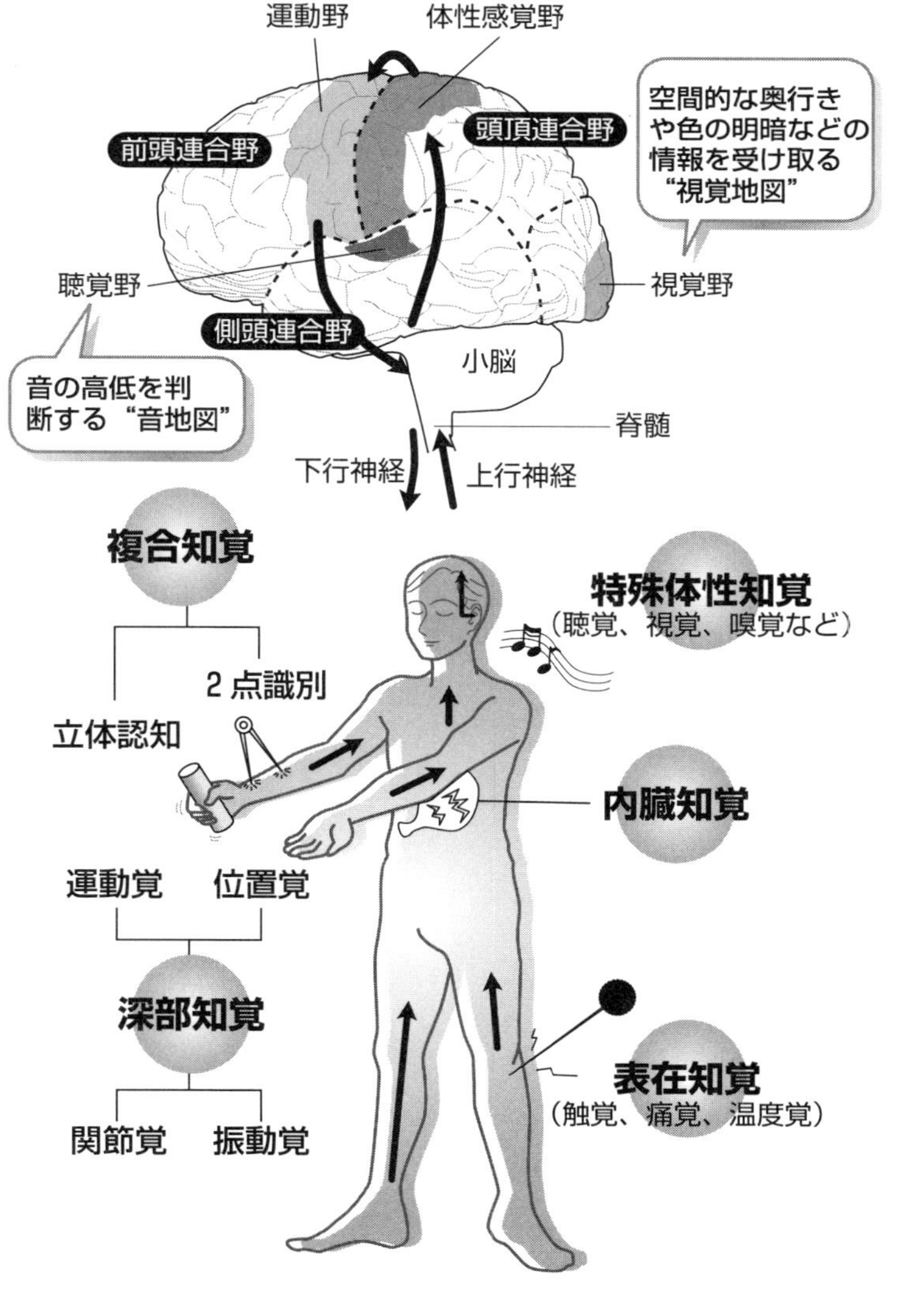

運動野
体性感覚野
空間的な奥行きや色の明暗などの情報を受け取る“視覚地図”
前頭連合野
頭頂連合野
聴覚野
視覚野
側頭連合野
小脳
音の高低を判断する“音地図”
脊髄
下行神経
上行神経
複合知覚
2 点識別
立体認知
特殊体性知覚
（聴覚、視覚、嗅覚など）
内臓知覚
運動覚
位置覚
深部知覚
関節覚
振動覚
表在知覚
（触覚、痛覚、温度覚）

2 味覚は脳のどこで感じるのか？

舌で識別された〝味〟を、脳が知覚するメカニズム

◆味覚を感じる「味蕾」の中の「味細胞」

味覚は、「味細胞《みさいぼう》」という受容器を通して感じています。味細胞は舌にある「味蕾《みらい》」１つの中に30個～70個入っていて、舌の乳頭《にゅうとう》に数個ずつ並んでいます。味蕾は乳頭のほかに上顎の奥の軟口蓋《なんこうがい》、咽頭・喉頭部にもあります。乳児のうちは頬粘膜や口唇粘膜にも味蕾があり、総数は約1万個もあります。成人になるとそれが減って舌に約５０００個、舌以外に２５００個となります。

食べ物が口に入ると、味蕾の中に味が入り、味細胞はその刺激で興奮して電位変化を起こし、信号を発します。強い味の時には強い信号を出し、弱い味の時には弱い信号で、その信号が味神経を通じて脳に送られます。味覚には5種類あります。甘味、苦味、塩味、酸味の4つに旨味を合わせて5つです。痛点を刺激する辛味を加えることもあります。ちなみに、苦味については一番薄い濃度で反応することはわかっています。これは人間の身体に害を与えることの多い味だからだといわれています。

かつてそれぞれの味を感じる味細胞は、舌にひとかたまりずつ分かれて分布しているといわれたことがありますが、実際には1つの味細胞で全部の味に対応する受容体を持っていることがわかっています。ただ、甘みを感じるのが得意な味細胞とか、苦みをより敏感に感じやすい味細胞といった違いはあり、その異なる味細胞が出す信号の組み合わせで脳は味を認識しています。

「味蕾」と「味細胞」の構造

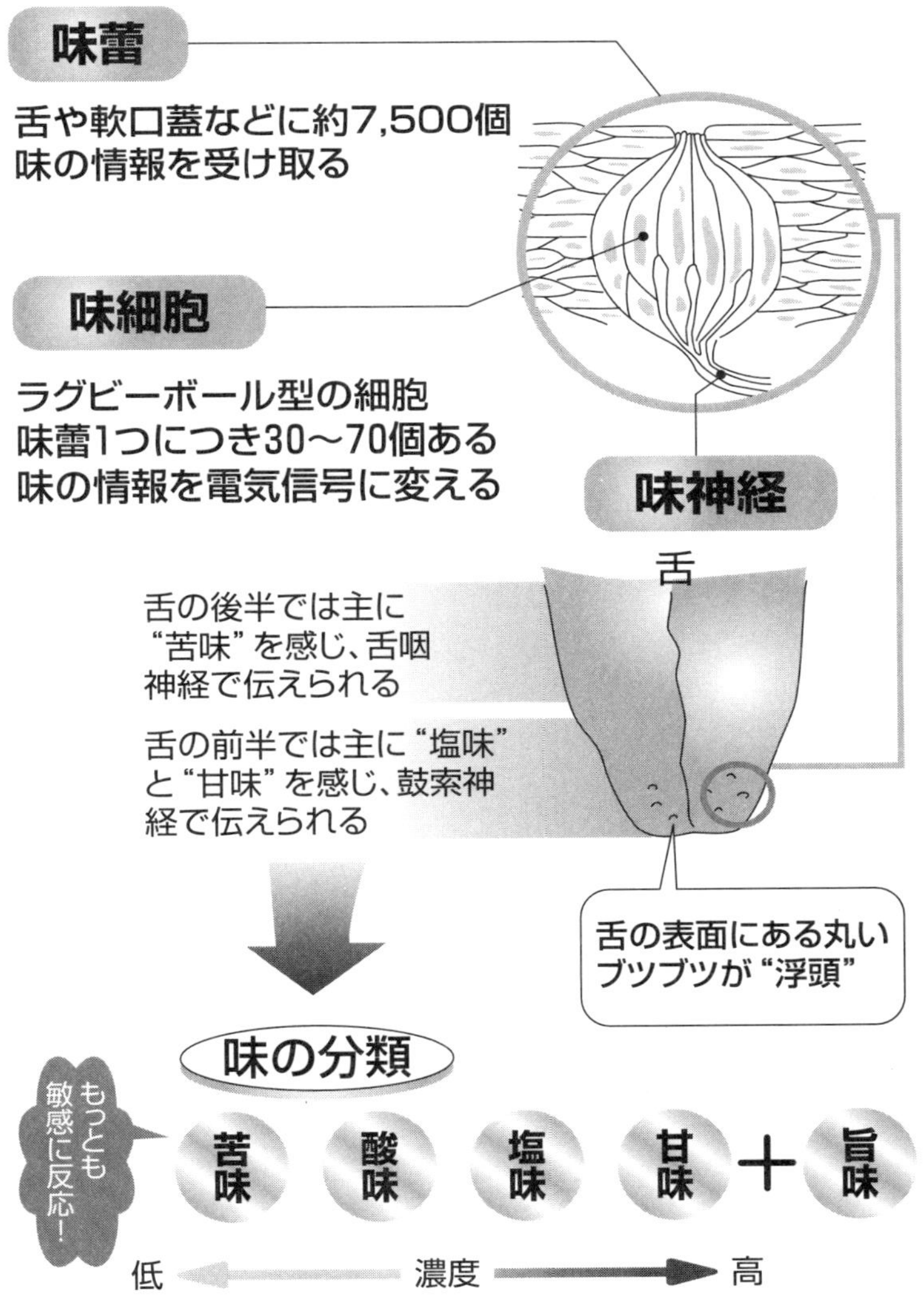
味蕾
舌や軟口蓋などに約7,500個
味の情報を受け取る
味細胞
ラグビーボール型の細胞
味蕾1つにつき30～70個ある
味の情報を電気信号に変える
味神経
舌
舌の後半では主に“苦味”を感じ、舌咽神経で伝えられる
舌の前半では主に“塩味”と“甘味”を感じ、鼓索神経で伝えられる
舌の表面にある丸いブツブツが“浮頭”
味の分類
もっとも敏感に反応！
苦味
酸味
塩味
甘味
＋
旨味
低
濃度
高

◆味覚情報と触感や温感などは別々の神経が伝えている

味覚情報は舌神経《ぜつしんけい》—鼓索《こさく》神経—中間神経（顔面神経）、舌咽《ぜついん》神経、迷走《めいそう》神経の左右3本の神経系を通して脳に送られ、触覚、温感、冷感、痛感などは、三叉《さんさ》神経を通して信号が送られます。

ビールを飲むときに「喉ごしがいい」とか、「キレがある」などと表現するように、ヒトはビールの冷たさとか炭酸の刺激まで含めて「味」と感じているのです。

ヒトの大脳皮質味覚野は中心溝の腹側部（四十三《よんじゅうさん》野《や》付近）、そして吻側島《ふんそくとう》皮質にあるとする説があります。この部分に電気刺激を与えると味を感じたり、あるいは腫瘍《しゅよう》ができたりすると味覚障害が起きることから、臨床的に推定されたものです。やはり臨床的な実験で、右脳の頭頂から前頭の弁蓋部《べんがいぶ》にかけて味を感じたり、扁桃体《へんとうたい》を刺激すると味を感じたりすることもわかっています。

では味を認識する特定の神経細胞があるかというと、必ずしもそうではないようです。脳磁場計測装置で調べると、味を感じた瞬間に脳の左前頭部から左後頭部へと地場が瞬間的に移っていくパターンと、右後頭部からわき出して、右前頭部に吸い込まれるパターンがあることが報告されています。脳の複数の場所が協力しながら、さまざまな記憶を動員するなどして高度な判断を加え、味覚を認識していると考えられます。陽電子放射断層法（ＰＥＴ）などを用いた検査でも、やはり味を感じる瞬間に島《とう》皮質前部のほか、視床《ししょう》、帯状回《たいじょうかい》、尾状《びじょう》核、海馬傍回《かいばぼうかい》などが活性化したという報告があります。

今後、さらに研究が進めば解明されてくるのでしょうが、現時点で考える限りでは、味を認識するのは脳の中でも高度な作業だといえそうです。ヒトは多くの動物の中でも、広範囲のものを食べるという点では突出した存在です。脳が進化する過程で、味覚も同時に進化してきたといえるでしょう。

味覚が脳に伝わる様子

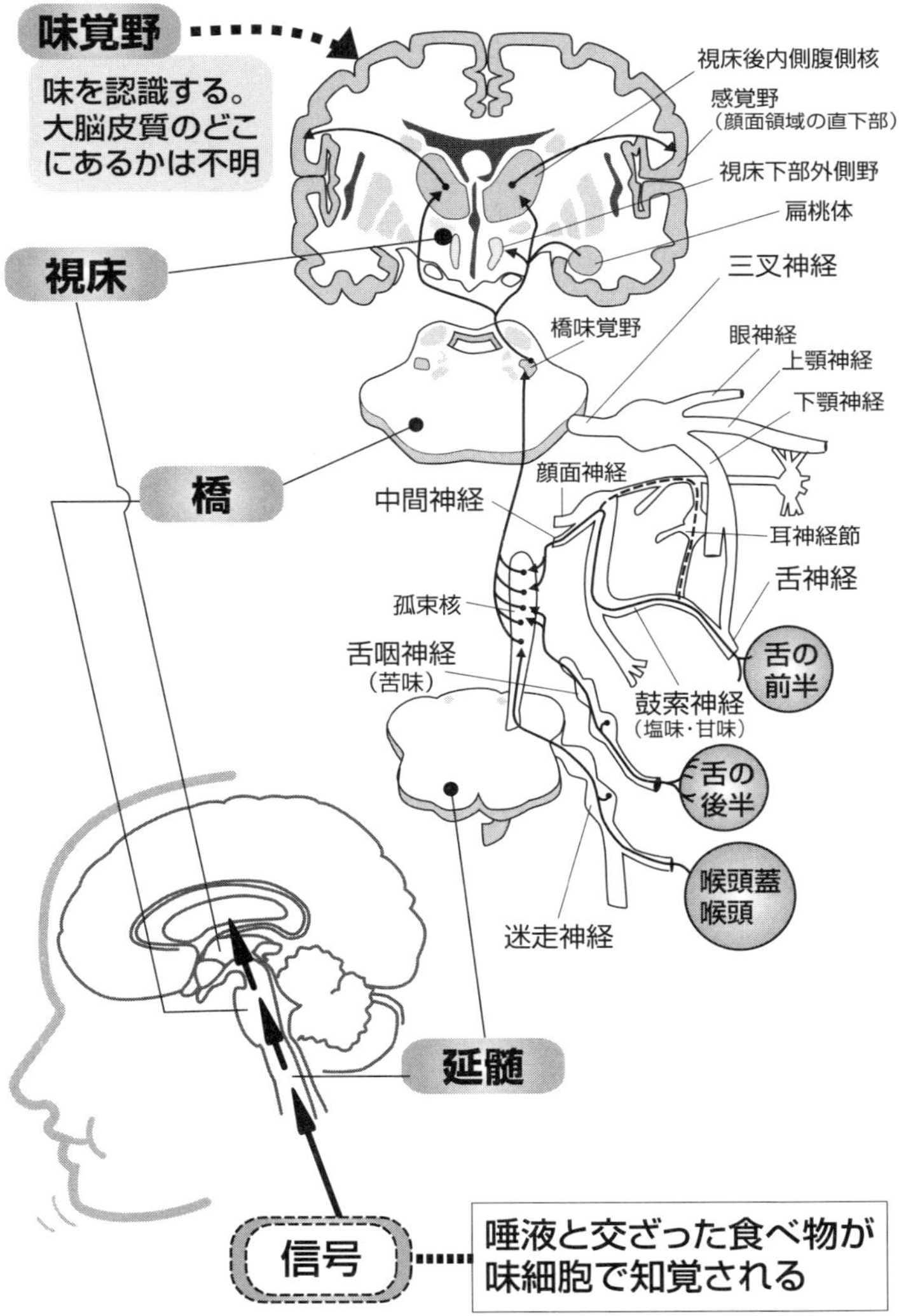
味覚野
味を認識する。大脳皮質のどこにあるかは不明
視床後内側腹側核
感覚野
（顔面領域の直下部）
視床下部外側野
扁桃体
視床
三叉神経
橋味覚野
眼神経
上顎神経
下顎神経
橋
顔面神経
中間神経
耳神経節
舌神経
孤束核
舌咽神経
（苦味）
舌の前半
鼓索神経
（塩味・甘味）
舌の後半
喉頭蓋
喉頭
迷走神経
延髄
信号
唾液と交ざった食べ物が味細胞で知覚される

3

脳はどこで音を聞き分けているのか？

〝音〟を分類して聞き分ける機能が脳細胞に備わっている

◆言葉は「感覚性言語野」で聞き分けている

ヒトは生後3カ月ごろから言葉を習う準備を始めます。「ブーブー」「マンマ」といった喃語期《なんごき》、自分で自分の声をまねる自己模倣期を経て、言葉を獲得し始めるのは他人模倣期あたりからです。

この間、まず言葉を耳で聞く練習をし、次に〝音〟の意味を理解し、そして今度は自分も同じ意味を相手に伝えようと考え、発声器官を動かして声をだすという一連の働きを脳で覚えなければなりません。

左脳にある「言語野《げんごや》（感覚性・運動性）」は、生まれたばかりのときは何も書き込まれていない白紙のようなものです。ヒトの赤ちゃんは耳で聞いた〝音〟をそこに記憶して、何度も学習を繰り返しながら〝音〟と意味の関係を理解していくのです。

このとき言葉を理解するのは「感覚性言語野」です。言葉を話すための運動機能を司っているのは「運動性言語野」です。理解することと話すことは同じように思えますが、それぞれ違う場所でやっているので、話すことがまったくできないからといって、理解していないということにはなりません。

感覚性言語野は左脳の聴覚野をとりまく「上側頭回《じょうそくとうかい》」と「中側頭回《ちゅうそくとうかい》」（＝「ウェルニッケ野」）の後方の部分にあります。運動性言語野は左脳の「第三前頭回」の後半部にあり、四十四野《よんじゅうよんや》および四十五《よんじゅうご》野《や》（＝「ブローカ領域」）とも呼ばれます。

「感覚性言語野」と「運動性言語野」の働き

運動性言語野
（ブローカ領域）

前頭連合野にある言語野で、「話す」「書く」という筋肉を動かす部位

損傷 →

相手が言っていることは理解できるが、話したり書いたりすることができなくなる

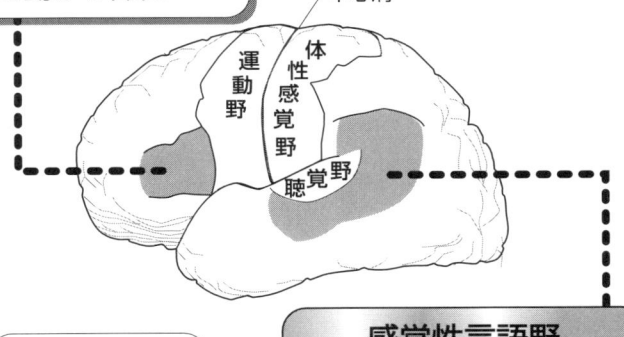

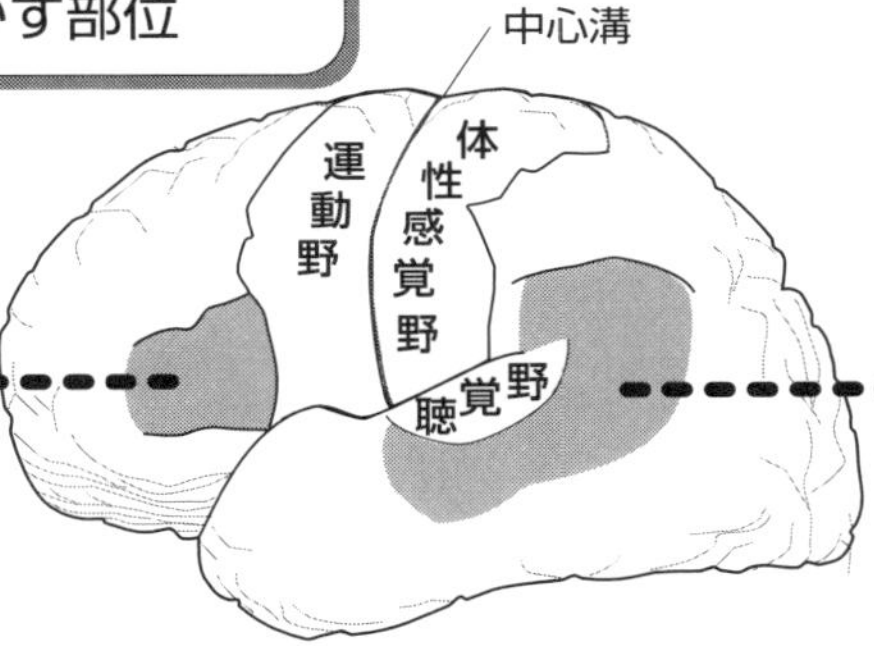

感覚性言語野
（ウェルニッケ野）

側頭連合野にある言語野で、「話し言葉」や「書き言葉」はここで理解される

損傷

↓

発音も文法も間違いがないのに、まったく意味をなさない言葉しか話せなくなり、言葉を聞いても意味が理解できなくなる

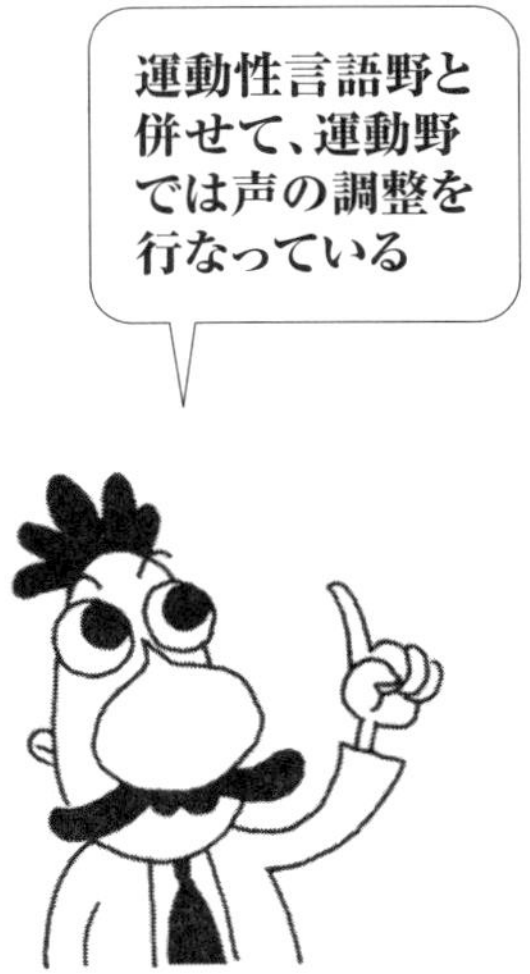

運動性言語野と併せて、運動野では声の調整を行なっている

◆音情報の重要度を「網様体」が振り分ける

眠っている母親は、自分の子供から呼ばれると敏感にその声に気付くことができます。乳児が夜中にお乳を欲しがってむずかっても、すぐに目をさましてお乳をあげられるのです。

あるいは混雑した駅や、行楽地などで、迷子になった子供が「ママーッ！」と呼べば、母親は敏感に子供の声を聞き分けます。それは同じような大きさの声がたくさん聞こえていても、あるいは眠っているときでも、重要な声や音にだけ反応して覚醒するシステムが脳のなかにできているからです。

その仕組みですが、まず音の聴覚刺激は「聴神経」に届くと同時に、脳幹にある「網様体《もうようたい》」から「視《し》床《しょう》非《ひ》特《とく》殊《しゅ》核《かく》」へと伝わります。網様体と視床非特殊核では、聴覚刺激の重要性を判断し、重要性が低い声や音の信号は、そのままそこで止めてしまいます。

けれども誰かから名前を呼ばれたり、赤ちゃんがむずかっていたりすると、網様体は緊急の聴覚刺激だと判断して、視床非特殊核を通じて脳全体に「覚醒するように」という指令を送り出します。だから自分と関係のある声や音には敏感に反応することができるのです。

耳から入る音の信号の大きさが同じだったとしても、その重要度によって音声情報を理解する脳の場所まで届けるかどうか、脳が判断しているのです。交通騒音の激しい場所に住んでいる人が騒音を気にせずに眠れるようになるのも、この作用が働いて覚醒する必要がないと脳が判断するからです。

ちなみにその判断をしている網様体や視床非特殊核は、古皮質の神経細胞に属します。多くの動物も、脳に同じ機能を備えていて、物音や仲間の鳴き声を自動的に聞き分けながら、ある時はリラックスしたり、ある時は身の危険を敏感に察知したりしているのです。

音を聞き分ける流れ

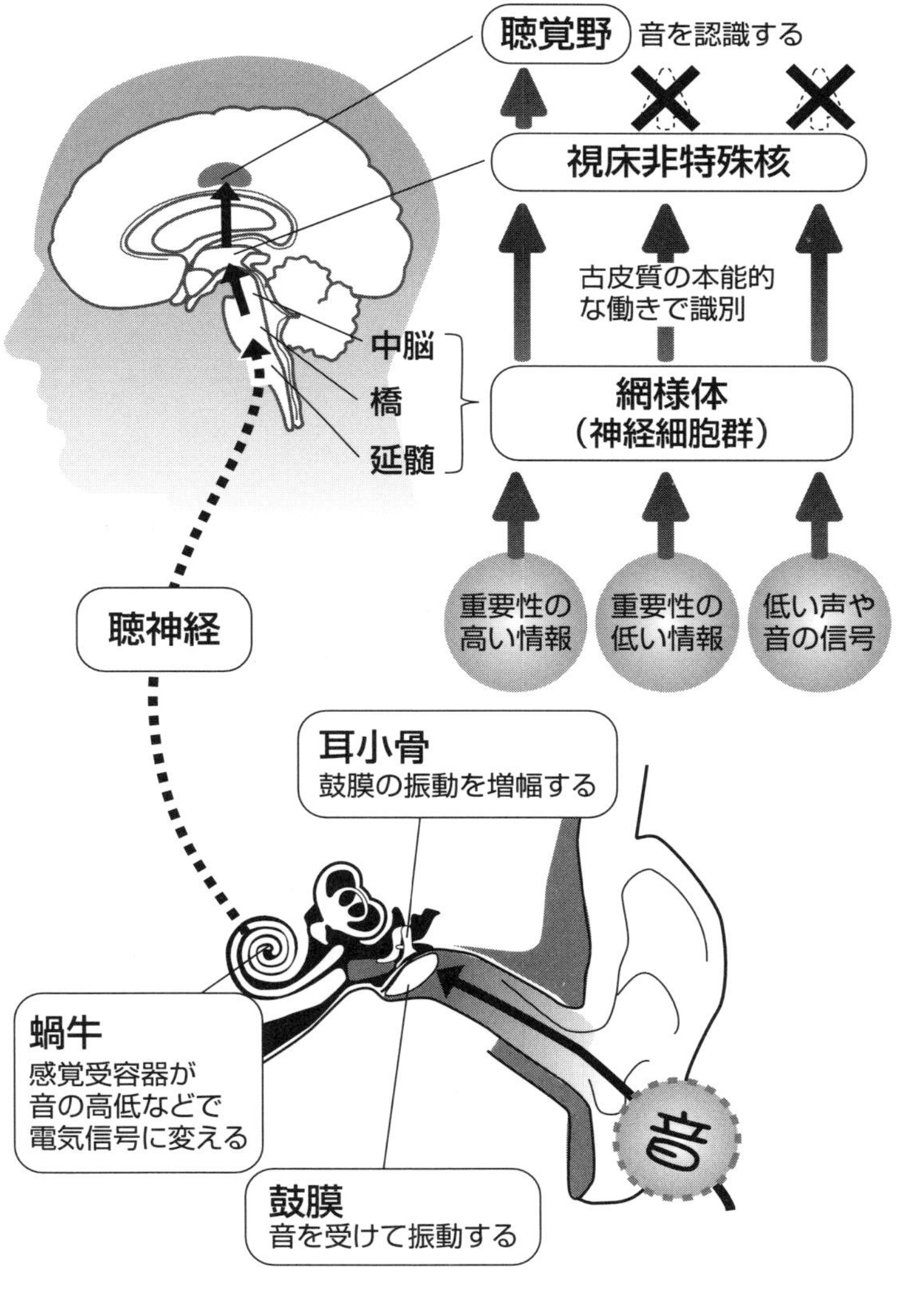
聴覚野
音を認識する
視床非特殊核
古皮質の本能的
な働きで識別
網様体
（神経細胞群）
重要性の
高い情報
重要性の
低い情報
低い声や
音の信号
中脳
橋
延髄
聴神経
耳小骨
鼓膜の振動を増幅する
蝸牛
感覚受容器が
音の高低などで
電気信号に変える
鼓膜
音を受けて振動する
音

言葉を話すときの脳の働き

6歳までに学んだ言語が母国語になり、あとはすべて外国語扱い!?

◆母国語と外国語の違いは?

右脳と左脳をつなぐ脳梁《のうりょう》は、生まれたときから少しずつ外界の情報を蓄積するにしたがって、しだいに太い神経繊維の連絡網を作っていきます。この脳梁の連絡網は6歳ごろまでにほぼ完成されるようですが、それは右脳と左脳の機能がはっきり別れるのが、およそ6歳ということでもあります。

言葉を聞き分ける「感覚性言語野」と言葉を話す機能をもつ「運動性言語野」は、6歳までの間に左脳だけに作られます。つまり言語野が作られる6歳までに覚えた言語が母国語になるのです。小さな子供を外国に連れていくとすぐに現地の言葉を覚えてしまうとよく聞きますが、6歳までは急速に言語野が発達する時期なので、いくらでも新しい国の言語が覚えられるのです。聞くことはもちろん、話すことも現地の人とまったく同じレベルの発音、イントネーションでできるようになります。

6歳までに英語と日本語の両方を習得したバイリンガルは、脳の中で2つの言語が対等に組み上げられていくため、双方の言葉を忘れないように使っていれば大人になっても両方の言葉を母国語としてストレスなく話すことができます。6歳を過ぎても、子供のうちは脳が発達していますから大人よりも覚えが早いことは確かです。ただ、言語野は6歳で完成の域に達していますから、それ以後に学ぶ言語は脳の中ではもう「母国語」ではなく、「外国語」の扱いをしながら覚えるしかなくなってしまうのです。

言語機能の分担

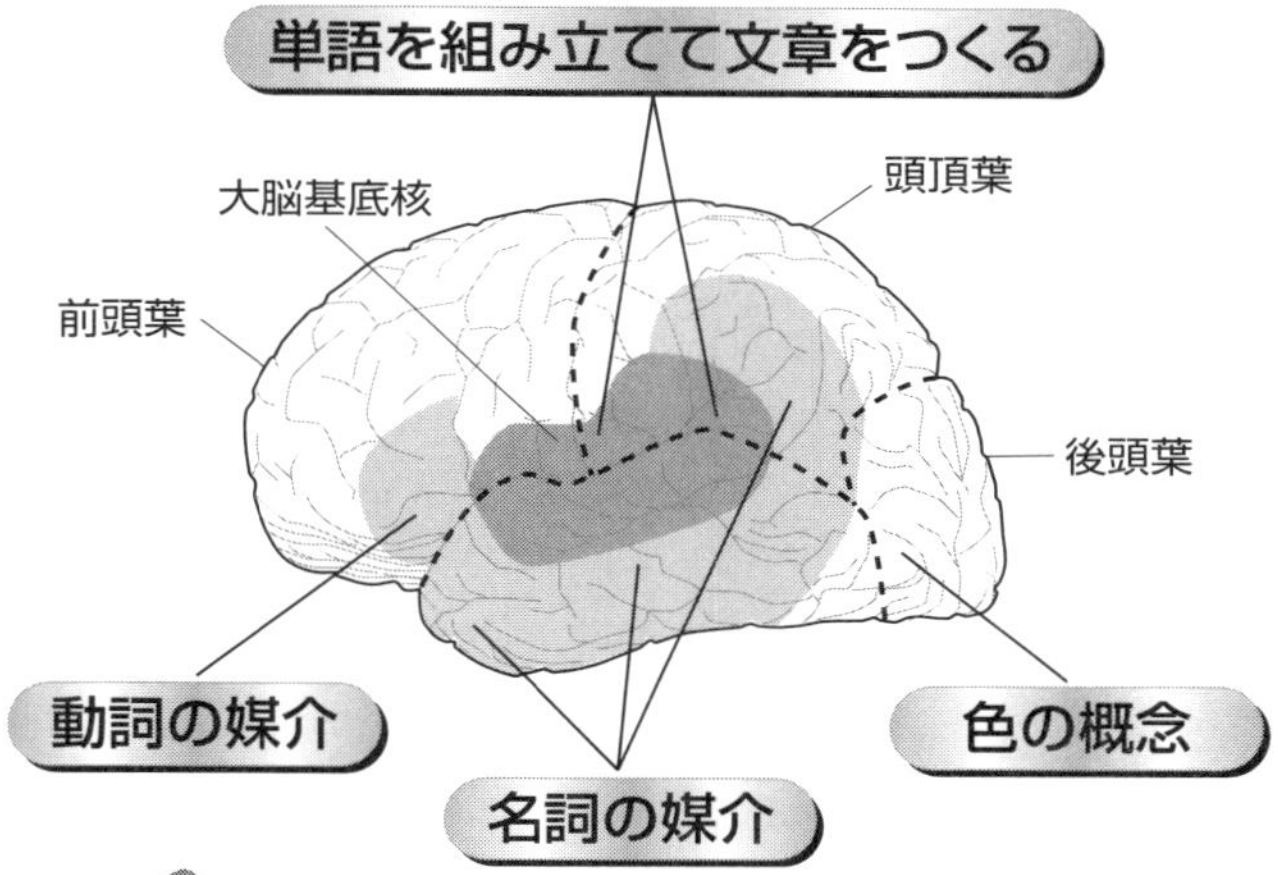
単語を組み立てて文章をつくる
大脳基底核
頭頂葉
前頭葉
後頭葉
動詞の媒介
色の概念
名詞の媒介

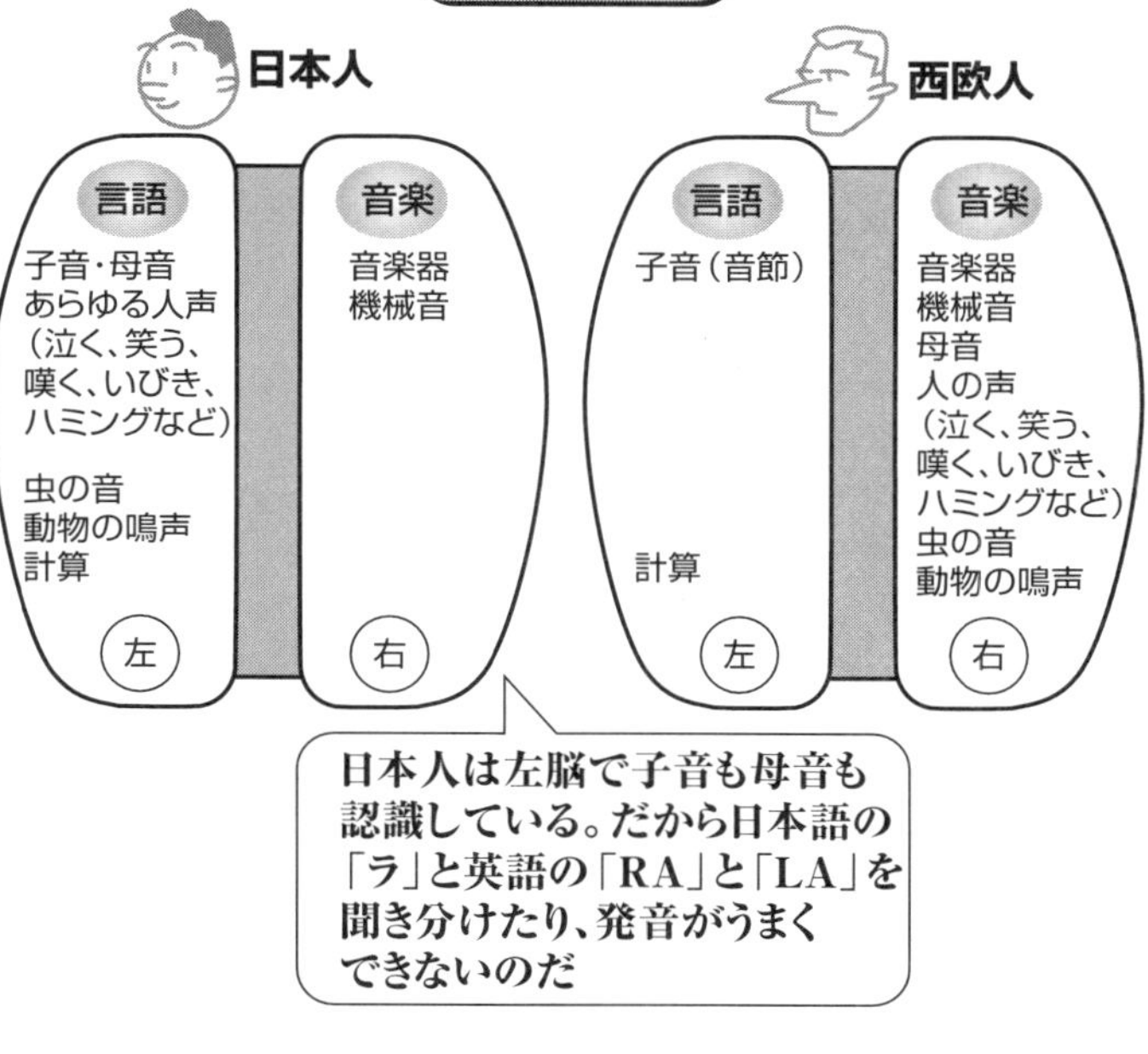
日本人
言語
子音・母音
あらゆる人声
（泣く、笑う、
嘆く、いびき、
ハミングなど）
虫の音
動物の鳴声
計算
左
音楽
音楽器
機械音
右
西欧人
言語
子音（音節）
計算
左
音楽
音楽器
機械音
母音
人の声
（泣く、笑う、
嘆く、いびき、
ハミングなど）
虫の音
動物の鳴声
右
日本人は左脳で子音も母音も
認識している。だから日本語の
「ラ」と英語の「RA」と「LA」を
聞き分けたり、発音がうまく
できないのだ

◆人が話すときと動物が鳴くときでは、使われる脳が違う

イルカの鳴き声を分析して、イルカとヒトとで話しをしてみよう、という実験をした人がいます。チンパンジーなどの類人猿と言葉を交わしてみようという実験もありました。

しかしながら、いまだかつてこうした実験が成功したという報告は一例もありません。動物が互いに鳴き声を交わすのとヒトが話すこととは、脳の働きからいってもまったく別の次元のことだからです。

人は左脳の「言語野」を使って話したり、本を読んで理解したり、手紙を書いたりします。でも話すことを考えたり、書かれていることを想像したり、本の主人公に感情移入してみたりと、言語野だけを使うのではなく、前頭葉のほか大脳新皮質の能力を総動員した高度な作業が伴って、初めて言葉を自在に操ることができるのです。鳥やイルカが仲間と鳴き交わすのとは、まったく次元の違うことなのです。

前頭葉が破壊されたり、左脳と右脳をつなぐ脳梁が事故で破壊されたりした人は、言語野が残っていてもうまく言葉を出すことができません。脳梁が壊れているだけでも、右脳で認識した文字情報が左脳に伝わらないために、文字を読んだり、理解することさえできなくなってしまうのです。

イルカもたくさんの〝言葉〟をもっているといわれますが、危険を伝える信号だったり、仲間を呼ぶ信号だったりと、限られた〝信号〟を出しているだけです。ヒトの前頭葉のように発達した脳がなく、〝創造〟ができない以上、どんなに訓練をしても鳴き声を出すにとどまり、それを言葉のように操ることは不可能なのです。カラスも仲間と鳴き交わすたくさんの〝合図〟をもっていますが、どんなに上手に鳴いたとしても言葉にはなりません。まして動物とヒトが話し合うということは、どんな上手な通訳を入れたにしてもあり得ないことです。

言葉の使い方はどう覚えるのか

言葉を復唱するときの脳の働き

③ 運動性言語野
（ブローカ領域）
音を復唱する
ための筋肉を
動かす

④ 運動野
声の大きさを
調節する

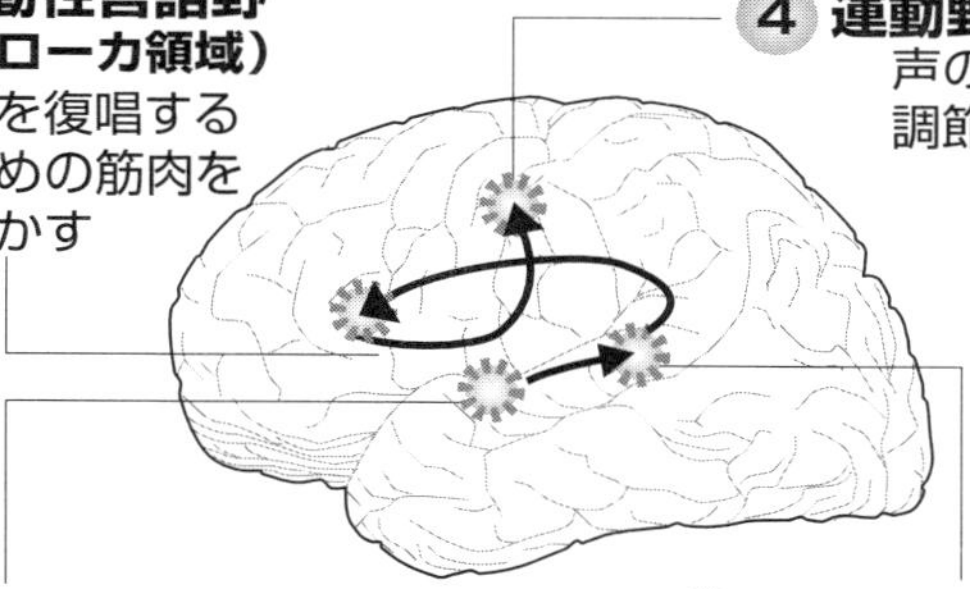

① 聴覚野
音を聞き取る

② 感覚性言語野
（ウェルニッケ野）
音の意味を
理解する

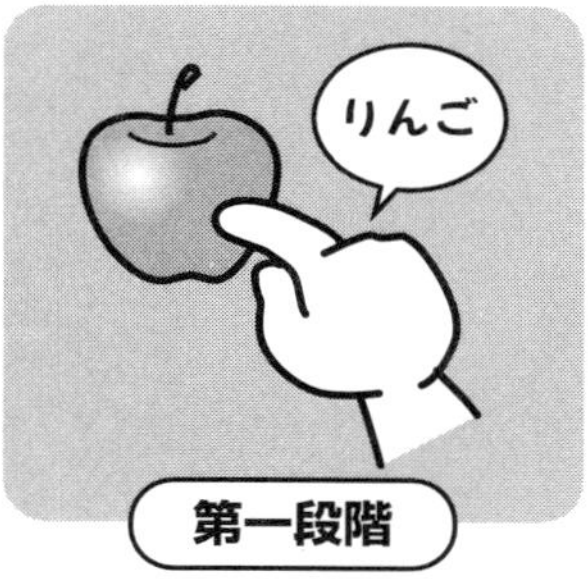
りんご

第一段階

言葉とその対象が結び
つくが、単語を組み立て
た会話ができないうちは
身ぶりと発声が同じ
内容を示す傾向にある

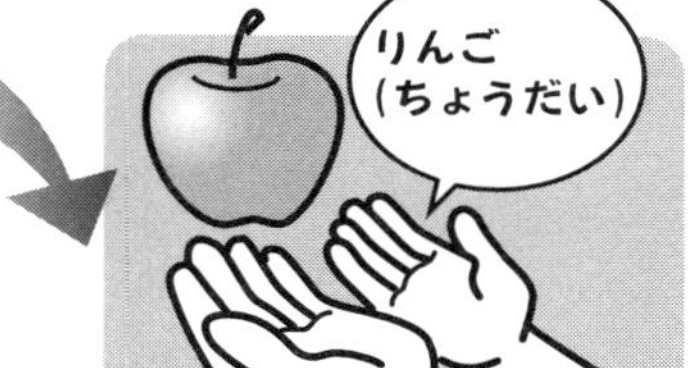
りんご
(ちょうだい)

第二段階

成長とともに言葉と身ぶり
が補足的に組み合わさり、
効率のよい言葉の使い方
ができるようになる

5 脳が記憶するメカニズムを見てみよう

記憶力や学習能力は海馬のシナプス反応がカギを握っていた！

◆記憶は海馬に集まる

記憶というと歴史の年号を覚えたり、数年前の出来事を細かに覚えていることだと思いがちですが、記憶には「認知記憶」と「運動記憶」の2つがあります。

認知記憶というのは人の名前を覚えたり、新しい知識などを覚えたりする記憶のことで、運動記憶は身体の動作などを覚えることです。認知記憶を司っているのが、大脳辺縁系《へんえんけい》にある「海馬《かいば》」です。海馬は古皮質という〝古い脳〟に属しますが、古皮質や旧皮質からなる大脳辺縁系が3層構造なのに対し、海馬だけが新皮質と同じような6層の構造をもっていて、特別に高度な機能を果たすことができます。

目や耳などから入った情報は、大脳の後頭葉や頭頂葉に分布している知覚野の皮質で認識され、その情報が海馬まで行って記憶の作業に入ります。前頭葉を使って考えた抽象的なアイデアなども、海馬まで情報が運ばれて記憶されていきます。

ただし、痛み、怒り、恐怖などの心理的な情報、あるいは性的な快感など視床下部《ししょうかぶ》で感じ取っている情報は、大脳皮質まで行かずに直接、視床下部の下に位置する海馬へ伝えられて記憶されます。しかもその情報は、大脳皮質からの情報よりも強烈に記憶されます。机上の勉強より、体験で学ぶことのほうが、長く記憶されるというのはこのことと深い関係があります。

海馬と周辺の構造

帯状回 やる気を起こす部分

脳弓

大脳辺縁系

視床

乳頭体

視床下部 痛み、怒りなどの心理情報や性的な快感などを感じとる

海馬 認知記憶を司どる

扁桃体 本能的な快・不快をもたらす

長さ8センチ程度で大脳中心部の側頭葉下に沿って、ちょうどタツノオトシゴが寝ているような形をしている

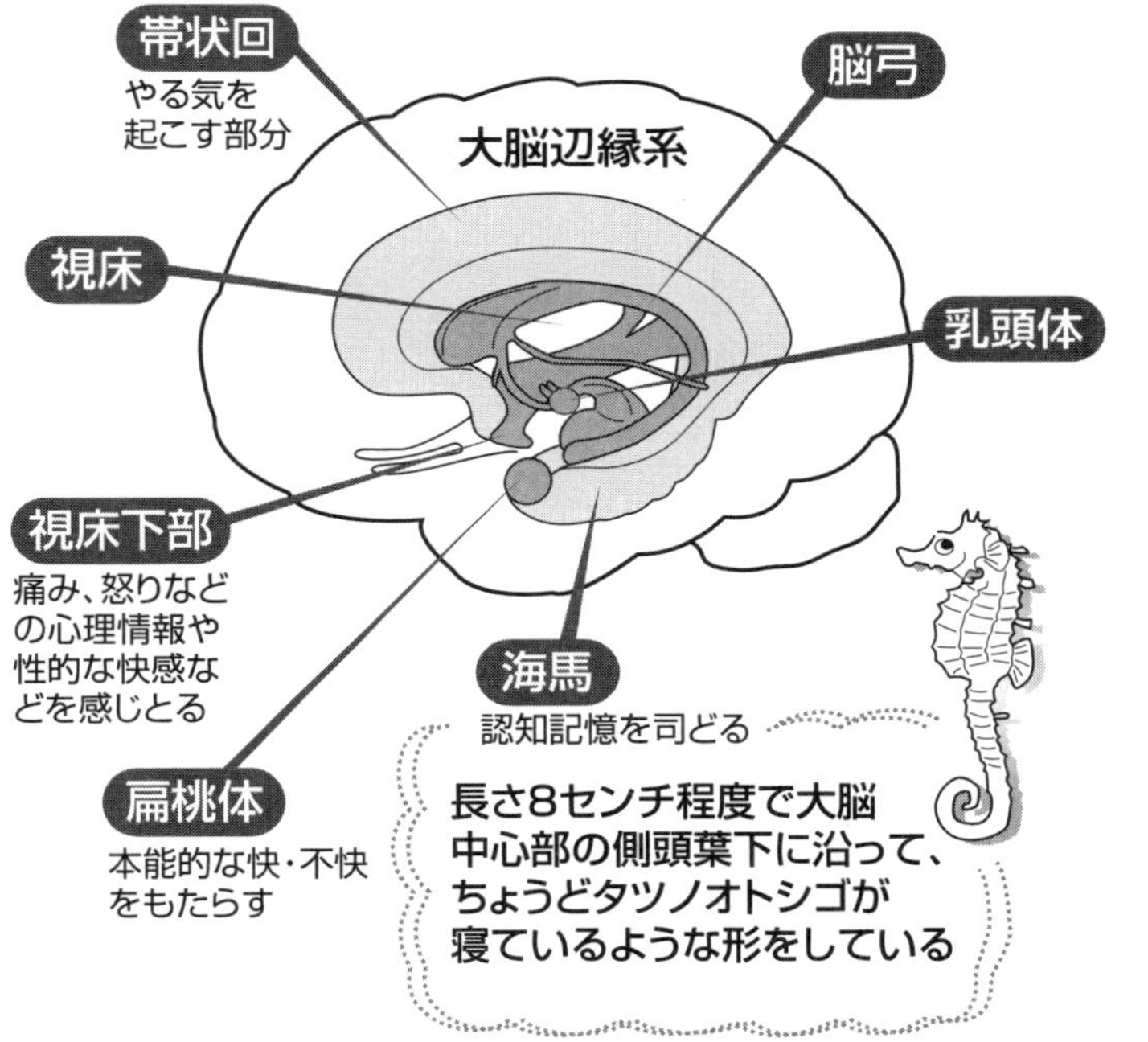

体験をすると多くの知覚野を動員すると同時に、喜怒哀楽をともなった感動を味わいます。すると大脳新皮質からの情報にプラスされて、視床下部を中心に感じた心の情報までが強烈に記憶され、忘れられない思い出となるのです。

海馬と深い関係をもっているのが「乳頭体」と呼ばれる小さな核で、視床下部の後方にあります。乳頭体と海馬は、「脳弓」という太い線維束でつながっています。

海馬はこのほか「前脳基底部」、「視床」とも密接につながり、これらは働きの上でも互いに深い関係があると思われます。

海馬で記憶された情報は徐々に側頭葉へと移されていきます。

◆樹状突起、シナプスを新規に形成して記憶を固定する

「記憶」の正体は、神経細胞から神経細胞へと「シナプス」を通じて流れる信号の組み合わせです。海馬を新しい情報が通るとき、無数の神経細胞に対してどこをどう信号が流れたときにこの情報が再現できるのか、その信号の流れを海馬が決めているのです。

ネズミを使った記憶の実験があります。まずネズミに迷路を学習させ、その5分後に電気ショックで昏睡状態にさせます。すると、何度ネズミに迷路を覚えさせても、すぐに忘れてしまいます。けれども学習させた4時間後に同じ電気ショックで昏睡させると、今度は迷路を忘れません。電気ショックを学習の1時間後に与えると、記憶はやや弱くなるといいます。

こうしたことから、学習によってシナプスに信号が通り過ぎてから数時間の間に、神経細胞の中で何らかの変化が起きていることが想像できます。つまり、神経細胞の間で伝達物質を流すパターンと記憶とを一致させる作業が行なわれているわけです。記憶の直後に電気ショックを受けると、それができないために記憶が固定しないということなのです。

神経細胞の細胞質は１０００種類以上のタンパク質でできていますが、「リボ核酸（ＲＮＡ）」が非常に多くあり、これがタンパク質の合成に関与しています。神経細胞の中を信号が流れるとリボ核酸が増えて活性化することがわかっており、リボ核酸が記憶を強める働きを助けていると考えられます。

「信号が通るとその刺激で神経細胞に新しい樹状突起が作られ、同時にいくつものシナプスが形成されて新しい記憶として固定する」と考えると、記憶にあたってのリボ核酸活性化も、記憶するまでに時間が必要なことも、合理的に説明できます。

記憶のメカニズムと分類

パペッツの記憶の神経回路

5 帯状回
4 視床前核
3 乳頭体
2 脳弓
1 海馬
6 海馬傍回

①〜⑥の回路をグルグル回っている間に記憶が固定されると考えられている

記憶
├ 陳述的記憶
│　├ エピソード記憶
│　└ 意味記憶
└ 手続的記憶
　　├ 技能
　　│　├ 熟練運動
　　│　└ 認知的技能
　　├ 条件反射
　　└ ブライミング

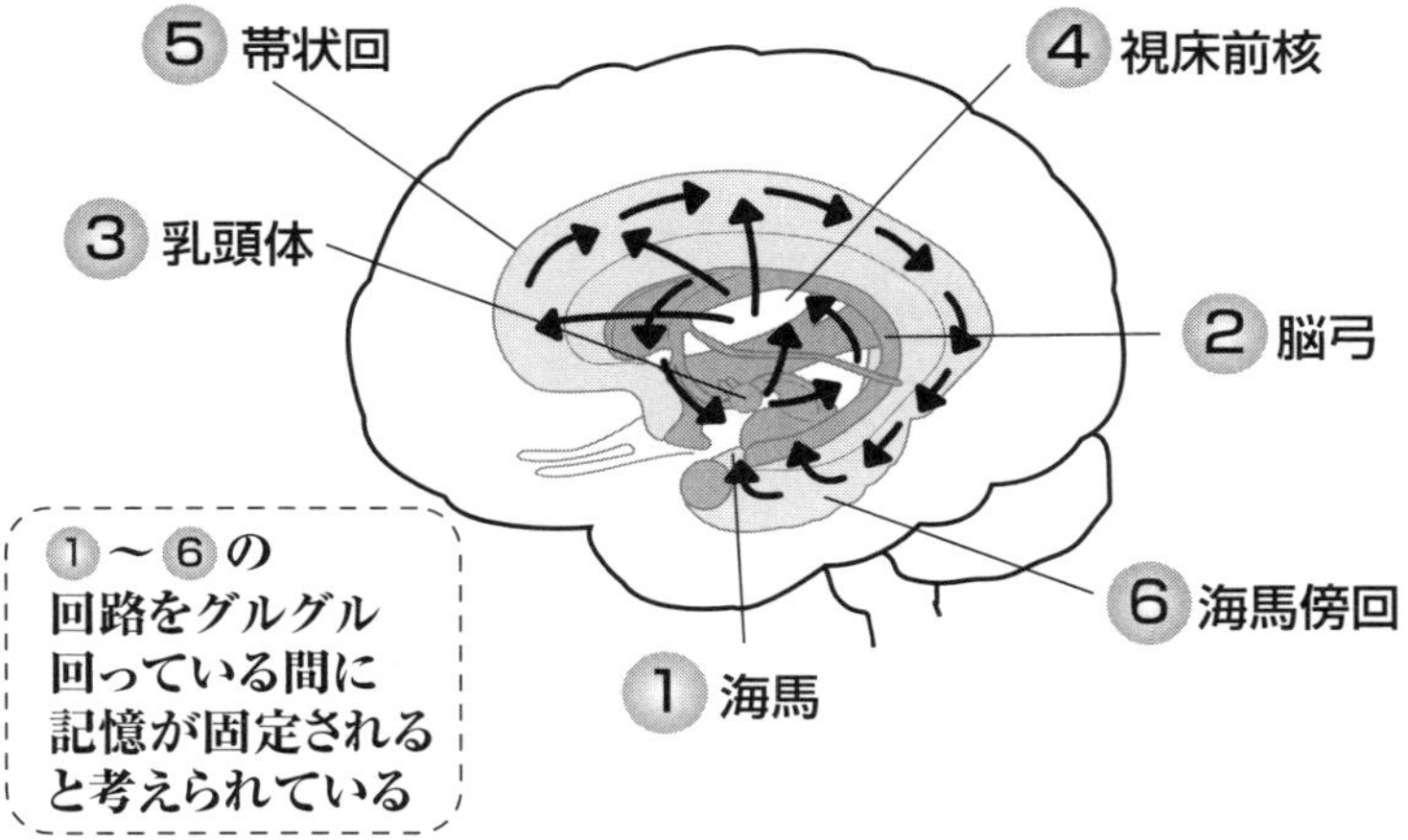

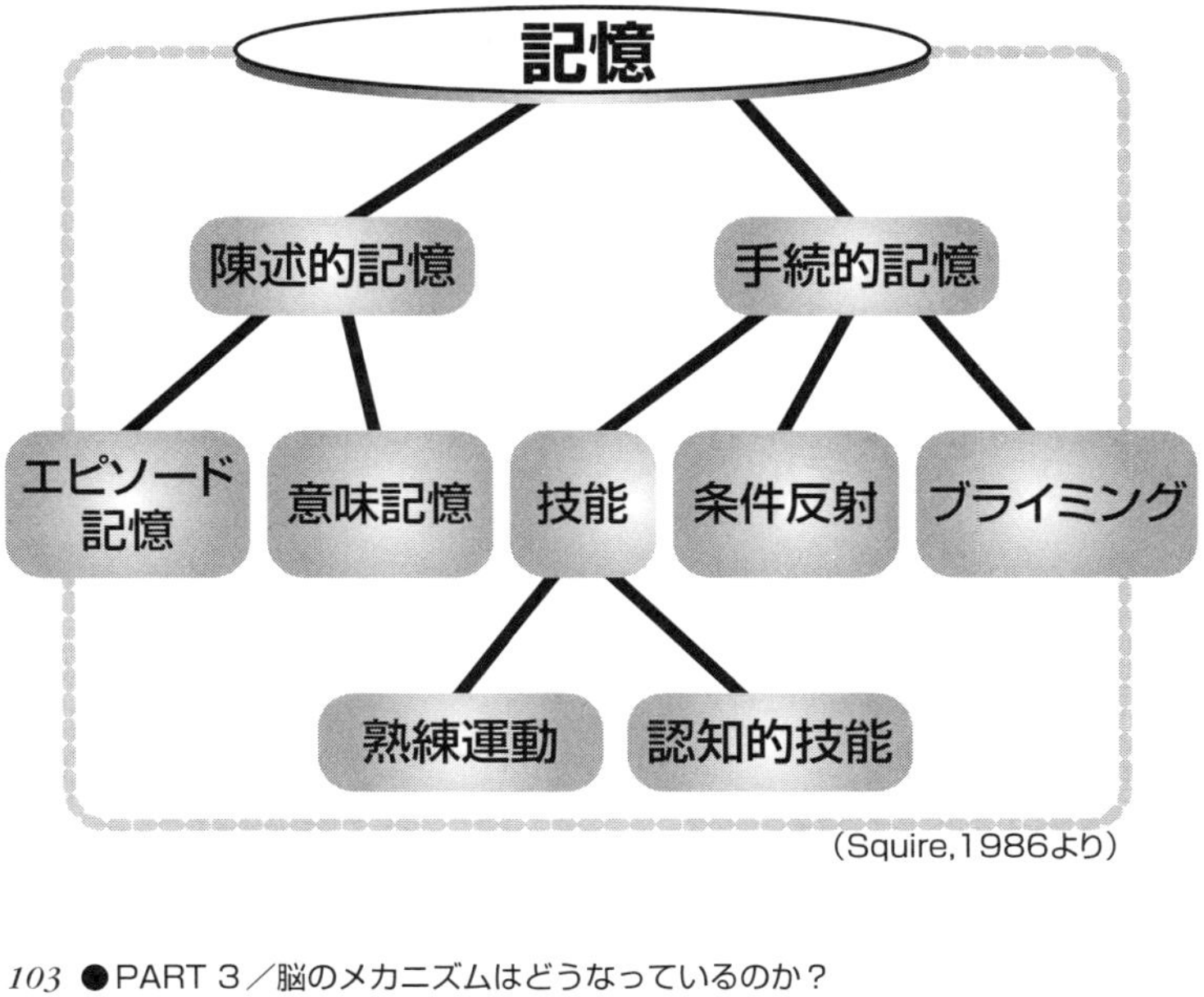

(Squire, 1986より)

◆海馬に蓄積された3年分の記憶は側頭葉へ移し換えられていく

海馬が事故や腫瘍などで破壊されると、事故の3年以上前の記憶がはっきりしているのに対して、事故直前の3年間のことになると曖昧なことしか覚えていません。

海馬が損傷した人は、新しいことを何も覚えることができません。ノートにいくら余白のページがあっても、ペンがないと何も書き込めないといった状態になってしまうのです。どうしてかというと、海馬は記憶すべきことを直ちに大脳の神経細胞に流れるインパルスの回路として覚えるのではなく、まずは海馬自身が記憶をするからなのです。

海馬はまず海馬自身で記憶をして、それから徐々に大脳の神経細胞へと記憶を移していきます。その記憶を隣接する側頭葉の下部へ移すのに3年かかるようです。事故で海馬が破壊されても3年以上前の記憶が残っているというのは、すでに側頭葉に移し終わっている記憶とみることができるからです。

そこで、海馬自身が覚えている3年分の記憶を「短期記憶」、大脳に移し終えた記憶を「長期記憶」ともいいます。もしも記憶がうまくいくと、長期記憶を溜めておく場所は主に大脳の「頭頂連合野」と「側頭連合野」です。この位置は、ちょうど側頭葉の下側先端にある海馬の上側ということになります。海馬は側頭葉の下側先端で記憶を蓄え、その記憶を徐々に上のほうへせり上げるように移していると考えられています。

まだはっきりと解明されたわけではありませんが、比較的に新しい記憶は海馬のすぐ隣に、そしてしばらく前の記憶は側頭葉の下側に、ずっと前の記憶となると側頭葉の上のほうか頭頂葉のほうにと、順番にしまわれているのではないかと推測されています。

短気記憶と長期記憶の構造

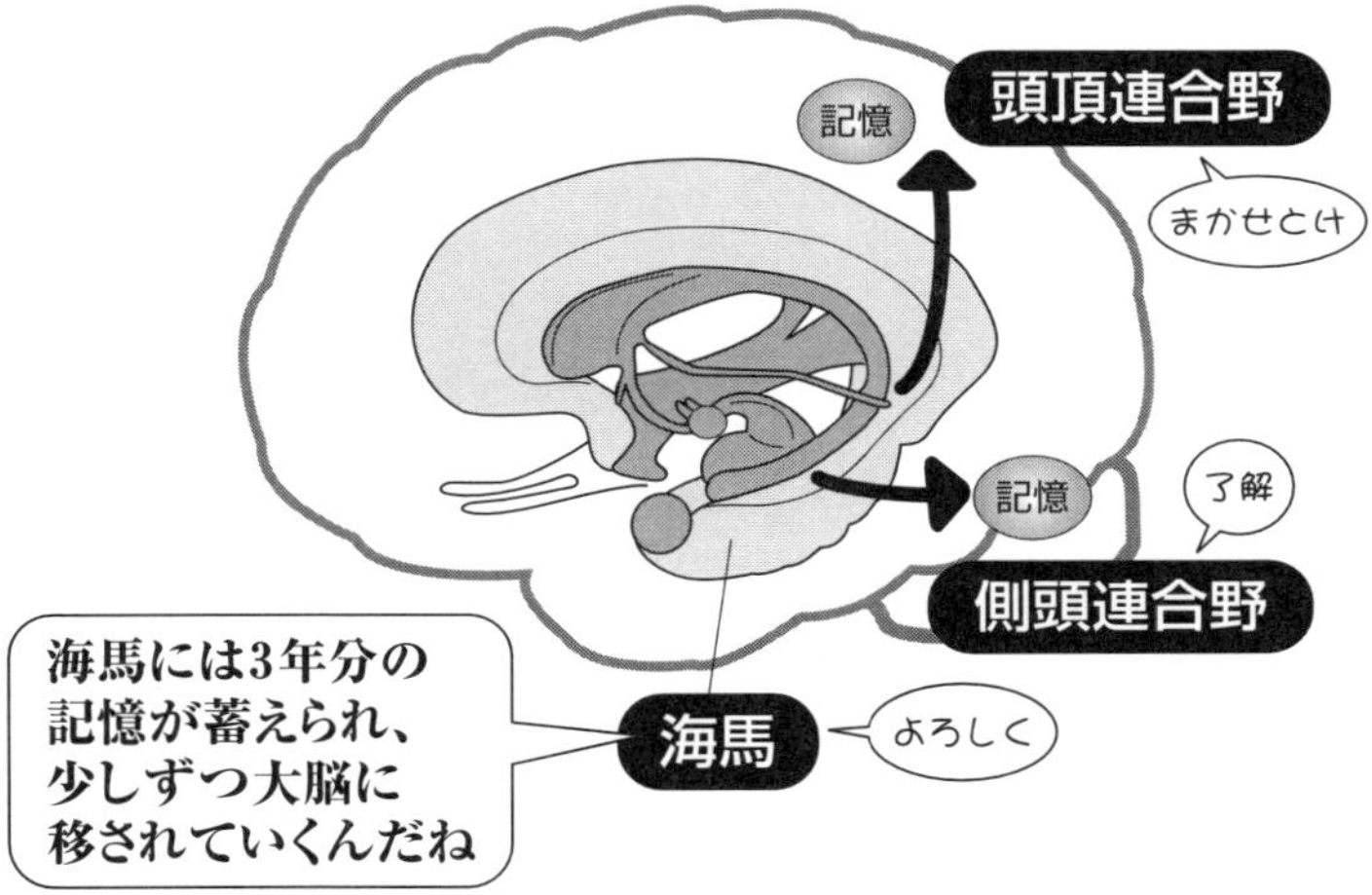

頭頂連合野
記憶
まかせとけ
記憶
了解
側頭連合野
海馬
よろしく
海馬には3年分の記憶が蓄えられ、少しずつ大脳に移されていくんだね

1 情報を視覚、聴覚、触覚でとらえて記憶（1秒程度保持される）

2 **短気記憶** 海馬で数分間、情報を蓄える（3年分の記憶を集積）

3 **近時記憶** 海馬周辺の神経回路に数日間保持される

4 **長期記憶** 記憶の神経回路を回っているうちに刺激を伝える電位反応が高くなり、その分興奮しやすい状態が長期間継続する（数ヵ月〜一生保持）

脳の記憶量には限界があるのか

理論では、脳の記憶量はパソコン約10億台分!

◆図書館にある蔵書をすべて覚えてもまだ余力がある

ヒトの脳はどれぐらいの記憶量があるのでしょうか。パソコンに内蔵されている「ハードディスク」という記憶装置は、4ギガバイトとか、8ギガバイトという大容量のものがごく普通になってきました。個人で使うパソコンの記憶容量としてはこれで充分といわれています。

1バイトは8ビットからなり、1ビットとは情報伝達の最小単位のことで、「0」と「1」の2つを区別するものです。ギガは10億倍を意味する単位で、2の30乗、約10億ビットということになります。

世界最初のコンピュータを発明したフォン・ノイマンは、ヒトの脳の記憶容量を10の20乗ビットぐらいだろうと計算しました。「一生のうちに経験するすべてのことが記憶される」と仮定しての試算です。これは1兆ビットの1億倍ということで、10ギガバイトのハードディスクを搭載したパソコンを約10億台分集めた記憶容量に匹敵します。

こういう試算に対して、ヒトは忘れることも多いので記憶量は10の13乗から15乗だろう、とみる人もいます。この場合でも、パソコン千台から10万台分の記憶量があるということになります。いずれにしても、大きな図書館に収められている蔵書の全ページをすべて収録しても、まだ記憶容量に余力があるほどの能力があるということです。

人間の記憶構造のモデル図

図中のネットワーク:
飛ぶ — 鳥 — 鳴く — うるさい — 騒音
蜂 — 花 — 植物 — 動物 — イヌ
刺す / 散る / 桜 / ネコ — 爪
人間 — 哺乳類

> 関連のある情報や概念同士が近くに
> ネットワークされて整理記憶されていく。
> こうした情報処理のしかたを
> 「プライミング効果」という

> 10ギガバイト（80ギガビット）は
> この本5万冊分の情報量となる。
> 理論上では、さらにその10億倍分の
> 情報を脳は記憶できることになる

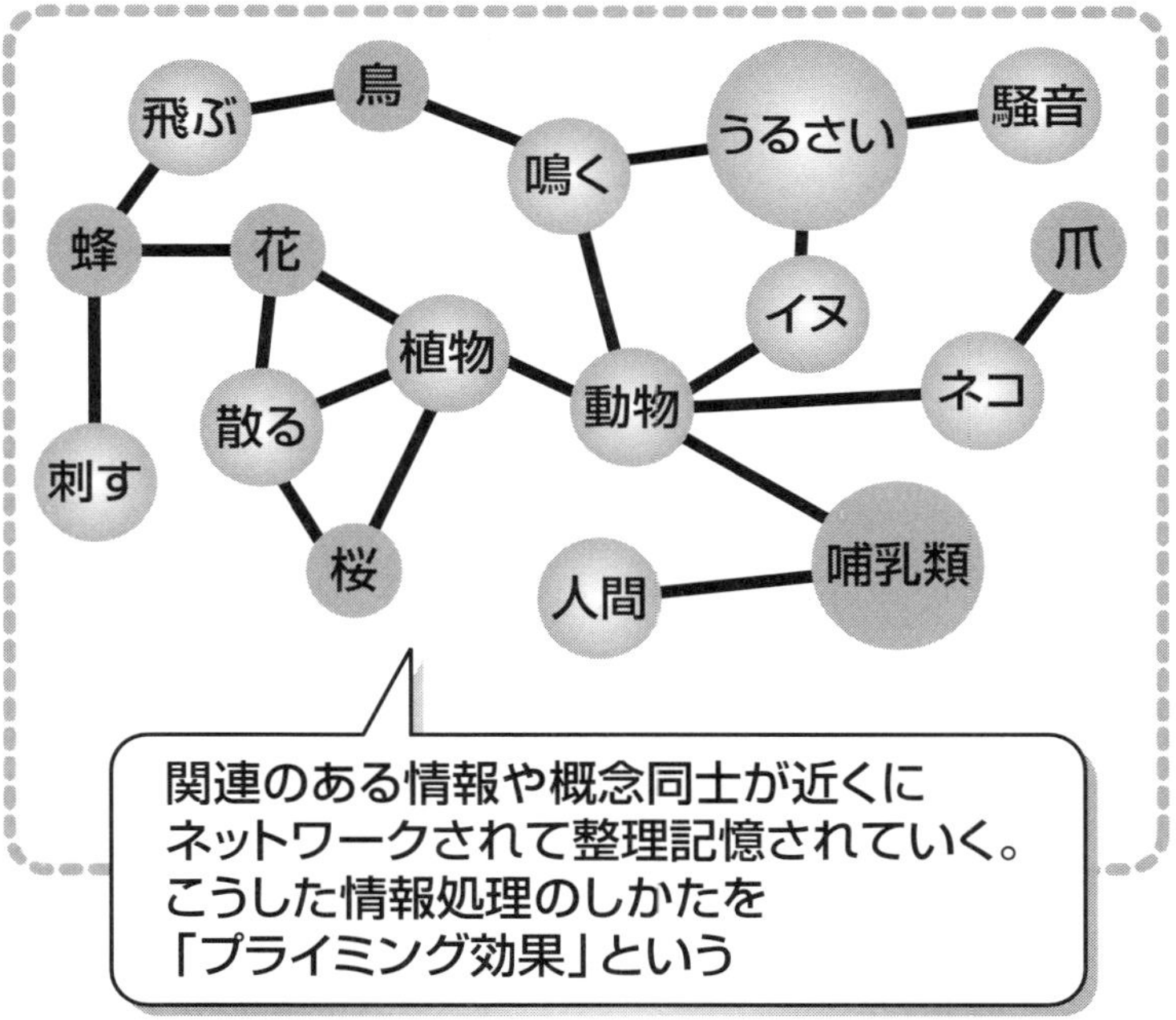

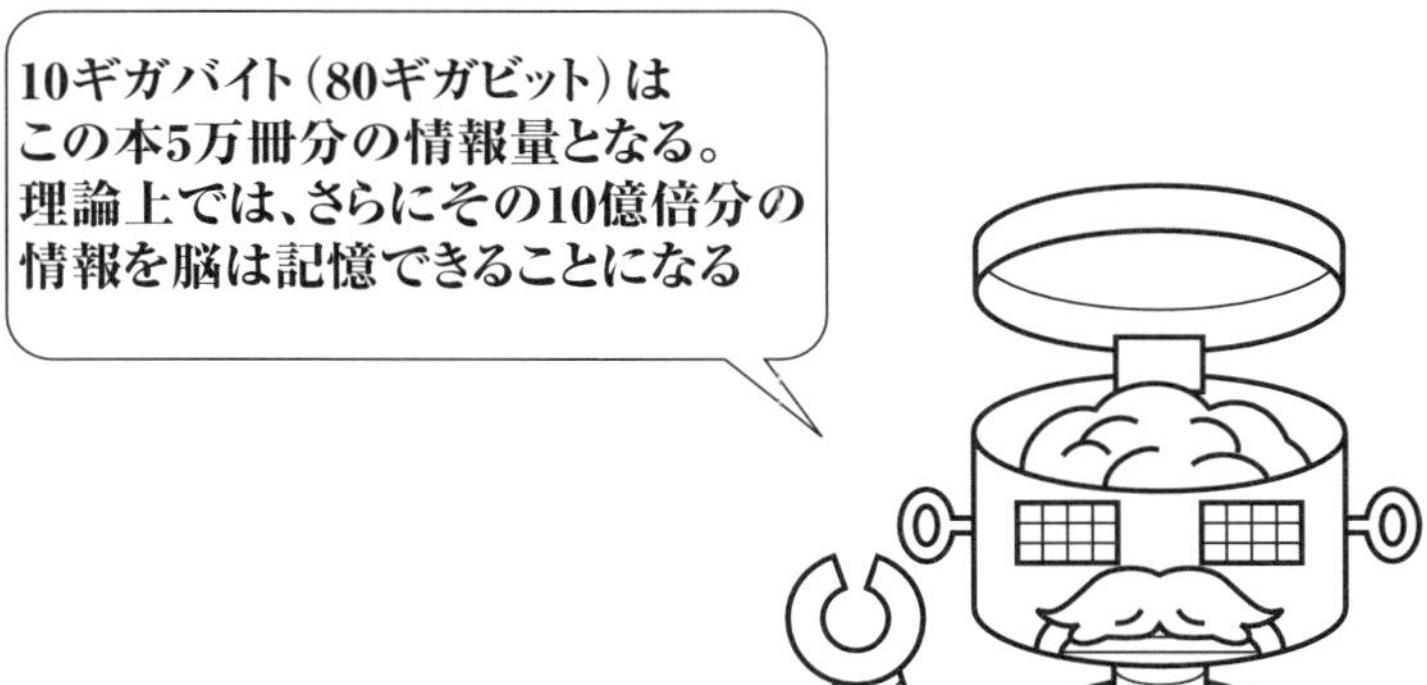

1 〝度忘れ〟はなぜ起こるのか？

脳に一度記憶されたことは、一生消えることはない!?

◆記憶の回路が錆びついているようなもの

パソコンにして約10億台分もの記憶容量があるのに、せっかく覚えたことを忘れてしまうことがあるのはなぜでしょうか。ヒトが前に蓄えた記憶を呼び戻すとき、神経細胞から神経細胞へと複雑にからみあわせた樹状突起の中に信号を走らせて記憶を再現させます。神経細胞1つにつき、1つの記憶というのではなくて、あくまでも信号の流れる回路のパターンで記憶するのです。

神経細胞にはそれぞれ数千から数万ものシナプスがあり、1つの記憶に関与する神経細胞の数も多いのですが、鮮明な記憶というのは、何度も何度も思い出しているのでその記憶を呼び出す神経細胞の回路に信号が流れやすくなっているということです。

反対になかなか思い出せなかったり、忘れてしまった記憶というのは、その信号の流れにかかわっている神経細胞が死んでしまったり、信号が流れる樹状突起《じゅじょうとっき》が切れてしまったりして、うまく再現できなくなったのです。

同じことを何度も思い出していると、だんだん多くのシナプスがその記憶に関与するようになり、信号が流れる樹状突起の数や太さも増していきます。めったに思い出さないと、記憶を再現する信号の流れも曖昧になってしまいます。しまいには自分の力では思い出せなくなってしまいます。

一方、子供の頃の断片的な記憶が、親と思い出話をしているうちに、1つのまとまった記憶となってつながることがあります。また、親の話がきっかけとなって新たに想起する記憶も出てきたりします。

つまり、記憶を忘れているというのは、必ずしも情報がすべて脳から消えてなくなったといえません。記憶を再現する回路が切断されているだけということもあります。記憶が回路のパターンである以上、何らかの情報を得て切れていた回路がつながれば、記憶を蘇らせることもできるのです。

記憶を再現する仕組み

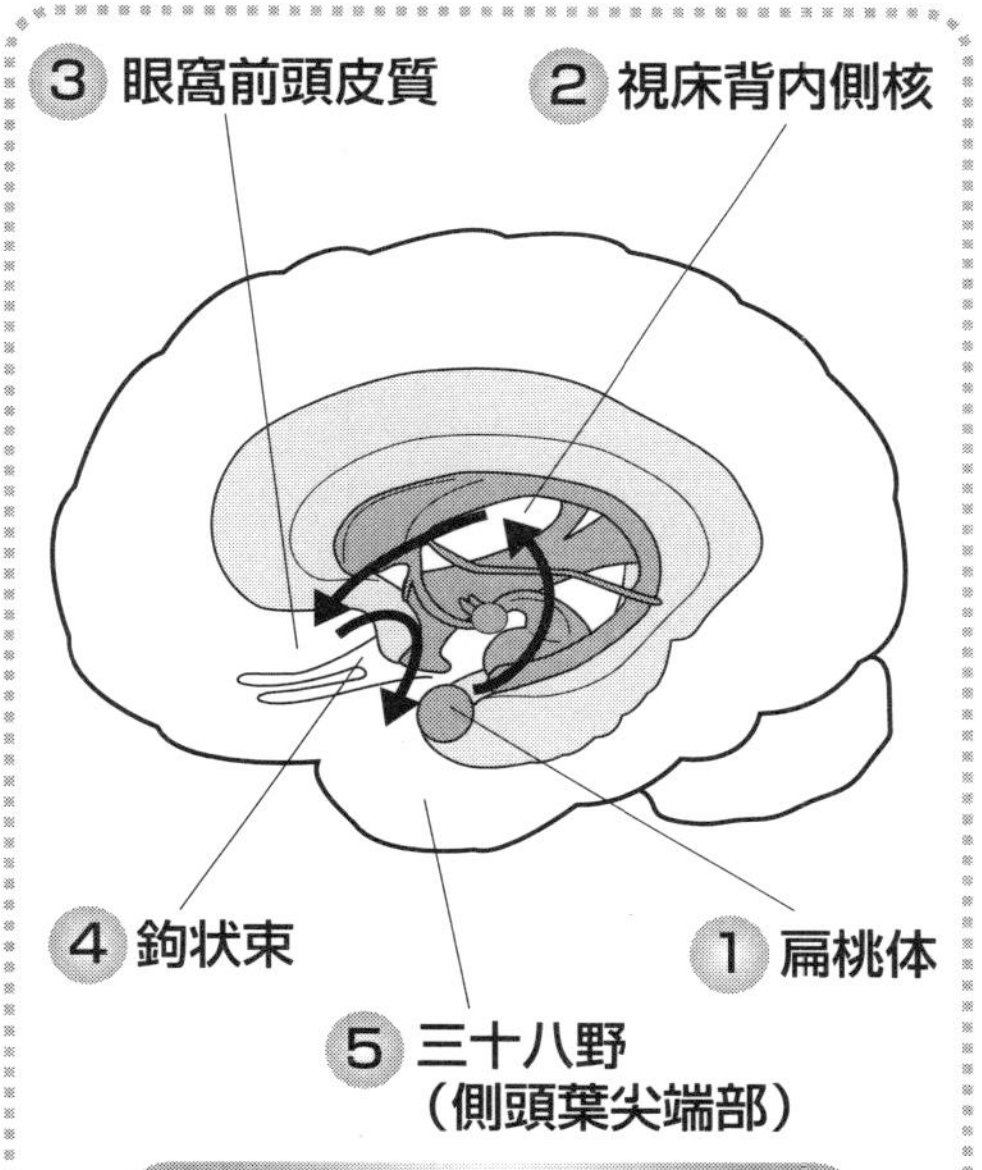
③ 眼窩前頭皮質
② 視床背内側核
④ 鉤状束
① 扁桃体
⑤ 三十八野
（側頭葉尖端部）

ヤコブレフの回路

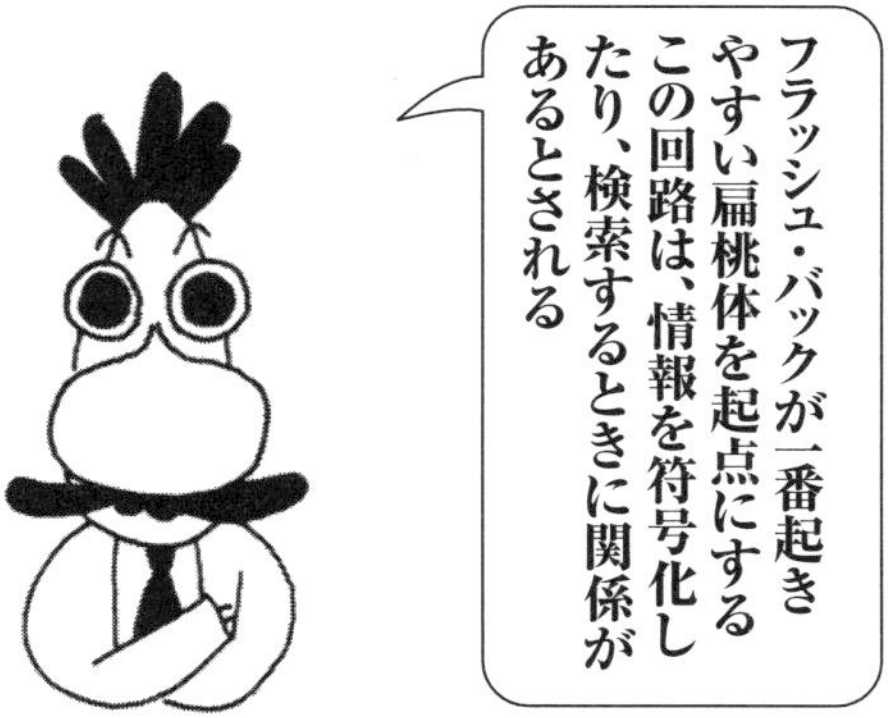
フラッシュ・バックが一番起きやすい扁桃体を起点にするこの回路は、情報を符号化したり、検索するときに関係があるとされる

8 なぜ運動神経に差が出るのか？

大脳で学習し、小脳が身体を制御することで上達していく

◆あらゆる運動が小脳に記憶されていく

「認知記憶」は海馬《かいば》の働きによって記憶されますが、「運動記憶」を司っているのが小脳です。子供の頃、親に自転車を支えてもらいながら乗り方を覚えたことがあることでしょう。練習していくうちにだんだんバランスをとるコツを覚えていき、一度乗り方を覚えると、まず忘れることはありません。

楽器も自転車と同じように、上達すればするほど上手に弾けるようになります。いわば身体が覚える運動の記憶です。これを受け持っているのが小脳です。自転車の乗り方や楽器の練習をしているとき、脳の中ではどんな動きをしているのでしょうか。

自転車にまたがった子供が上手にこぎ出そうとするとき、大脳新皮質はバランスをとろうとして懸命に働いています。このとき、大脳は太い神経線維でつながっている小脳皮質に、身体の筋肉に対して送る信号とまったく同じ運動情報を送り込んでいます。

小脳皮質の主役は「プルキンエ細胞」です。子供が足に力を入れすぎて転んでしまったら、大脳は「登上線維《とうじょうせんい》」を通じて「この運動は失敗であった」というシグナルを小脳のプルキンエ細胞に送ります。するとプルキンエ細胞にカルシウム・イオンが入り、「その運動をしたときの『平行線維』からの入力信号はこれからは拒否せよ」と働きます。つまり、同じ失敗をしそうになると、小脳のプルキンエ細胞

運動記憶が作られるモデル構造

```
内部フィードバック
                    ┌─────────────────────┐
                    │   小脳               │
                    │ (筋肉骨格系のモデル)  │
          苔状線維   │  ┌プルキンエ細胞の働き┐│
                    │  │      修正        ││
                    │  │  ┌─────────┐   ││
                    │  │→│プルキンエ細胞│   ││
              入力  │  │  └─────────┘   ││
                    │  │  ┌─────────┐誤差││
                    │  │  │ 元の信号  │   ││
                    │  │  └─────────┘   ││
                    │  └───────────────┘│
                    └─────────────────────┘
                              ↑
  誤差信号        登上線維              ○下オリーブ核
    │
→○──→ 大脳の運動野
入力    (司令部)
                    → 筋肉骨格系        → 出力
                      (筋肉にある感覚器、
                       皮膚の圧覚、触覚)
  外部フィードバック
```

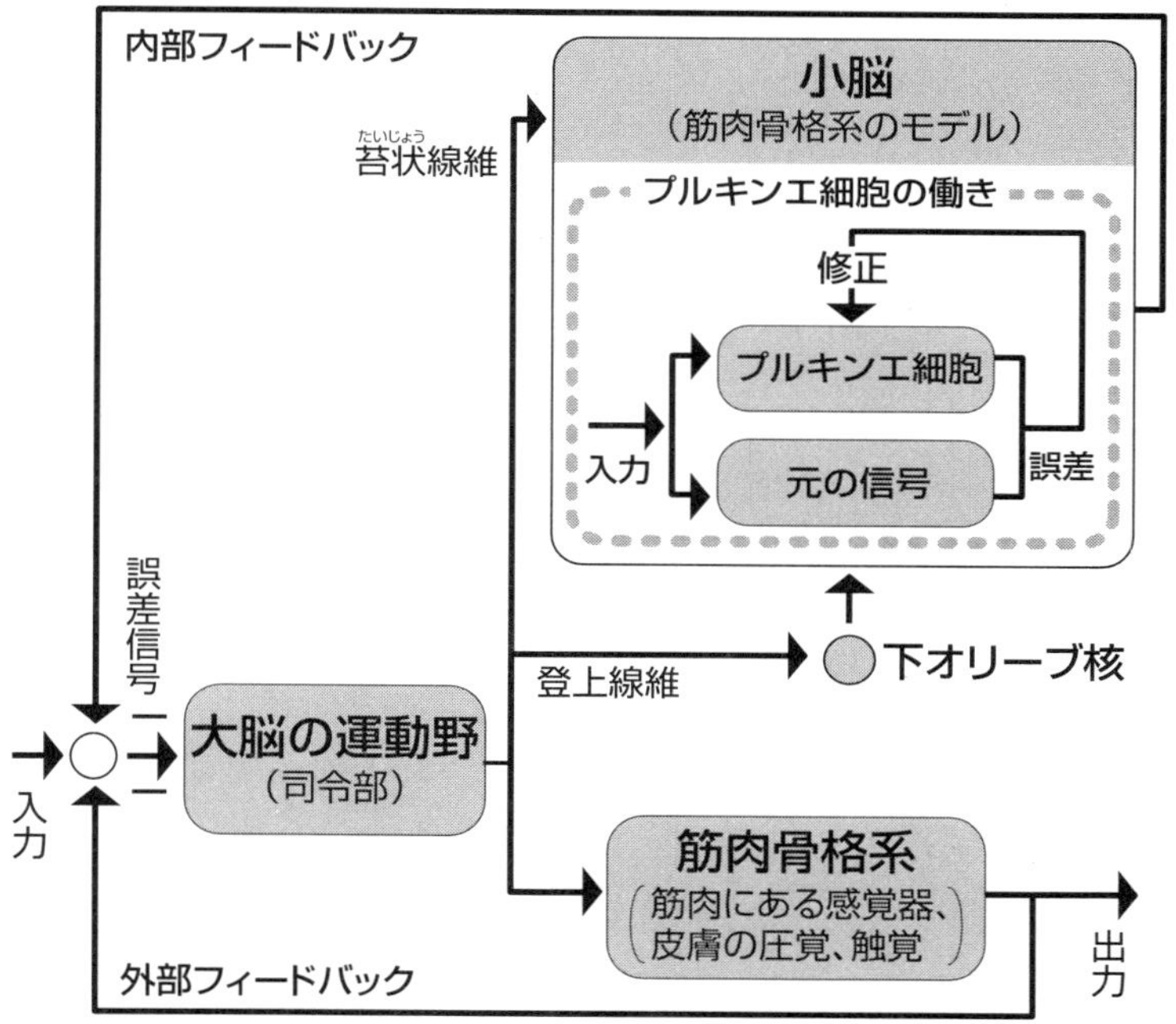

がその信号を受け付けなくなるのです。何度も失敗すればするほど、失敗する運動信号が流れなくなっていくので、自然と正しくバランスがとれるようになるのです。運動が苦手な人というのは、脳の働きからすると、失敗の経験が少ないだけなのです。身体を使う訓練は、失敗を少なくするためのものといってもいいでしょう。

この運動記憶は、海馬の働きとは無関係です。何度も理想的なフォームを繰り返す運動選手は、認知記憶と同様に、小脳の中の神経細胞を流れる信号の回路が強化され、いつでも理想的なフォームが再現できるような運動記憶となるわけです。

◆三半規管と耳石器が身体のバランスをつかむ

自転車の乗り方を覚えるときに難しいのは、転ばないようにバランスをとることです。このとき身体のバランスを認識する感覚を〝平衡感覚〟といいますが、耳の「内耳《ないじ》」にある「三半規管《さんはんきかん》」と「耳石器《じせきき》」で、身体の回転や傾きをつかんでいます。

仕組みは巧妙です。洗面器に水を汲んで、ハンドルを回すように洗面器の縁を素早く回転させると、洗面器だけが動いて中の水は動きません。この水の動きをつかめば、回転や傾きを知ることができます。三半規管と耳石器はこの原理を応用したしくみをもっています。三半規管の中はリンパ液で満たされていて、そこに有毛細胞《ゆうもうさいぼう》が並んでいます。頭が傾いたり回転したりするとリンパ液が動くので、そのリンパ液の動きを有毛細胞が毛の動きで感じ取り、脳幹を通じて有毛細胞の情報を小脳に知らせます。

三半規管は文字通り3方向に有毛細胞が並ぶ管が伸びているので、頭の動きを立体的につかむことができるのです。小脳はその情報をもとに、頭の回転の方向やその速さを察知します。耳石器にも有毛細胞があり、こちらはゼリー状の液体の中で動く耳石によって有毛細胞の毛がたわみ、頭が進む方向や加速度を知ることができます。やはり脳幹から小脳へと情報が送られます。

小脳では三半規管や耳石器から伝えられた情報で身体の平衡感覚をつかみ、身体のバランスをとったり、眼球の位置を調節したりします。このとき大脳から届く視覚的な情報や身体の運動情報小脳は合わせて判断し、どうすれば安全に次の運動に移れるかを大脳皮質と一体となって素早く決めていきます。

わざと身体を何度も回転させると、身体の動きを止めてもめまいがしたり、きちんと立っていられなくなりますが、それは三半規管のリンパ液の動きや耳石器の耳石の揺れが止まらないからです。

平衡感覚がとれる仕組み

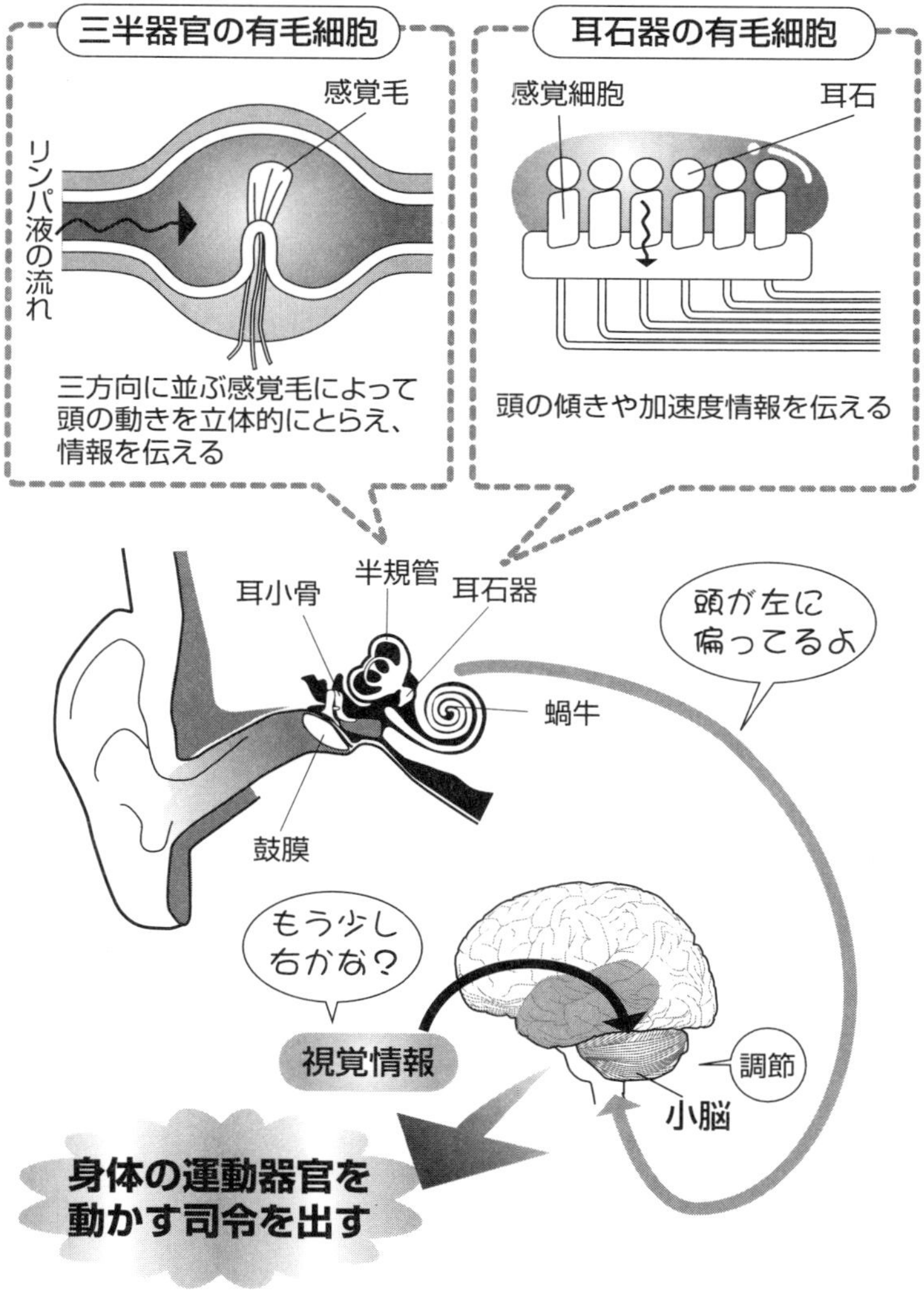
三半器官の有毛細胞
感覚毛
リンパ液の流れ
三方向に並ぶ感覚毛によって
頭の動きを立体的にとらえ、
情報を伝える
耳石器の有毛細胞
感覚細胞
耳石
頭の傾きや加速度情報を伝える
耳小骨
半規管
耳石器
蝸牛
鼓膜
頭が左に
偏ってるよ
もう少し
右かな？
視覚情報
調節
小脳
身体の運動器官を
動かす司令を出す

「心」の動きと「脳」の働きとの
ビミョーな関係を押さえておこう

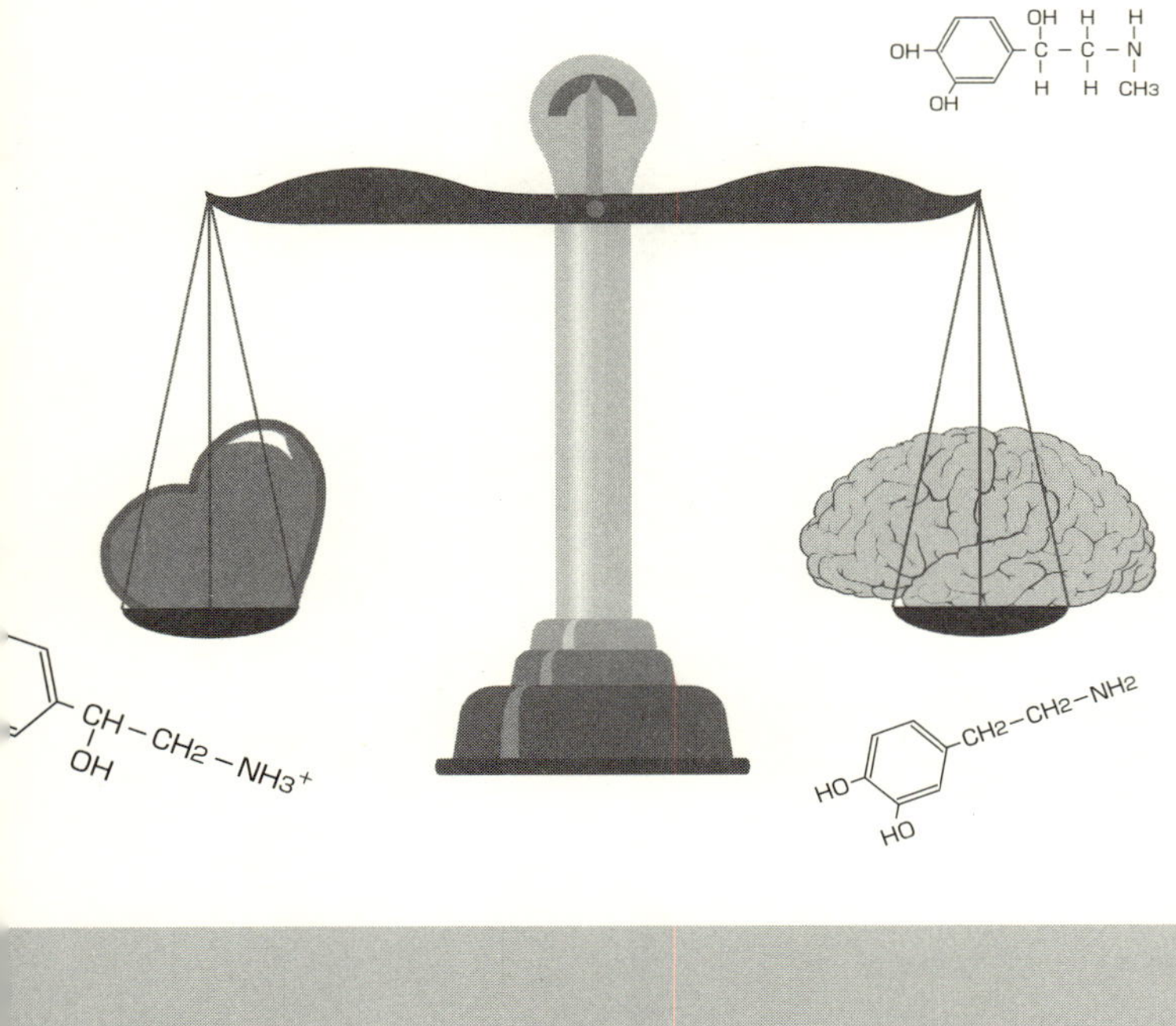

PART 4

心と脳はどう関わり合っているのか？

1 「心」は脳のどこにあるか？

12種類の心の働きのうち、感情・意思・自意識については解明中

◆心は脳全体を総動員して生み出される

心の働きとして、脳科学では次の12種類を挙げています。認知、運動制御、情動、記憶・学習、睡眠・覚醒、認知的意識、思考、言語、注意、感情、意思、自意識――こうした心の働きは、神経細胞が集まっている「大脳皮質」で行なっているということになります。

しかし、1つひとつを取り上げてすべてがいわゆるヒトらしい〝心〟の働きかというと、そうでもなさそうです。運動制御や注意などは、猫や犬などの動物もしています。ですから、これらのすべての働きが総合されて〝心〟としての機能が発揮されていくのです。

ただし、「感情」「意思」「自意識」の3つは、他の動物には乏しい機能で、しかも測定が難しい、ヒトらしさを作る〝心〟の要といえるでしょう。これらは極めて高度な機能ですが、基本的にはほかの働きと同じように、外界からの刺激に対する大脳皮質の反応のひとつです。

興味深いのは、これまでヒトだけに発達している大脳新皮質にこそ〝心〟が宿るとされてきましたが、「心が傷ついた」というときは、大脳新皮質よりもより本能に近い古皮質・旧皮質がダメージを受けたと考えたほうが自然なようです。古皮質・旧皮質の部分に、感情や意思をコントロールする機能があることがわかっています。やはり脳全体が機能して、〝心〟が作られていると考えるべきなのでしょう。

脳科学で分類される12種類の心の働き

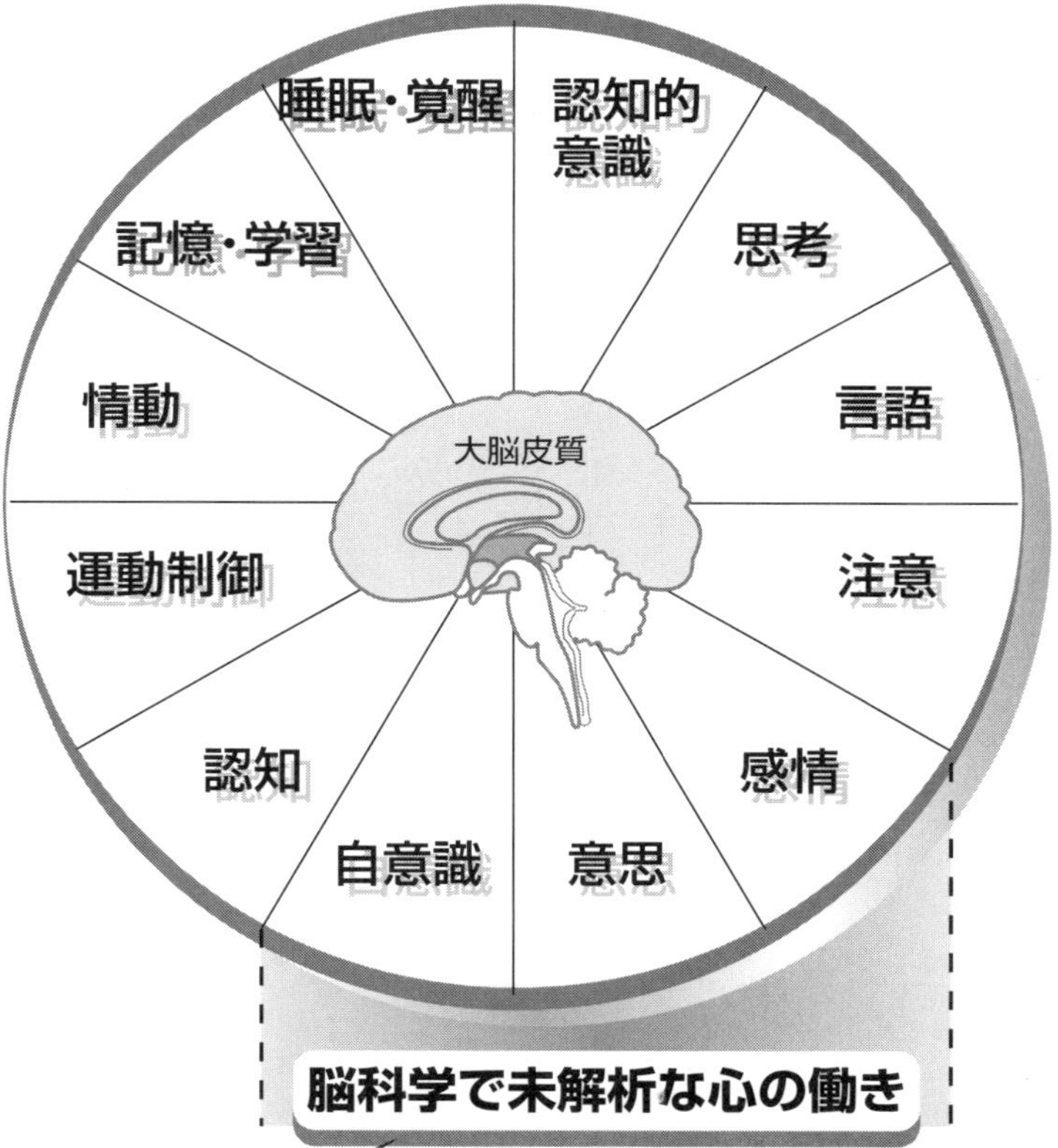

「感情」には生物学的な価値判断（快・不快など）以外に文化的社会的な要素が加わったり、主観性があるために客観的な測定ができない。
とくに「能動的な意思」が現れるメカニズムは不明

2

感情はどこから生まれてくるのか？

わずか15ミリの扁桃体に複雑な感情の秘密がある

喜んだり、怒ったり、哀しんだり、楽しんだりという喜怒哀楽の〝感情〟を、ヒトはほかの動物よりも深く感じることができます。この感情をコントロールしているのが「視床下部《ししょうかぶ》」と「扁桃体《へんとうたい》」です。

◆感情の中枢は「視床下部」と「扁桃体」に

ネコの「視床下部」の一部を電気刺激すると、ネコは何の理由もなしに怒りをぶつける対象を探そうとします。視床下部には、「食欲」「性欲」「集団欲」という三大本能が集中し、睡眠欲求など〝本能的〟と呼ばれる無意識的なあらゆる欲望の中枢であると同時に、喜怒哀楽の情動の中枢でもあります。

次にネコの「扁桃体」の一部を電気で刺激してみます。すると瞬間的に激しい怒りをむき出しにし、刺激をやめるとすぐに元に戻ります。こうした2つの実験から、視床下部も扁桃体も喜怒哀楽の感情を制御する機能を持ち、なかでも扁桃核が最終的な判断を下していると考えられるようになりました。

扁桃体は本能を司る視床下部と、もっぱら記憶を貯め込む「下部側頭葉《かぶそくとうよう》」に対して、双方向で神経線維を太く通わせており、互いに大量の情報交換をしながら状況分析、判断をして、最終的な感情を決めています。扁桃体はアーモンドの形に似た球状をした長さ15ミリほどの器官です。側頭葉の先端にある海馬に隣接している古皮質で、器官の成り立ちからして喜怒哀楽の原型は古い脳の時代からプログラミングされていたことがわかります。

心を生み出す「扁桃体」と「視床下部」

- **前頭連合野**（意志・創造の脳）
- 尾状核
- 被殻
- **大脳基底核**（表情・態度の脳）
- **大脳辺縁系（主要部分）**（喜怒哀楽の脳）
- **側坐核**（やる気の脳）
- **扁桃体**（好き嫌いの脳）
- **視床下部**（欲の脳）

視床下部の詳細：
- 前交連
- 室傍核
- 視索前野
- 腹内側核
- 視索上核
- 視索
- 背内側核
- 中間質
- 後核
- 脳弓交連
- 後交連
- 外側野
- 乳頭体
- 隆起核
- 漏斗核

副交感神経反応：
- 体温放散（温刺激応答）胃酸分泌
- 生体リズムの調節

交感神経反応：
- 満腹中枢
- 怒り
- 空腹中枢
- 胃酸分泌
- 体温保持（冷刺激応答）

扁桃体と視床下部が感情をコントロール！

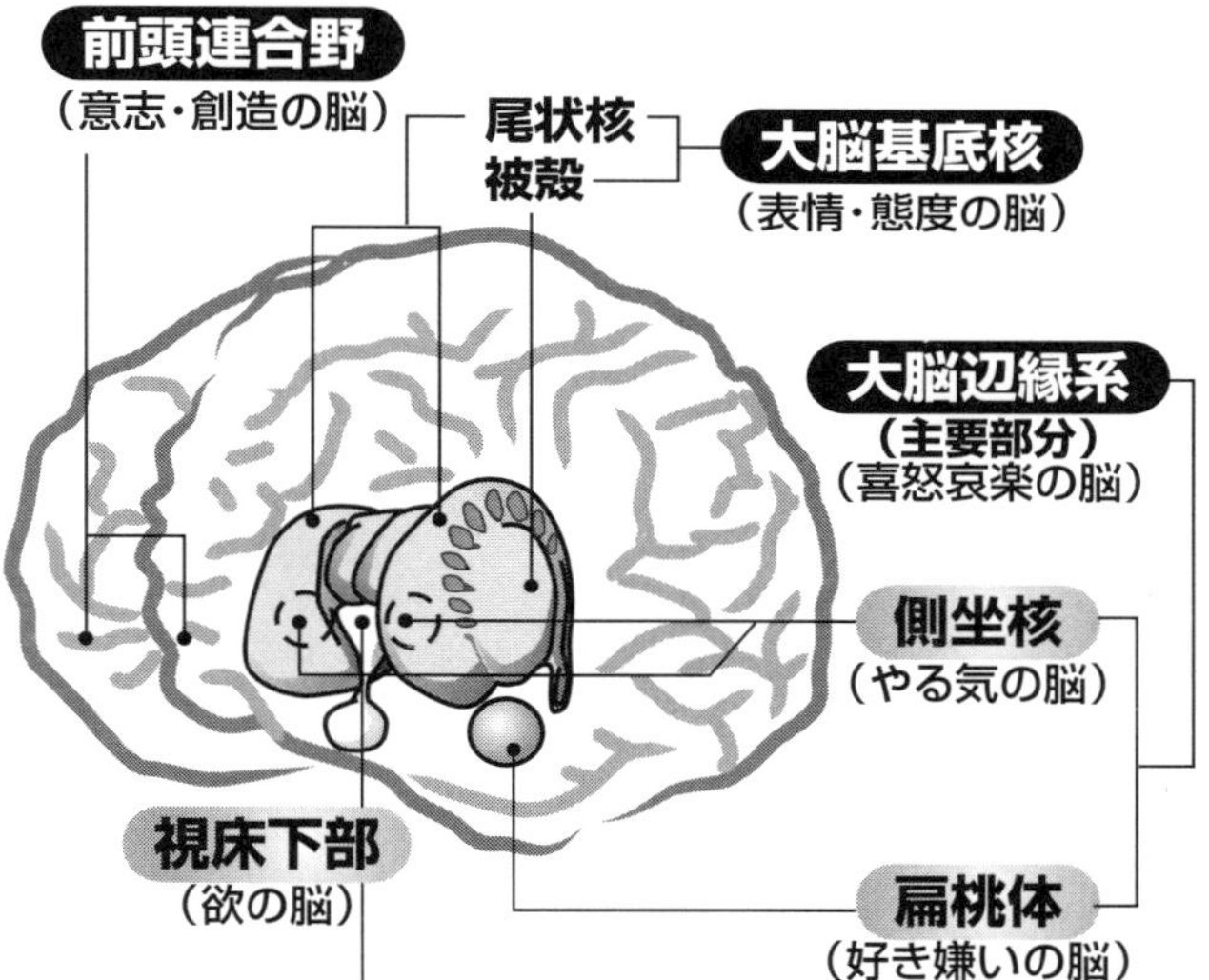

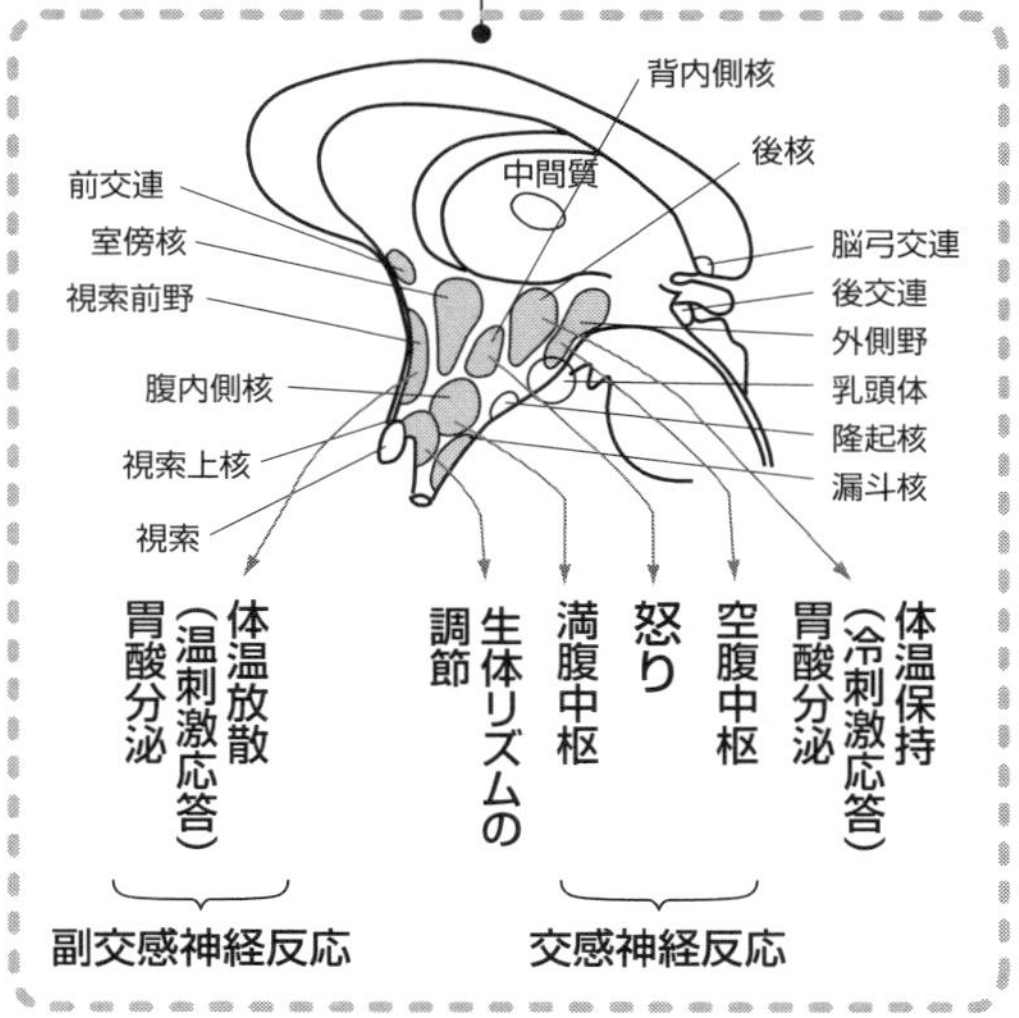

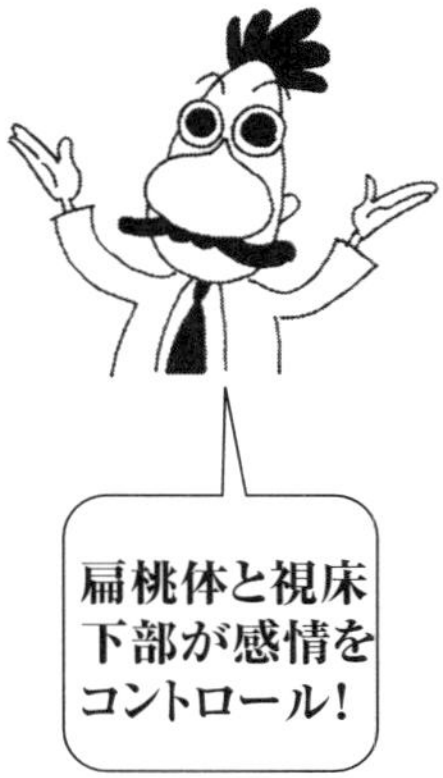

◆脳幹から感情のホルモンが分泌される

さて、扁桃体で最終判断された感情が、脳内に神経伝達物質を使って送り出されるとき、「無髄《むずい》神経系」といわれる約2万個の神経細胞集団が使われます。これは一種の「小型脳」とも呼ばれるほどで、感情にまつわる神経伝達物質の分泌をコントロールしています。

無髄神経系のある場所を調べてみると、脳幹に沿ってそれぞれの系列ごとに4列に並んでいます。脳幹の外側2列をＡ系列、内側2列をＢ系列といい、下から順番にＡ系列はＡ1神経系からＡ16神経系、Ｂ系列はＢ1神経系からＢ9神経系と呼び、Ａ系列の内側に平行して3つのＣ系列があります。

Ａ1～Ａ7神経系からは〝怒り〟と〝覚醒〟のホルモン「ノルアドレナリン」が、Ａ8～Ａ16神経系からは〝快感〟のホルモン「ドーパミン」が、Ｃ系列からは〝恐怖〟のホルモン「アドレナリン」が分泌されます。Ａ1～Ａ7の中ではＡ6神経が最大の神経で、最も多くのノルアドレナリンを分泌します。Ａ6神経核は脳幹のちょうど真ん中に位置し、青黒い色をしているので「青斑核《せいはんかく》」と呼ばれます。Ｂ系列の神経線維は、ＡＣ系列の神経線維と平行して走り、ＡＣのホルモン分泌を抑制する働きをします。やがて睡眠に導くので睡眠中枢ともいわれます。

これらの神経伝達物質によって脳全体に快感や弛緩、怒り、緊張などが指示され、また脳のあらゆる活動が左右されます。怒りや悲しみで胃が痛くなったり、恐怖や緊張で心臓がドキドキしたりするのも、こうした脳幹から出される感情のホルモンによる作用です。

ちなみにドーパミンの分子は「ベンゼン環」の一種からできている有機化合物で、哺乳類まで進化してはじめて神経伝達物質として使われるようになったのです。

快感・怒り・恐怖を伝える「ABC神経」

$A_8 \sim A_{16}$

ドーパミンを分泌
（快感ホルモン）

$A_1 \sim A_7$

ノルアドレナリンを分泌
（怒りと覚醒のホルモン）

C系列

アドレナリンを分泌
（恐怖のホルモン）

B系列

AC系列のホルモン分泌を抑制

ドーパミン

HO-⟨⟩-CH$_2$-CH$_2$-NH$_2$
HO

（酵素が働いて
酸素原子が1個増える）

ノルアドレナリン

HO-⟨⟩-CH-CH$_2$-NH$_3^+$
HO   OH

（別の酵素が働いて
炭素原子1個増える）

アドレナリン

OH-⟨⟩-C-C-N
OH   H H CH$_3$
      OH H

3つとも、よく似た分子で、姿を変えながら喜怒哀楽の感情を演出しているんだ

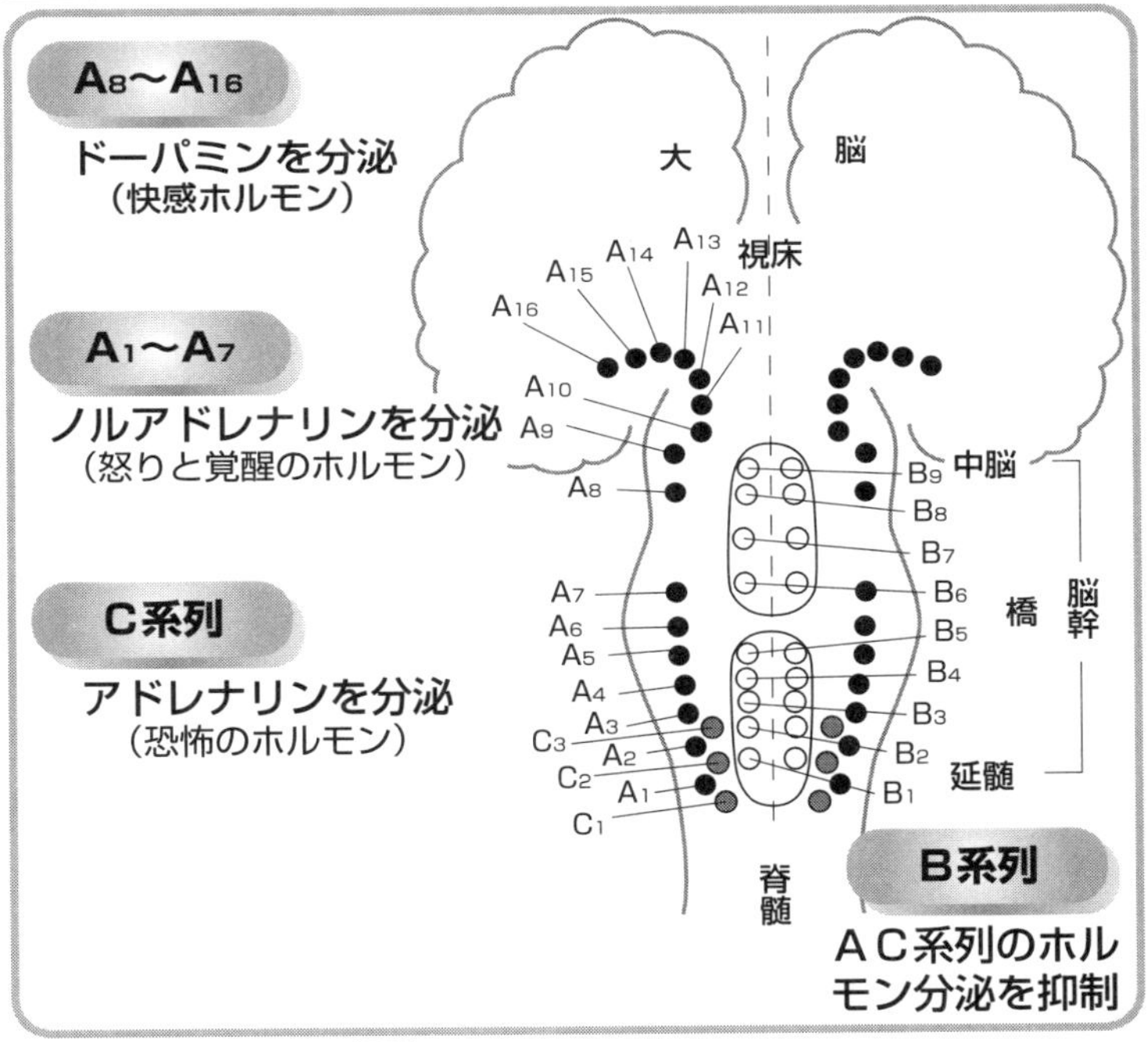

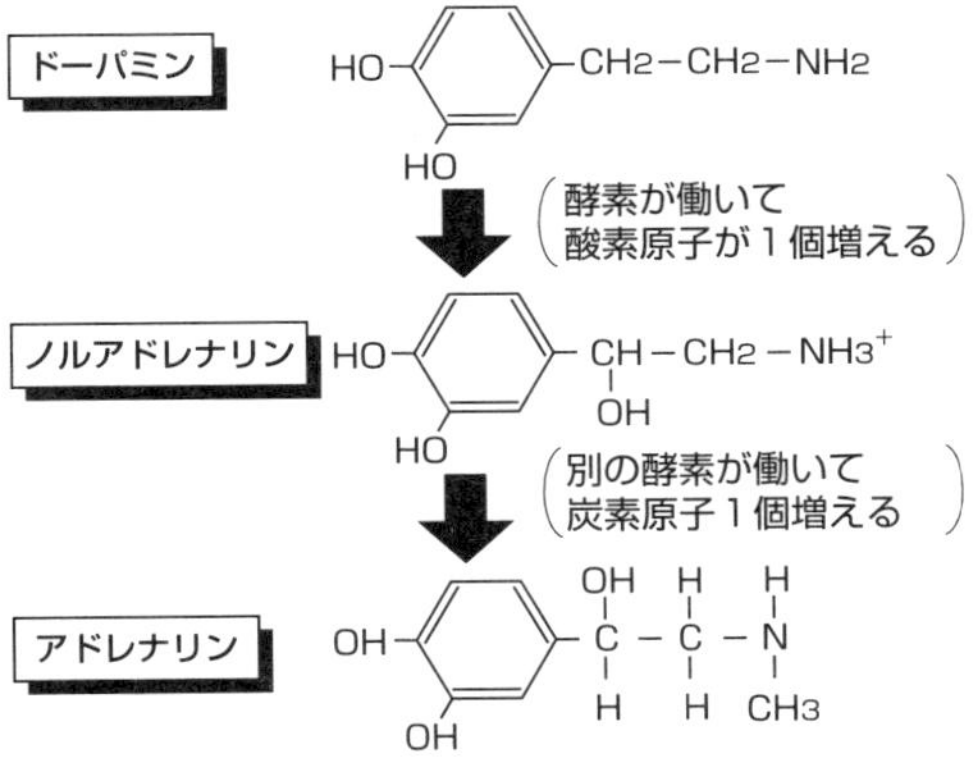

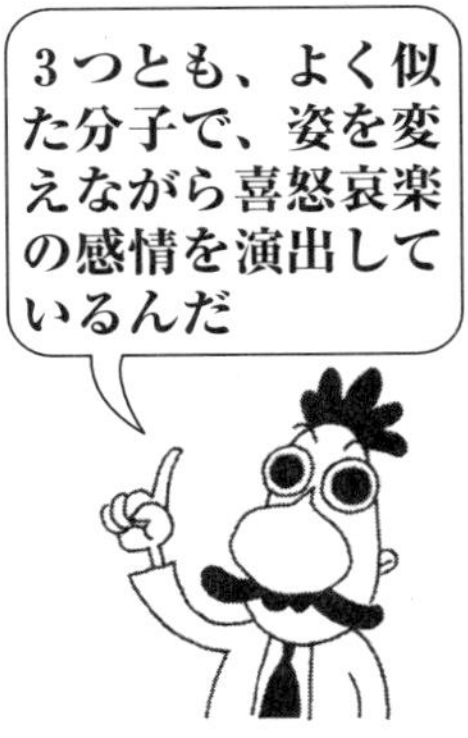

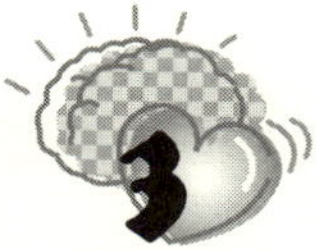

3 なぜ特定の人を好きになるのか?

「好き・嫌い」の選り好みをしているのは前頭葉だった!

◆好き・嫌いの判断は「前頭葉」が握っている

人は特定の誰かを好きになったり、同性の友人のなかでも特に親しい人、嫌いな人がいたりします。こうした好き嫌いの感情は、ヒトだけに特有のもので、他の動物には見られません。では、なぜヒトばかりが特定の異性を選り好みするのでしょうか。

実はヒトで最も発達した「大脳新皮質」が高度な働きをするためです。大脳新皮質の「前頭葉」には、人を愛したり、好きになったりする機能があります。創造したり、やる気を出すなどの機能と同じように働いているのです。

相手の優しさを好ましく思ったり、目に見えない性格まであれこれと想像し、自分との相性を多面的に分析したり判断したりして、好きになっていくのです。

ですから前頭葉で培われる「好き・嫌い」の判断は、その人が育った環境や体験などによる価値基準や美意識に大きく左右されます。父親似の人を選んだり、母親似の人を選ぶというのも、これまで育った居心地のいい環境を無意識に選択しているともいえます。また、相手の経済力や地位にいつの間にか惹かれるというのも、苦労せずに生活ができるとの価値基準が無意識のうちに働いて相手を選択しているわけで、ヒトの好みが十人十色である理由はここにあるわけです。

「前頭葉」の働きと感情の関わり

頭頂葉
前頭葉
後頭葉
前頭連合野
大脳皮質の約30%を占める
側頭葉

前頭葉のいろいろな働き

- 意欲
- 情操
- 推論
- 注意
- 学習
- 思考
- 抑制
- 計画
- 創造

相互刺激 ⇔ 自己顕示欲

コントロール ⇔ 喜怒哀楽の感情

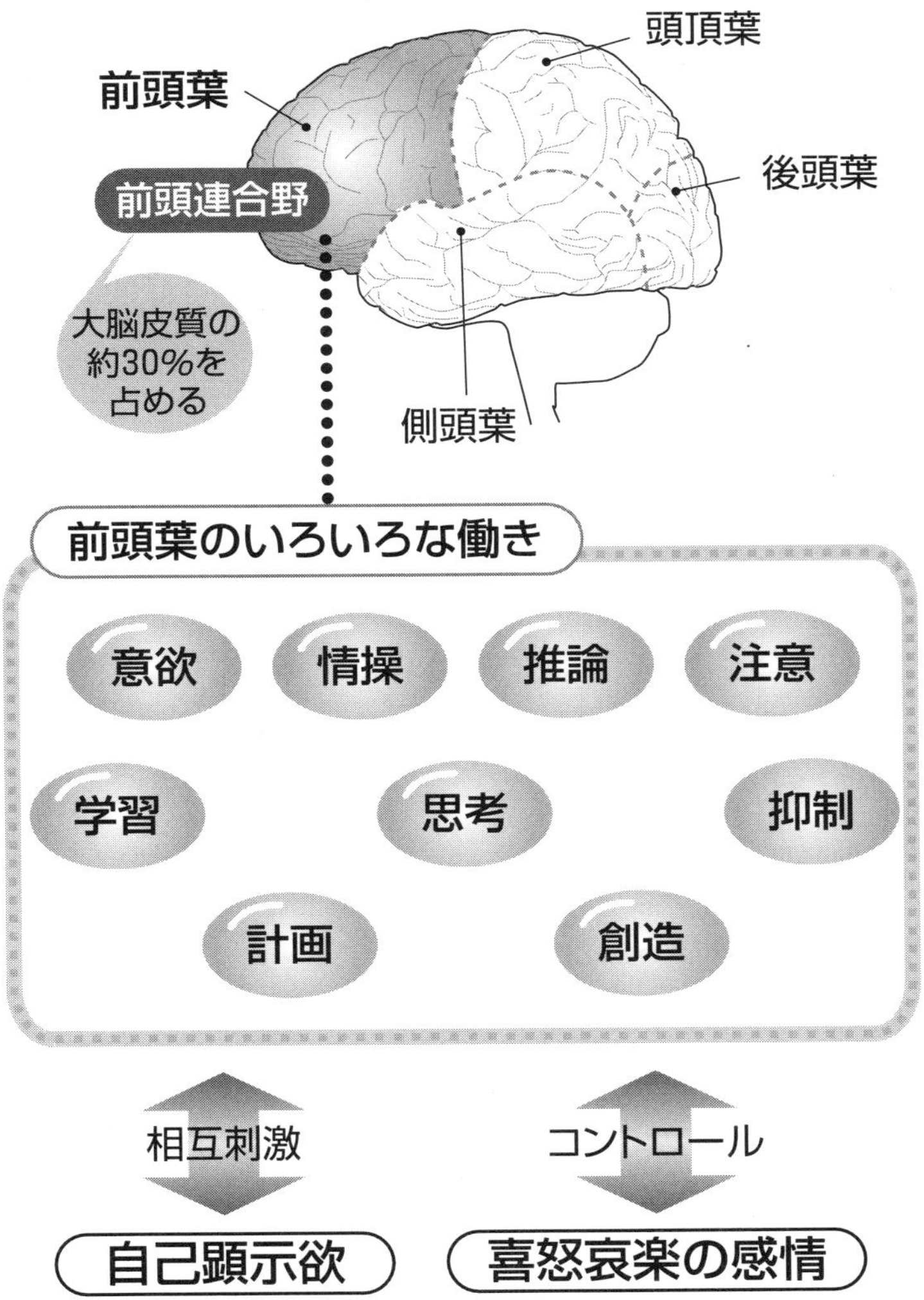

◆旧皮質・古皮質が抱く「好き・嫌い」

ところで、ヒトの「好き・嫌い」は、前頭葉だけに支配されているわけではありません。感情を司る旧皮質、古皮質にある「視床下部《ししょうかぶ》」や「扁桃体《へんとうたい》」の影響も相当に受けています。

たとえばまったく見知らぬ同士でも、同じ苦楽を共にすると相手に親しい感情を覚えます。運動競技の団体戦に臨んで寝食を共にしながら練習をし、勝ち負けの喜びや悔しさを共感した相手には、同性でも異性でも特別に親しみを感じます。反対に、同じ境遇にあるときに敵対関係になった相手には、深い憎しみを抱くことがあります。

これは前頭葉の働きというよりは、視床下部や扁桃体によって、情動的な「快・不快」の判断が働くからです。一緒に辛さを乗り越えて充実感を感じあったり、一緒に美味しい食べ物を味わうと、この人は本能的な部分で共感をできる相手であると認知するようになるのです。この扁桃体は、過去の記憶や体験と、実際に目の前にあるモノや状況とを比較判断する感覚情報を握っている場所です。

食べ物に好き嫌いがでてくるのもこれとよく似た現象です。過去にものすごく苦くてまずかった食べ物には「不快情報」がインプットされますし、ほっぺたが落ちるほど美味しかった食べ物であれば「快情報」がインプットされるため、次第に好きとか嫌いといった感情がついてまわるようになるわけです。

生理的に好きな声とか、生理的に嫌悪を覚えるタイプというのが生まれるのも、何らかの過去の記憶から扁桃体が覚えた感覚情報に反応する神経細胞があるためだといえます。

つまり、あえて分けるとすれば、基本的な「好み」の部分は前頭葉、それ以外の「情感」の部分は視床下部や扁桃体が握っているということができるのではないでしょうか。

「臭覚」や「視覚」からも快・不快情報は送られる

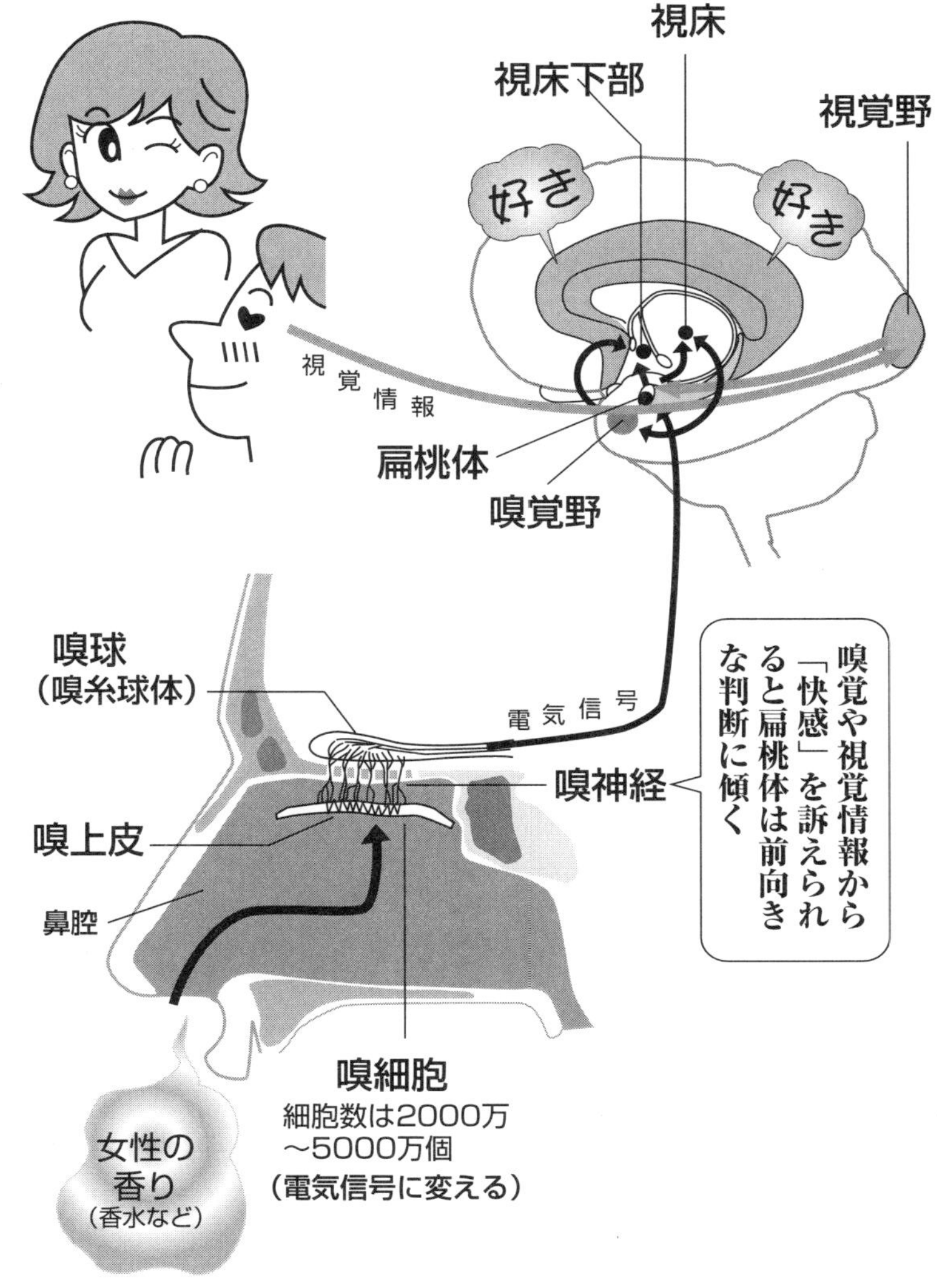
視床
視床下部
視覚野
好き
好き
視覚情報
扁桃体
嗅覚野
嗅球
（嗅糸球体）
電気信号
嗅神経
嗅上皮
鼻腔
嗅覚や視覚情報から「快感」を訴えられると扁桃体は前向きな判断に傾く
嗅細胞
細胞数は2000万
～5000万個
（電気信号に変える）
女性の
香り
（香水など）

4 「幸せな気分」とはどういう状態なのか？

快感神経がドーパミンを分泌させながら脳内を走る

◆幸せな気分のもとは「Ａ10神経」の出す快感ホルモン「ドーパミン」

あなたが勇気を振り絞って好きな人に恋心を打ち明けたとき、相手もあなたのことを好きだといってくれたなら、幸せな気分で胸がいっぱいになることでしょう。実はヒトが幸せな気分を感じているとき、脳の中では快感中枢（神経系）から快感ホルモンの「ドーパミン」が分泌されているのです。

なかでも快感中枢にある「Ａ10神経」は、ドーパミンを分泌するＡ8からＡ16神経系のうちで最大のものです。Ａ10神経は脳幹の上部にある「中脳」に端を発し、中脳を上に向かって伸び、すぐ前方に向きを変えて脳の中心部の「視床下部《ししょうかぶ》」の下側を通り、さらに前方の額のほうへと向かいます。そして一方は「側坐核《そくざかく》」へ伸びつつ、もう一方はその先にある「前頭連合野」へとつながっています。側坐核は直径約2・5ミリの小さな核で、前頭連合野とほかの脳との接点となって、前頭連合野の働きをコントロールしています。

ここに快感ホルモンが分泌されるので、脳の意識的な部分に大きな幸福感をもたらすのです。

このＡ10神経の通っている部分は、脳が精神活動を行なう部分ともぴったりと符合しています。あらゆる動物のなかでＡ10神経があるのはヒトだけで、この神経から発するドーパミンのおかげでヒトは「幸せな気分」を味わえるのです。

「A10神経系」の経路

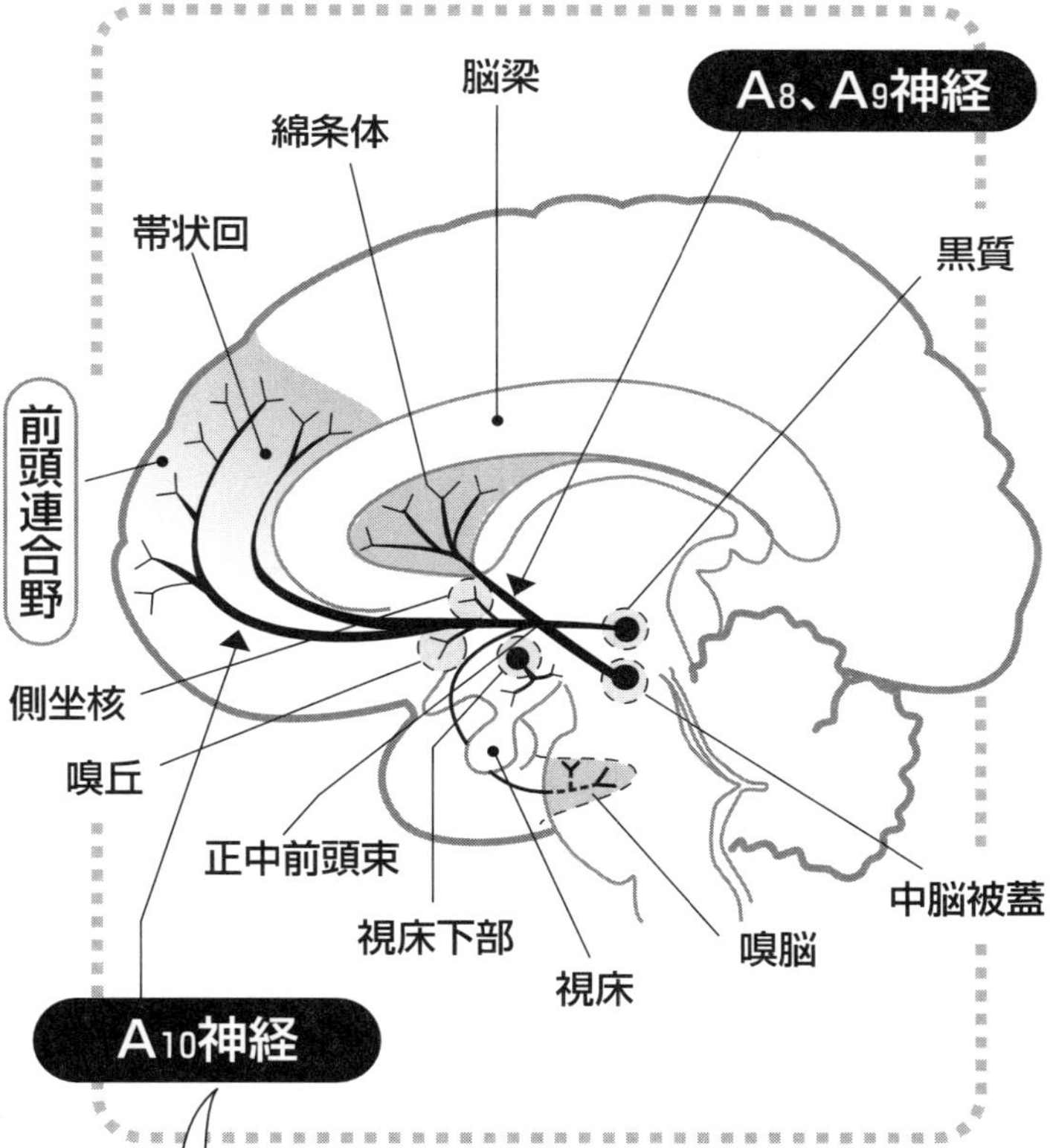

A_{10}神経が出す快感ホルモンが、
人間らしい「意思」や「感情」を司どる
前頭連合野に働きかけている

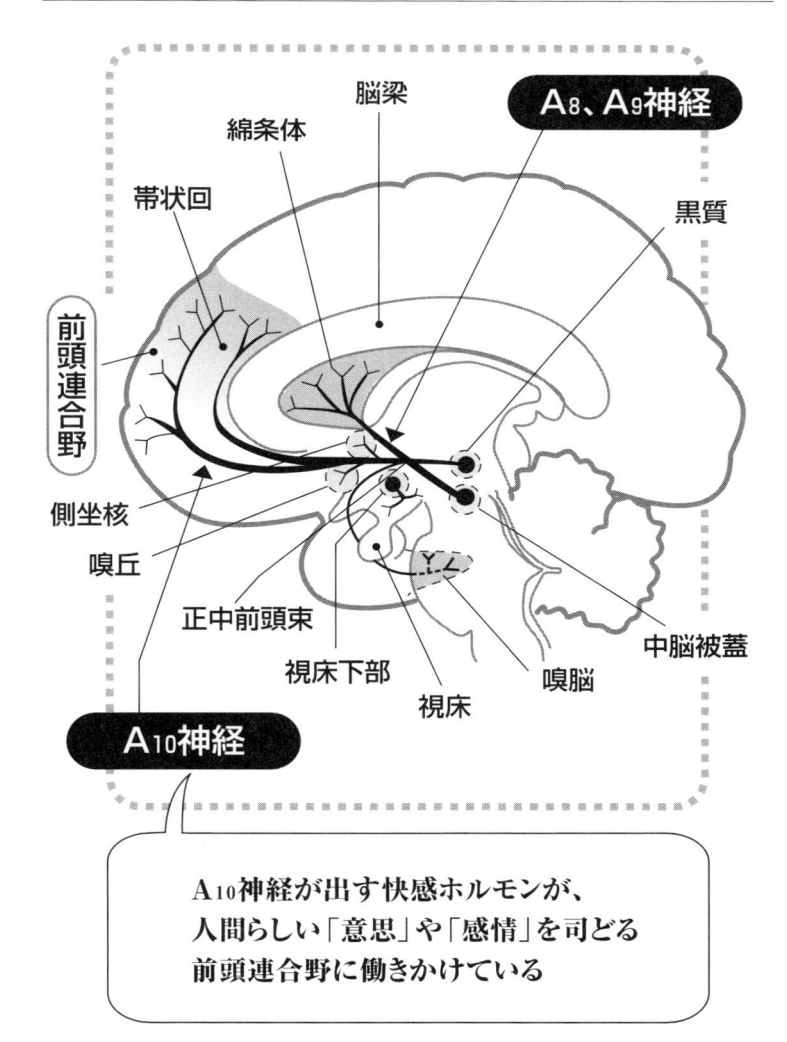

◆快感ホルモン「ドーパミン」がヒトを創造した

快感神経系のA10神経は、食欲中枢や性欲中枢のある視床下部から、ヒトらしいクリエーティブな活動を行なう前頭葉まで、およそ快感に縁のあるところは漏れなくカバーしています。たとえばヒトが性行為のときに感じる深い快感の正体も、A10神経から視床下部の性欲中枢に向かって分泌されるドーパミンだったのです。

この快感神経は、それが通っている先々でドーパミンを分泌して、それぞれの場面に応じてヒトを幸せな気分に導いてくれます。ドーパミンが分泌されると、この神経が走る周辺部は幸せになると同時に、より前向きな刺激を受けます。性欲が満たされたら、次は食欲、食欲も満たされると、次は前頭葉を使った創作活動へと、次々に意欲をかきたてる作用があるのです。

ヒトだけがこれほどの「幸せな気分」を感じられるようになったのは、脳が大きくなったためといわれています。ヒトの大脳が巨大化したとき、それに引き伸ばされるようにA10神経も長く巨大化します。その結果、前頭連合野周辺の末端部で「オートレセプター」が壊れてしまったというのです。オートレセプターとは、ホルモンによる伝達信号を受け取ったら、それ以上は分泌しなくてもいいと分泌を抑える働きをするものです。A10神経の前頭連合野以外で分泌される神経伝達物質には、すべてオートレセプターが働いていて、信号を受け取ると直ちにホルモンの分泌をやめるように指示が出されます。

それが前頭連合野に対しては「快感ホルモンのドーパミンはこれ以上出さなくてもよい」という指示を出す機能がなく、過剰にドーパミンを噴出してしまうのです。この過剰な快感信号が創造力を高め、文明を加速するもとになったというわけです。

精神活動を支配する脳内物質

	脳の状態	物質名	作用
意欲	やる気を持ったとき	チロトロビン	甲状腺を刺激し代謝を促す
	興味を感じたとき	コチールチコトロピン	神経回路の活性化
	目覚めたとき	ノルアドレナリン	覚醒中枢を刺激
	眠気を感じたとき	セロトニン	睡眠中枢を刺激
	集中しているとき	プロオピオコチルチン	意識中枢の活性化
	集中しているとき	βエンドルフィン	不必要情報の遮断
	後ろめたいとき	ソマトスタチン	代謝の抑制
感情	愛情を感じたとき	ゴナドトロピン	性腺を刺激
	愛情を感じたとき（女性）	LH	皮膚や容姿が美しくなる
	母親の愛情	プロラクチン	乳汁分泌を促す
	感動したとき	βエンドルフィン	感覚が麻痺する
	満足　快感	ドーパミン	本能的快感を刺激
	不安　恐れ	アドレナリン	逃走に適した生理状態にする
	不安　恐れ	ノルアドレナリン	逃走に適した生理状態にする
	怒り	ノルアドレナリン	闘争に適した生理状態にする
知能	頭が冴えているとき	アセチルコリン	神経細胞が活性化
	頭が冴えているとき	コルチコトロピン	神経細胞が活性化

5 好きな人にドキドキするのはどうして？

自律神経への刺激で赤面したり心臓が早鐘を打つ

◆自律神経系と内分泌系の働きで心臓はドキドキする

短距離走を全力で走ったあとは、誰でも心臓がドキドキして鼓動が早くなります。好きな人の前に出たときも、運動したときと同じように、なぜかドキドキしたり赤面したりします。

心臓をドキドキさせるのは、内臓器官全般をコントロールしている自律神経系と内分泌の2つの働きによるものです。そして、この2つの働きを統括しているのが、「視床下部《ししょうかぶ》」というわけです。

この視床下部は怒りや恐怖の感情、性欲や食欲の中枢など、動物として古くからあった行為や感情を司っています。つまり好きな人に会うと、この視床下部に眠っている古い本能の記憶により交感神経が呼び起こされ、興奮して心臓をドキドキさせるというわけです。

ドキドキする心臓に対して、懸命にブレーキをかけようとするのが大脳新皮質です。とくに社会的な立場を守ろうとか、恥ずかしさを回避しようという意識が働く前頭葉が恋や性衝動を自重するように働いています。ちなみに、心理学ではヒトは感情とは無関係に興奮状態にあるときに出会った異性に、特定の興味や好意を覚えるといわれています。十代の若者に多い「恋に恋する」という状況は、生理的機能が発達段階にあるために、ちょっとしたことでドキドキしやすくなり、その原因が出会った異性によるものだと勘違いして「好き」になってしまうケースによるものだとしています。

「ホメオスタシス」の働き

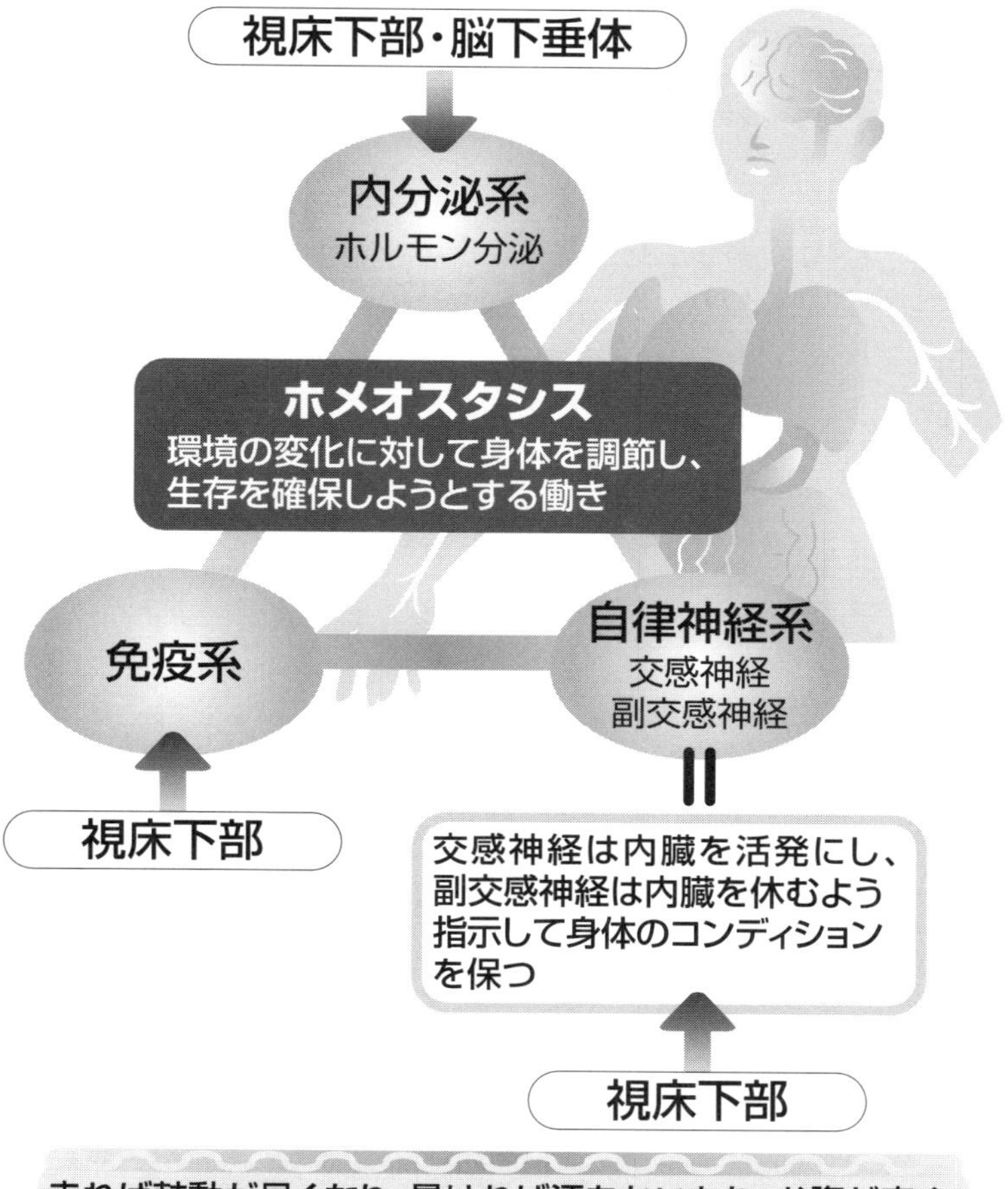
視床下部・脳下垂体
内分泌系
ホルモン分泌
ホメオスタシス
環境の変化に対して身体を調節し、
生存を確保しようとする働き
免疫系
自律神経系
交感神経
副交感神経
視床下部
交感神経は内臓を活発にし、
副交感神経は内臓を休むよう
指示して身体のコンディション
を保つ
視床下部

走れば鼓動が早くなり、暑ければ汗をかいたり、お腹が空くのも、すべてホメオスタシスが関連している。腎臓や肺などの内臓器官が一対になっているのも、生物体の安定確保に対する“余地”を残そうとする働きのひとつとされる。

6 「Hしたい」と思うのも実は脳の仕業？

第一性欲中枢と第二性欲中枢の働きによって欲望がわき起こる

◆男性の第一性中枢は女性の二倍

好きな人と「Hしたい」と思わせるのは、つまり生殖を促すメカニズムを受け持っているのは、「視《し》床下部《しょうかぶ》脳下垂体系《のうかすいたいけい》」です。

ヒトの生存にとても重要な役割を担っているためか、性欲中枢は第一と第二の2つがあります。まず第一性欲中枢は、視床下部の「内側視索前野《ないそくしさくぜんや》」というところにあります。そこには女性ホルモン、男性ホルモン、副腎《ふくじん》皮質ホルモンなどの受容体も多く、大脳辺縁系からの神経ともつながっていて、いってみれば第一性欲中枢は〝理性〟からはずれた本能に近い性衝動を催すようにプログラムされています。

男性の「内側視索前野」は、女性の2倍の大きさがあります。「Hしたい」という性衝動は、男性のほうが女性の2倍強いということかもしれません。H系の雑誌は男性向けが圧倒的に多いわけですが、性行為に関して男性のほうが積極的だというのは、脳の構造からしても肯けます。

ヒトの身体のなかで性ホルモンを分泌する器官は、卵巣、精巣、副腎皮質の3つです。主に分泌するのはそれぞれ女性ホルモン、男性ホルモン、副腎皮質ホルモンですが、そのどれからも男性ホルモンと女性ホルモンが出ています。これらの分子構造は互いによく似ていて男性ホルモンから女性ホルモンが作られることも、その逆のこともあります。

視床下部にあるHを「したい脳」と「する脳」

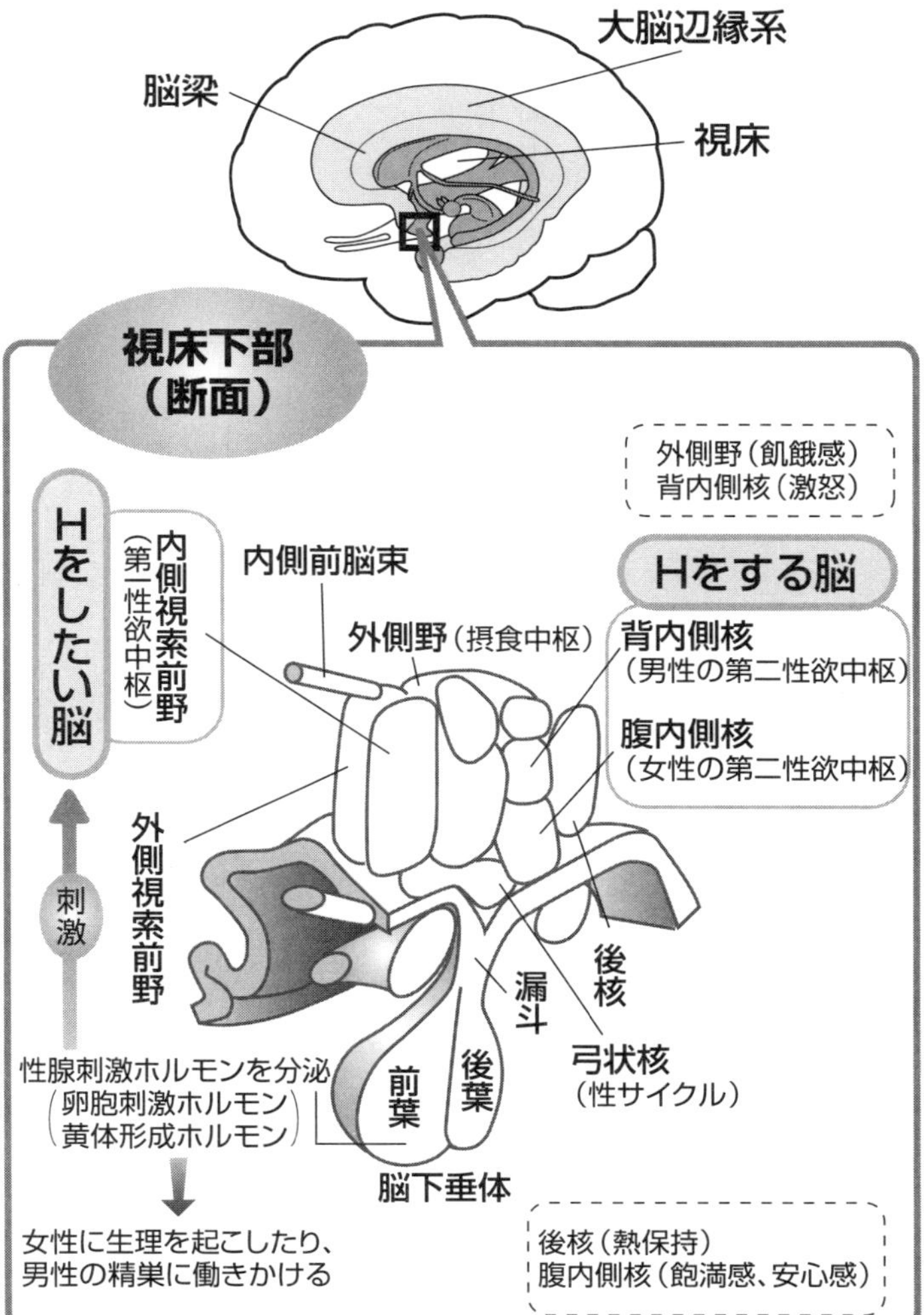

大脳辺縁系
脳梁
視床
視床下部
（断面）
外側野（飢餓感）
背内側核（激怒）
Hをしたい脳
内側視索前野
（第一性欲中枢）
内側前脳束
Hをする脳
外側野（摂食中枢）
背内側核
（男性の第二性欲中枢）
腹内側核
（女性の第二性欲中枢）
外側視索前野
刺激
漏斗
後核
弓状核
（性サイクル）
前葉
後葉
性腺刺激ホルモンを分泌
（卵胞刺激ホルモン
黄体形成ホルモン）
脳下垂体
女性に生理を起こしたり、
男性の精巣に働きかける
後核（熱保持）
腹内側核（飽満感、安心感）

◆失恋すると、ホルモンバランスが崩れてしまう

もう一方の第二性欲中枢ですが、こちらは男性と女性では異なる場所にあります。

女性は視床下部の「腹内側核《ふくないそくかく》」にあり、男性は「背内側核《はいないそくかく》」で女性の反対側です。これも第一性欲中枢と同様に体積比で女性は男性の2分の1しかありません。女性の場合は、この第二性欲中枢のわずか2ミリ隣、つまりほとんど同じ場所に満腹中枢が並んでいます。

ところが男性の場合には女性とは逆で、空腹を感じて食欲を刺激する摂食中枢のすぐそばに第二性欲中枢があるのです。女性とは逆に「腹が減った」という状態で性欲が高まるのかもしれません。男性の場合は、飢餓感を感じるなど生命の危機が迫ると種族保存の本能が働いて性行為を欲するようになるということでしょう。しかも「激怒」の感情とも隣接しています。

しかし、満腹中枢や摂食中枢が第二性欲中枢が並んでいると困った問題も起きてきます。

女性では、失恋してから過食気味となって太ってしまった、ということがあるのです。それは視床下部腹内側核の第二性欲中枢が痛手を受けたため、満腹中枢までがトラブルを起こして満腹感を感じなくなったと考えることができます。

反対に報われない恋のために食欲がなくなることを「神経性食思不振症《しんけいせいしょくしふしんしょう》」といいます。この患者の尿を実験用のラットに注射すると、やはり食欲がなくなって、やがて死んでしまいます。このことからしても脳内のホルモンがバランスを崩して機能的な異常を起こしていることは明らかです。食欲不振の原因は「ペプチドホルモン」が出されているため、といわれます。いずれにせよ食欲の中枢と性欲の中枢が脳の中で隣接していることは興味深い事実です。

春になると恋をしたくなる「松果体」の働き

大脳皮質
視床
松果体
小脳
延髄
視交叉上核
光
上頸神経節
受容器

両生類や爬虫類は、松果体で光を感じるため、「第三の目」と呼ばれる

松果体
メラトニンを生成

光の情報	メラトニン
多 →	少
少 →	多

黄体形成ホルモンの分泌を指示する「LH-RH」の分泌を抑える

⬇

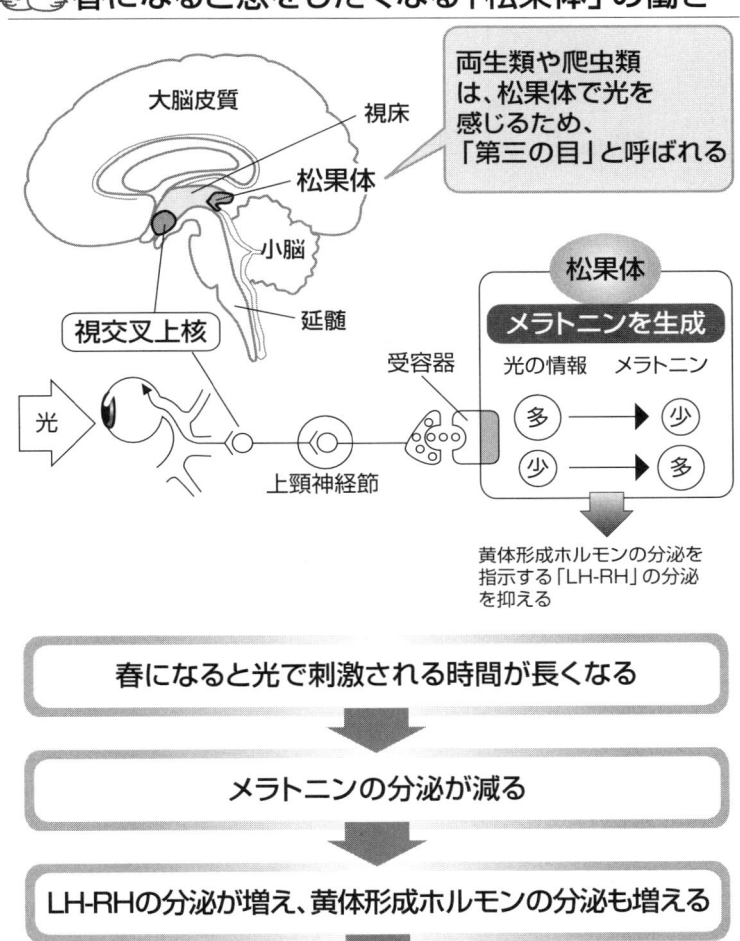

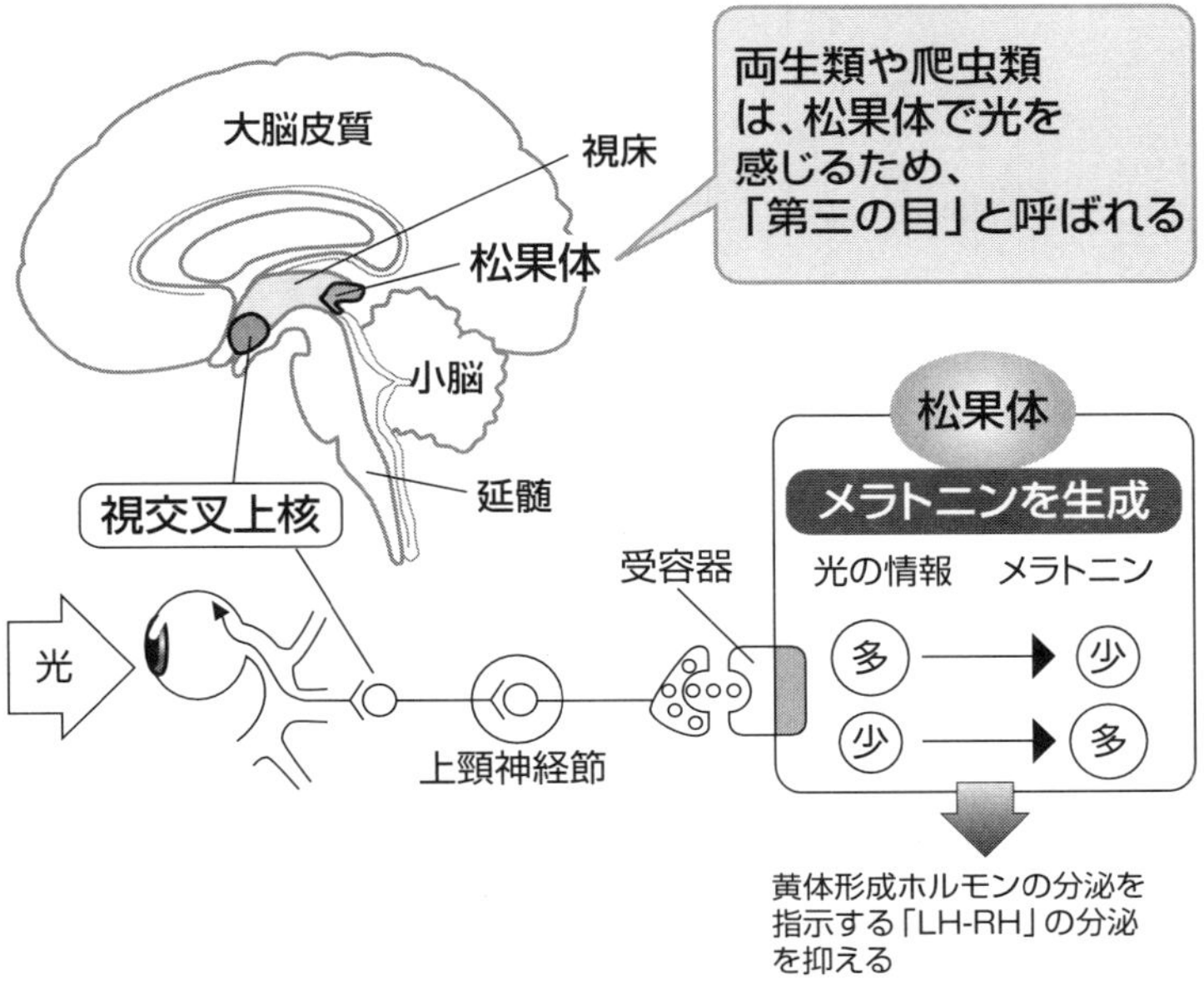

春になると光で刺激される時間が長くなる

⬇

メラトニンの分泌が減る

⬇

LH-RHの分泌が増え、黄体形成ホルモンの分泌も増える

⬇

性欲が高まり、恋をしたくなる

1 悲しいと涙が出るのはなぜだろう？

悲しみの涙にはストレス成分ＡＣＴＨがいっぱい!?

◆涙には、ストレス成分ＡＣＴＨの排出作用があった

悲しいことがあると、人は泣いて涙をこぼします。この涙の成分を調べたところ、副腎《ふくじん》皮質刺激ホルモンである「ＡＣＴＨ」という物質が溶け込んでいることがわかりました。強いストレスが加わると、そのストレスに反応して脳の中でＡＣＴＨが作られます。涙はこのストレスで作られた成分を排出するための手段として、涙にＡＣＴＨを溶け込ませて体外に排出していたのです。

たくさん涙を流すと、すっきりした気分になりますが、それは悲しみによって生まれたストレスを流し出したからなのです。なんでもないときに涙を採取して調べても、ＡＣＴＨは含まれていません。悲しかったり、辛いときに泣くのを我慢していると、ＡＣＴＨが排出されずに残り、内臓や全身を緊張させるように働きます。健康のためにも、悲しいときには我慢しないで泣いたほうがいいのです。

目の上の外側に、涙を作る「涙腺」があります。そこに通っているのが「涙腺神経」で、「頬骨《きょうこつ》神経」を通って脳につながり涙を出すという指示を受けます。涙の原料は血液で、血液の血清成分を使って作られています。涙は目の表面を濡らしたあと、下瞼の鼻に近いところにある「涙点《るいてん》」という穴から「涙《るい》小管《しょうかん》」を通って「涙嚢《るいのう》」にたまり、「鼻涙管《びるいかん》」から鼻に出て鼻孔内の粘膜で吸収されるようになっています。悲しいときに出る涙はこのシステムではとても回収できずに、頬にこぼれ落ちてしまうのです。

涙が出る構造とその作用

涙腺（目窩部）
涙点　涙小管　涙囊
涙腺（眼瞼部）
ACTH
涙点
涙湖
鼻涙管

涙は太古の生物が誕生した海を擬似的に再現したものだともいわれている

ストレス
↓
刺激
↓
視床下部
CRH
（副腎皮質刺激ホルモン放出ホルモン）

漏斗
前葉　後葉
脳下垂体

ACTH
（副腎皮質刺激ホルモン）
の分泌が活性化

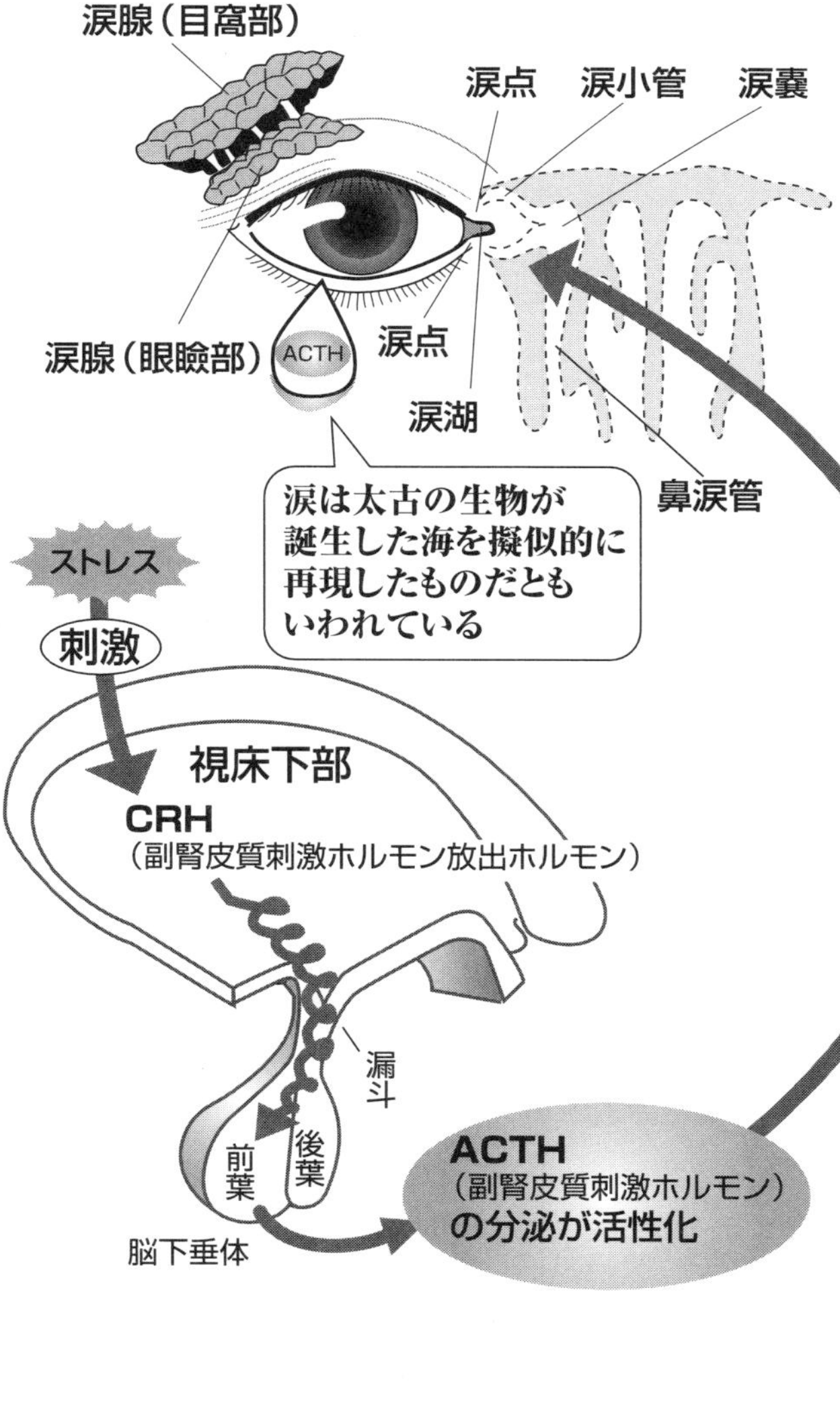

8 男と女は身体も違うが〝脳〟も違う？

右脳と左脳を結ぶ〝脳梁〟が「男の理屈」と「女のヒステリー」を生む

◆男脳、女脳の分化は胎児から

右脳と左脳には、それぞれ得意分野があります。主に右脳が空間の認識をしたり音楽を楽しむ機能を受け持ち、左脳は言語脳ともいわれるように、言葉を話したり計算することを得意としています。この右脳と左脳を男女で較べてみると、男性の右脳の働きは女性より発達していることが知られています。男の胎児は妊娠４～５カ月目ごろから、自分の精巣より「アンドロゲン」という男性ホルモンを分泌します。このアンドロゲンは発達を続ける脳に働いて、男性としての脳、いわゆる〝男脳〟を作っていくのです。アンドロゲンの影響を受けなかった脳は〝女脳〟になります。

ドイツでは第二次世界大戦末期の１９４５年に、ホモセクシャルの男児の誕生がピークに達しました。これは戦争のために極度のストレスを受けた母親の影響で、男の胎児が充分にアンドロゲンを分泌しきれなかったため、脳が中性化した結果だと考えられています。身体には男性器がついていても、脳が男性になりきれなかったというわけです。構造的にも女脳に近いことがわかっています。

男性の右脳が発達した理由は、古代原始生活での男性の役割に関係が深いようです。男性は獲物である野生動物の鳴き声を聞き分ける能力や、走って逃げる獲物を正確に見定める能力、弓矢や手斧を確実に獲物に叩き込むための空間認識の能力などを、磨いてきたに違いありません。そうするうちに右脳の

「アンドロゲン」が脳の性分化に与える影響

ラットの脳の性分化の実験

オスに性分化
（オス特有の性行動を示す）

精巣 → 出生前後に男性ホルモンが脳に作用

アンドロゲンの注射 →

メスからオスへの性分化
（性周期がなくなる メス特有の性行動を示さなくなる）

オス特有の性行動を示さなくなる

（卵巣）------→ 出生前後に男性ホルモンによる脳への作用なし ← 精巣摘出

メスに性分化
（性周期を示す メス特有の性行動を示す）

> アンドロゲンの作用とは無関係に成長するという視点から、女性の脳のほうが基本型であるともいえる

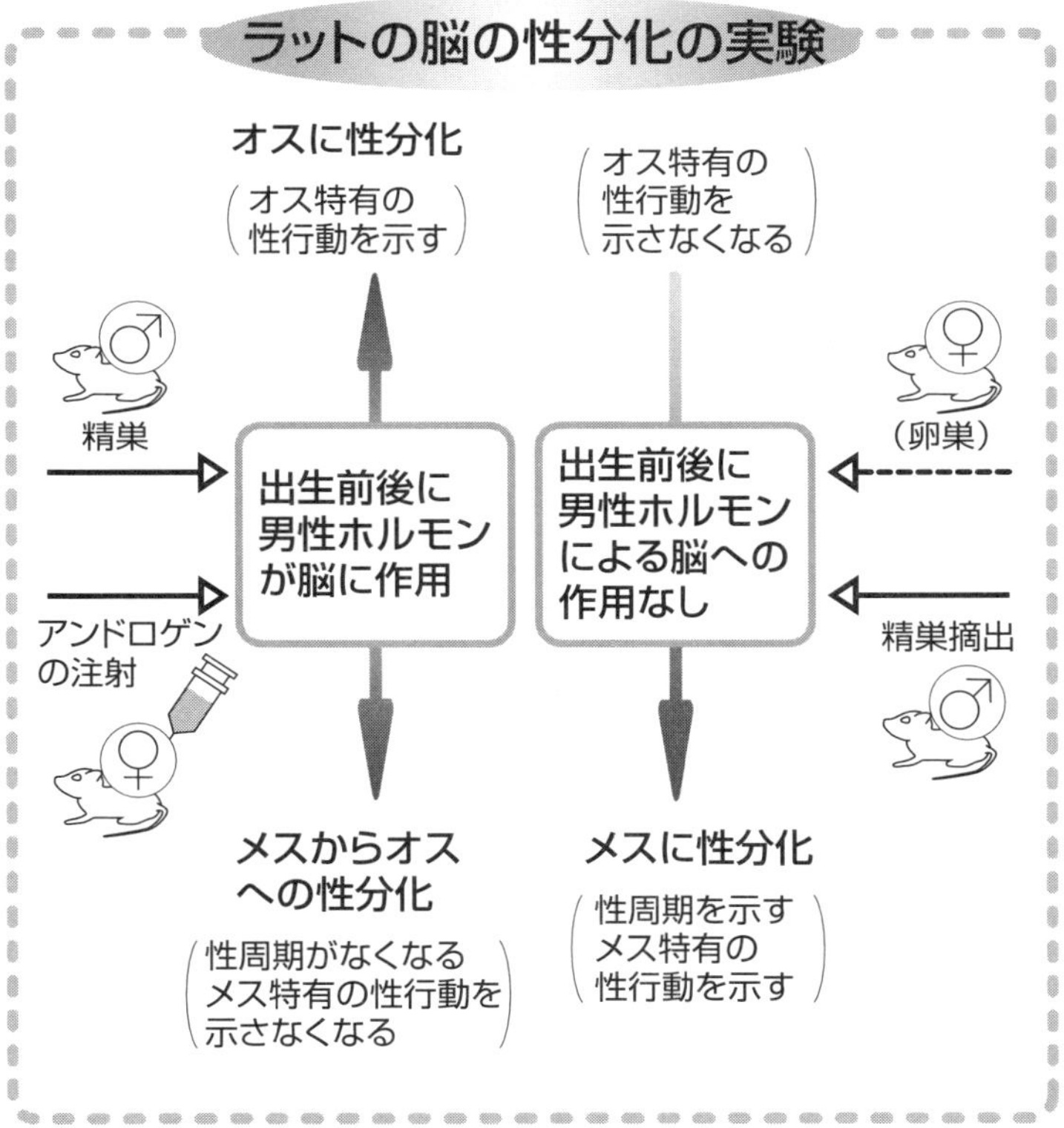

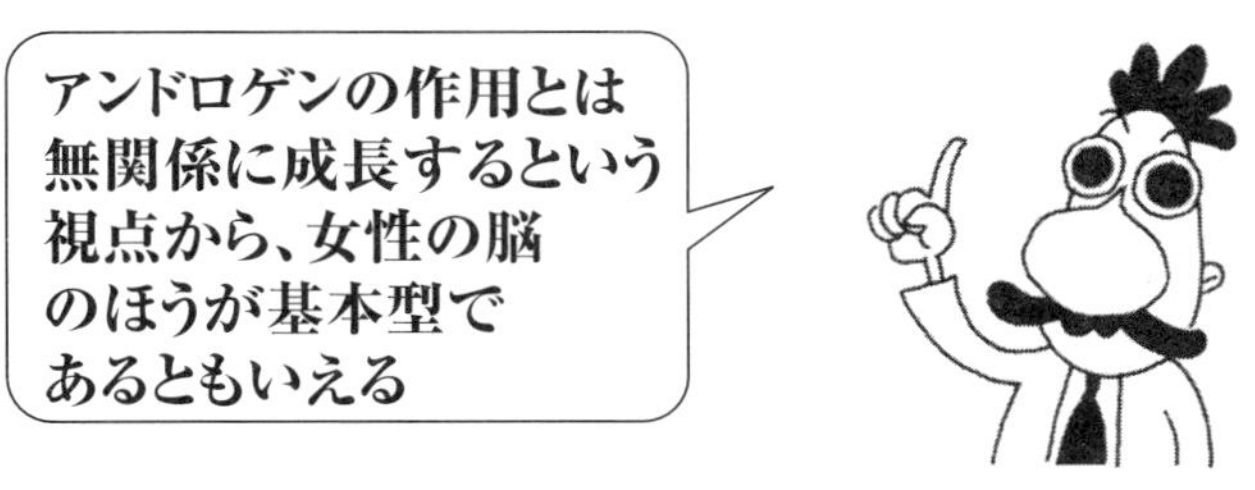

能力が高まり、体験の違いから脳の男女差がでてきたと考えられるのです。

◆男の理屈、女のヒステリー

左脳と右脳をつないでいる「脳梁《のうりょう》」の中には、「交連線維《こうれんせんい》」が通っていて、左右の連携を緊密にとっています。ところが脳梁の「膨大部《ぼうだいぶ》」には男女差があり、男脳は棒状で貧弱なのに対して、女脳は丸く球状に膨れています。しかも女性の膨大部を通っている線維は後頭葉皮質からのものと、側頭葉の後半部からの神経線維が多く、視覚情報と聴覚・言語情報をこの部分を使って交換しています。

脳梁と言語能力の関係を調べるテストの結果、膨大部の球状部分が大きい女性ほど言語能力が高いことがわかりました。また男性のほうが言語能力の「側性化《そくせいか》」が進んでいて、左脳だけに言語能力を司る能力が偏っていることがわかったのです。言葉にどもる現象が男性だけで起きるのはそのためです。

それだけなら女性のほうが弁が立って〝理屈〟優先になりそうですが、必ずしもそうではありません。左右の大脳新皮質をつなぐ脳梁のほかに、左右の古い脳もつないでいる「前交連《ぜんこうれん》」という神経線維の細い束があります。これも女性のほうが男性よりも太いのです。そこには側頭葉からの交連線維も含まれていますが、古い脳の「嗅覚野」や「扁桃体《へんとうたい》」からの交連線維も含まれています。しかもここでも男性は右脳と左脳での側性化が進んでいるのに対して、女性は左右の連絡が緊密にとられているのです。

そこで考えられるのは、古い脳からの本能的な喜怒哀楽といった情動的活動も、男性よりも女性のほうが活発に脳内で働いているということです。男脳は古い脳から受ける喜怒哀楽がらみの情報が女脳よりも少ないので、理屈を組み立てやすくなります。女脳はそこの情報があまりにも多すぎるので言葉や感情の収拾がつかなくなって、ヒステリーになりやすいというわけです。

「脳梁」と「前交連」の大きさは男女で異なる

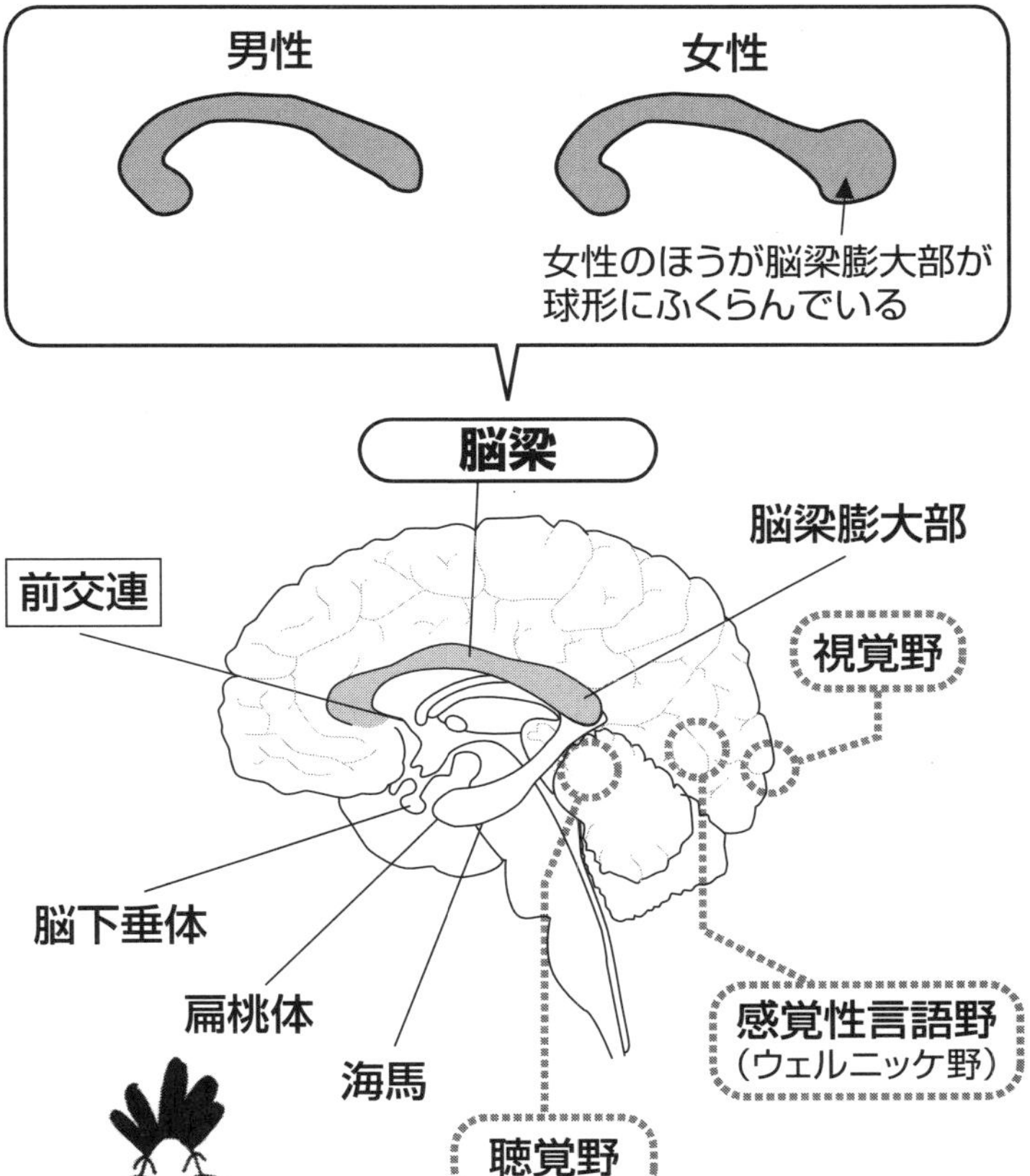
男性
女性
女性のほうが脳梁膨大部が
球形にふくらんでいる
脳梁
脳梁膨大部
前交連
視覚野
脳下垂体
扁桃体
海馬
感覚性言語野
（ウェルニッケ野）
聴覚野

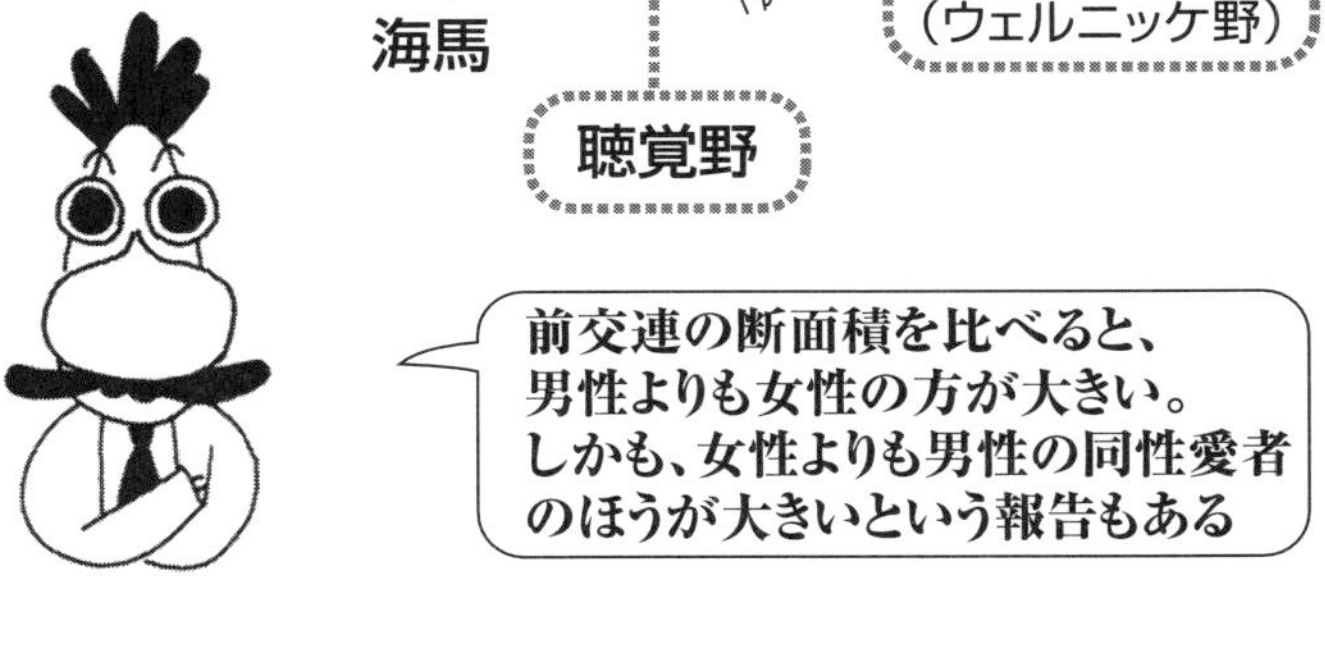
前交連の断面積を比べると、
男性よりも女性の方が大きい。
しかも、女性よりも男性の同性愛者
のほうが大きいという報告もある

9 性格は脳と関係あるのか

「扁桃体」が壊れるとうつ病に、「海馬」が壊れると二重人格になる!?

◆扁桃体で変わるヒトの性格

個人の脳の機能による微妙な違いは、人の性格に大きな影響を与えます。

乱暴ないいかたをすれば、扁桃体《へんとうたい》の能力がその人の性格をおよそ方向付けてしまうとも考えられます。扁桃体が元気に働いて、前頭葉や視床下部《ししょうかぶ》、脳下垂体《のうかすいたい》からの情報を集め、冷静に指令を返しているうちは、ヒトは温和な性格で、的確な判断ができます。

扁桃体の手助けをしているのは、すぐ隣にある海馬《かいば》です。扁桃体は自分で集めた情報を海馬に貯め込み、その短期記憶を自分の感情を決定するときの根拠に使います。

これら大脳辺縁系《へんえんけい》が活発に働いていることが、「温厚な人格者」と慕われる性格を作るにはとても重要な要件となります。扁桃体が壊れてしまうと、いつまでも感情の決断がつかなくなり、感情的に優柔不断な状態となってしまいます。つまり無気力で、うつ病的な性格となるのです。

また海馬の働きが悪くなると短期記憶の出し入れがスムーズにいきませんから、知性や感情に連続性が保てなくなります。突然に感情が変わり、記憶も飛ぶので、二重人格の様相をみせたりします。幼いときに深い愛情を両親から注がれた子供は、扁桃体を中心に大脳辺縁系の神経細胞がうまく育つので温厚な性格にすることができるといわれています。

「扁桃体」の働きと性格への影響

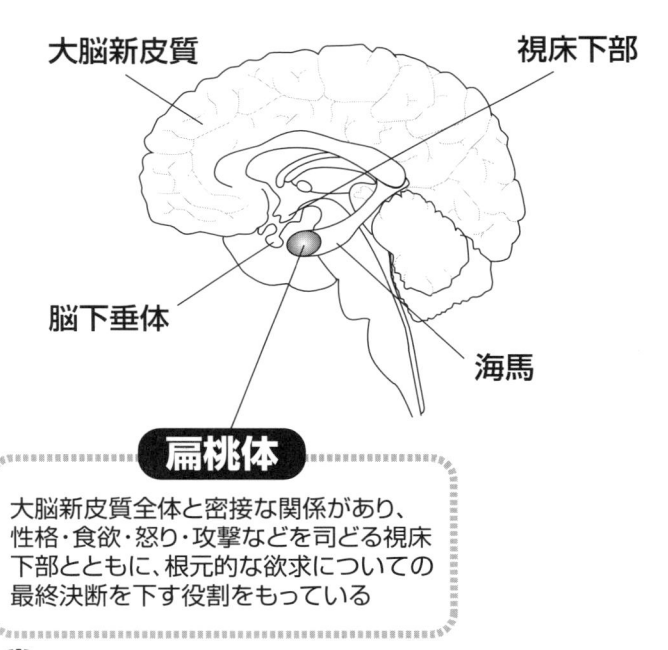

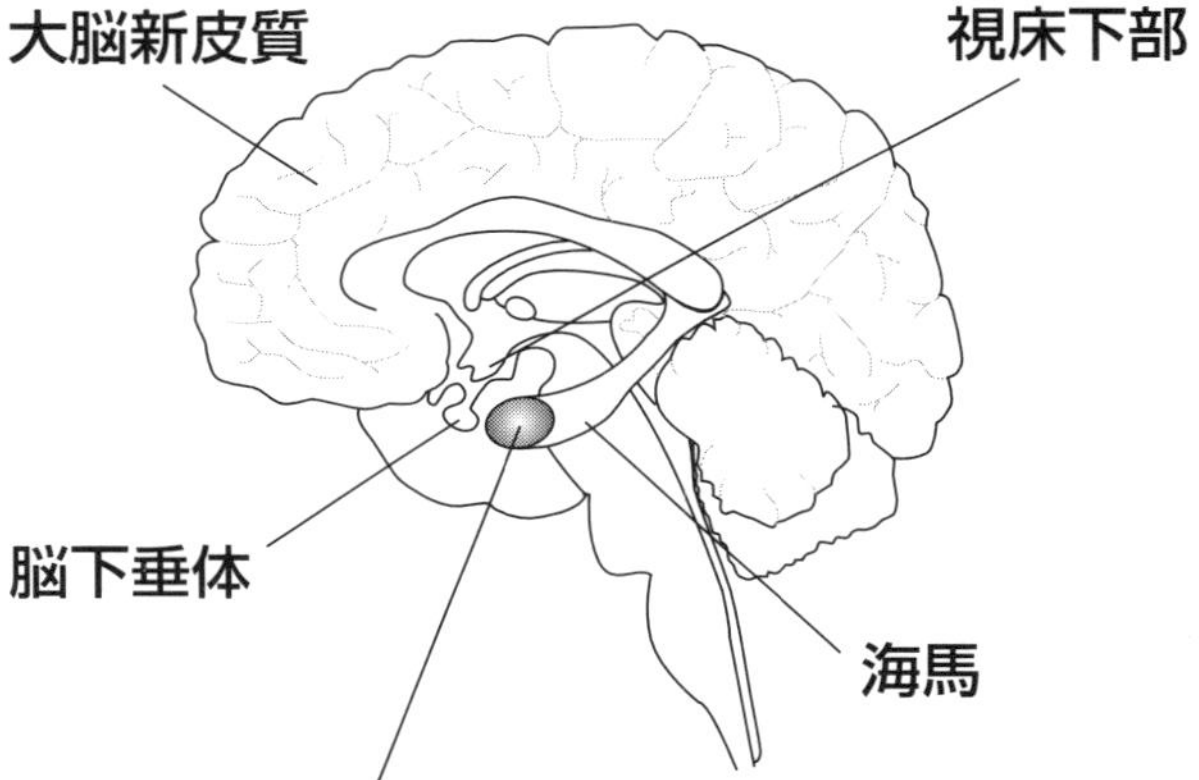

扁桃体

大脳新皮質全体と密接な関係があり、性格・食欲・怒り・攻撃などを司どる視床下部とともに、根元的な欲求についての最終決断を下す役割をもっている

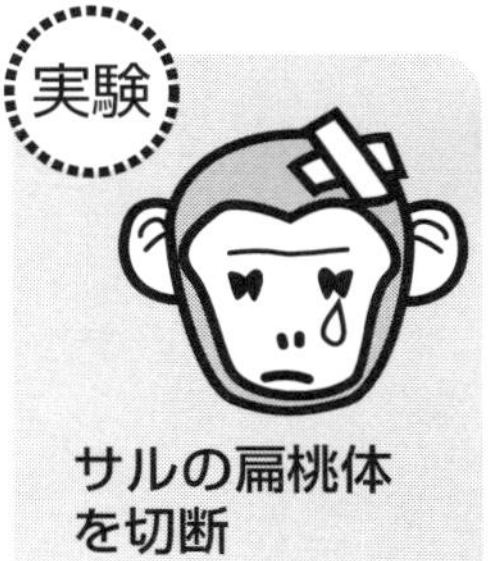

- 性行動が盛んになる、過食になるなどの異常行動が現れる
- 記憶力が衰え、頭の回転も遅く、恐れの感情も鈍くなる

＝

喜怒哀楽の感情の判断が他の場所へ連結できず、行動の抑制がきかなくなる

◆大脳辺縁系が敏感な人は内向的になる

性格と脳を結びつけて考えようという研究は、古くから盛んに行なわれています。

イギリスの心理学者ハンス・アイゼンクは、ユングの「外向性・内向性の性格類型」の考え方を発展させて、生物学的にとらえようとしました。脳の「上行性脳幹網様体《じょうこうせいのうかんもうようたい》賦活系《ふかっけい》」が敏感な人は内向的になり、そうでない人は外向的になるとしたのです。

網様賦活系の機能が敏感ということは、大脳辺縁系にある「海馬」「扁桃体」「帯状回《たいじょうかい》」「中隔核《ちゅうかくかく》」「視床下部」がより反応しやすいということです。これらが刺激を受けると、大脳皮質全体が覚醒しやすい状態になります。しかし、あまりにも刺激が強いときには、その刺激から脳を守るため「超限制止」という刺激抑制の作用が働くので、逆に大脳皮質の覚醒水準が低下してしまいます。つまり、外からの強い刺激を警戒して、それに反応せずにやりすごそうというように脳が刺激を受け止めなくなるのです。これが内向的な性格を生みます。

それに対して外向的な人は、強すぎる刺激を受けてはじめて大脳皮質が覚醒しやすい状態にあるといえます。つまり、喜怒哀楽に関する情報に対してそれほど敏感に反応しないために、常にオープンに刺激を受け入れることができるのです。外向的な人は内向的な人よりも、感情の起伏の波が少ないともいえます。感受性の強いナイーブな人が内向的傾向が強いのは、こういう理由があったのです。

大脳辺縁系は内臓脳ともいわれますが、内臓の働きを自動的に調節する〝内臓脳〟が刺激を受けるたびに抑制的に働けば、どうしても太れない体質になりますから、この考え方は体型による性格分析などとも符合します。

体型と精神病の意外な関係

- 新皮質
- 脳梁
- 脳弓
- 帯状回
- 視床
- 中隔核
- 海馬
- 扁桃体
- 橋
- 網様体
- 延髄

大脳辺縁系は内臓の働きを調節する部分

中脳、橋、延髄にまたがる神経細胞群の束

クレッチマーの類型論

肥満型（躁うつ気質）
首が短く、体全体がまるまるとした体型の人

細身型（分裂気質）
骨格の発達が不十分で、ひょろっと伸びた体型の人

闘士型（てんかん気質）
筋肉や骨格が発達していて、全体にがっちりした体型の人

クレッチマーは、躁うつ病患者のうち3分の2が「肥満型」。分裂病患者の約50％が「細身型」で、「闘士型」も合わせると、その比率は3分の2に及ぶと発表している

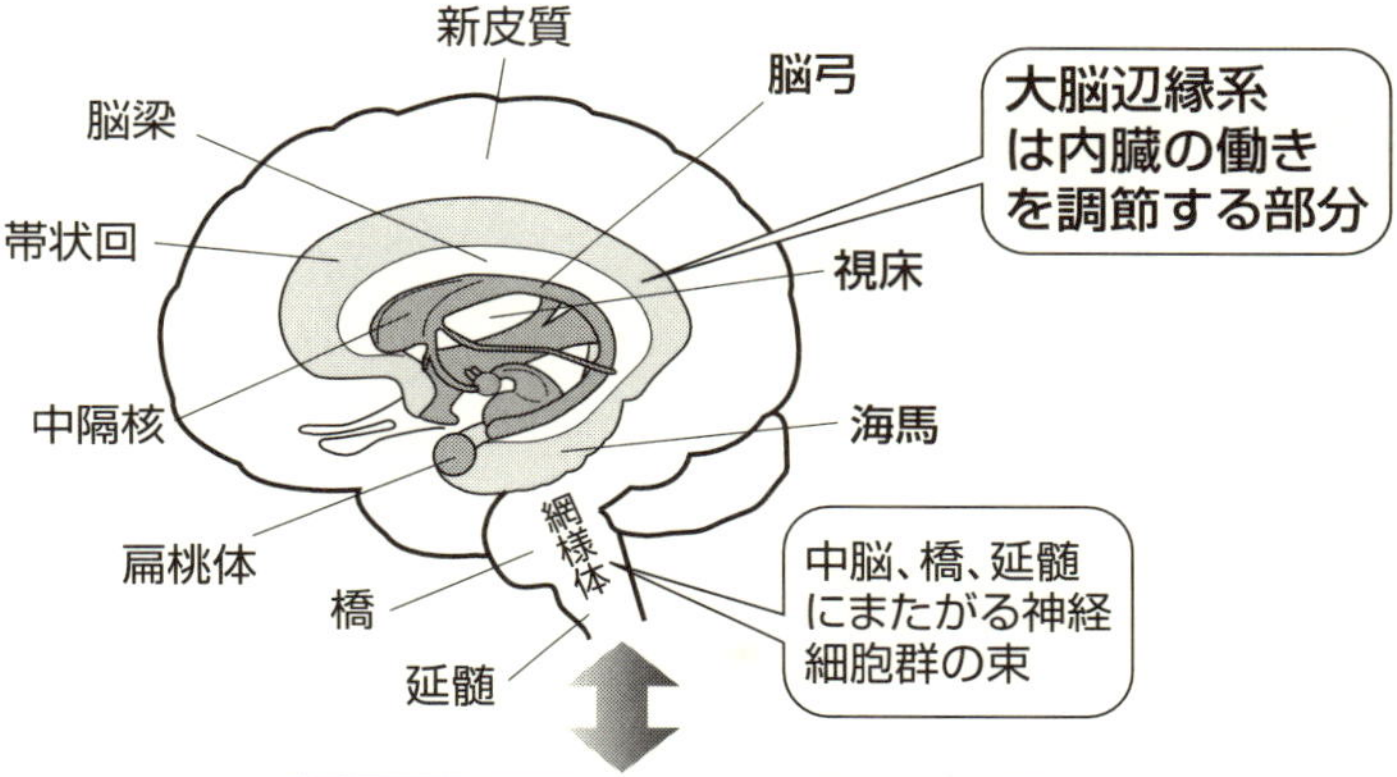

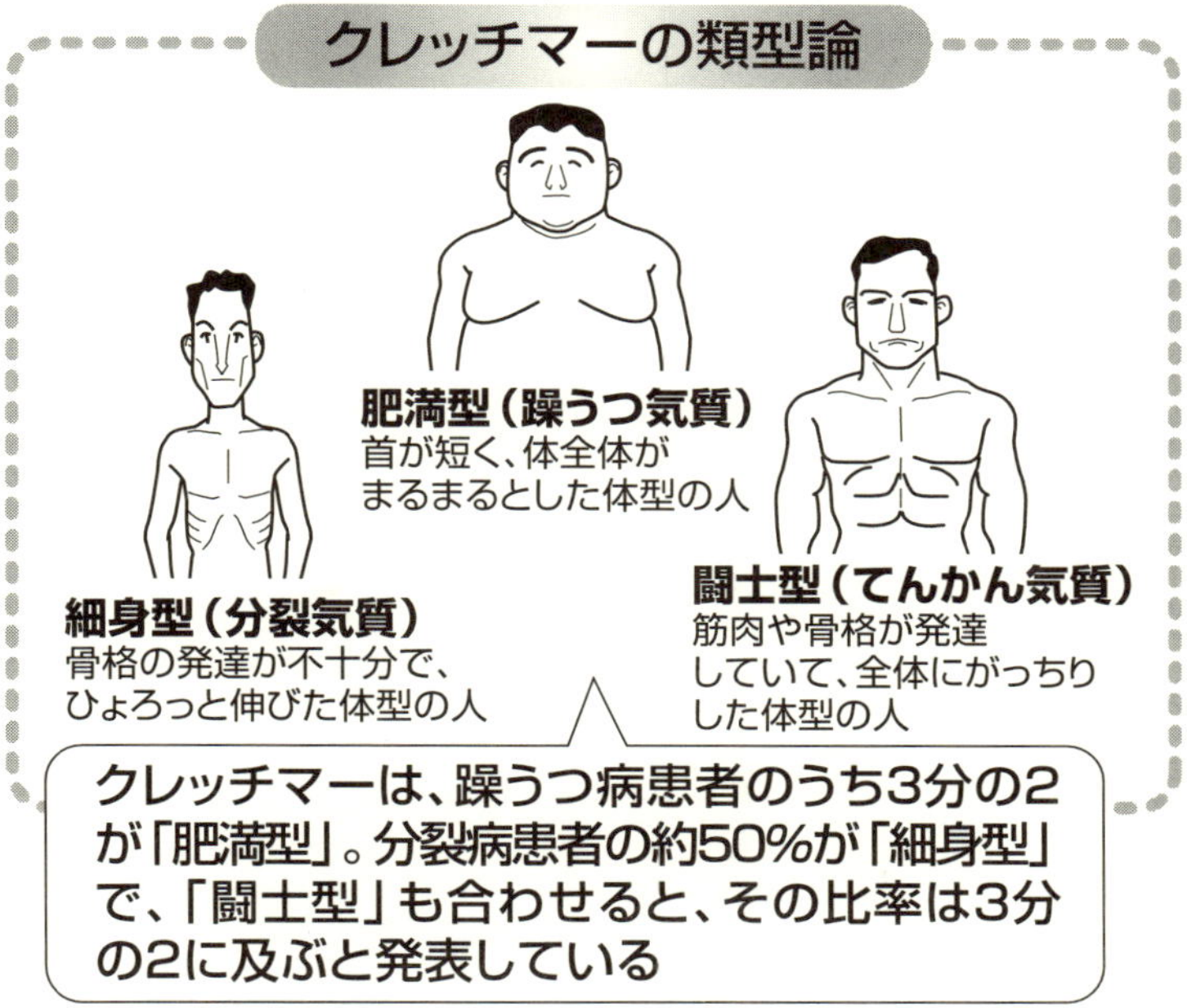

さまざまな精神疾患やアルツハイマー型痴呆に
脳が侵される原因を探る

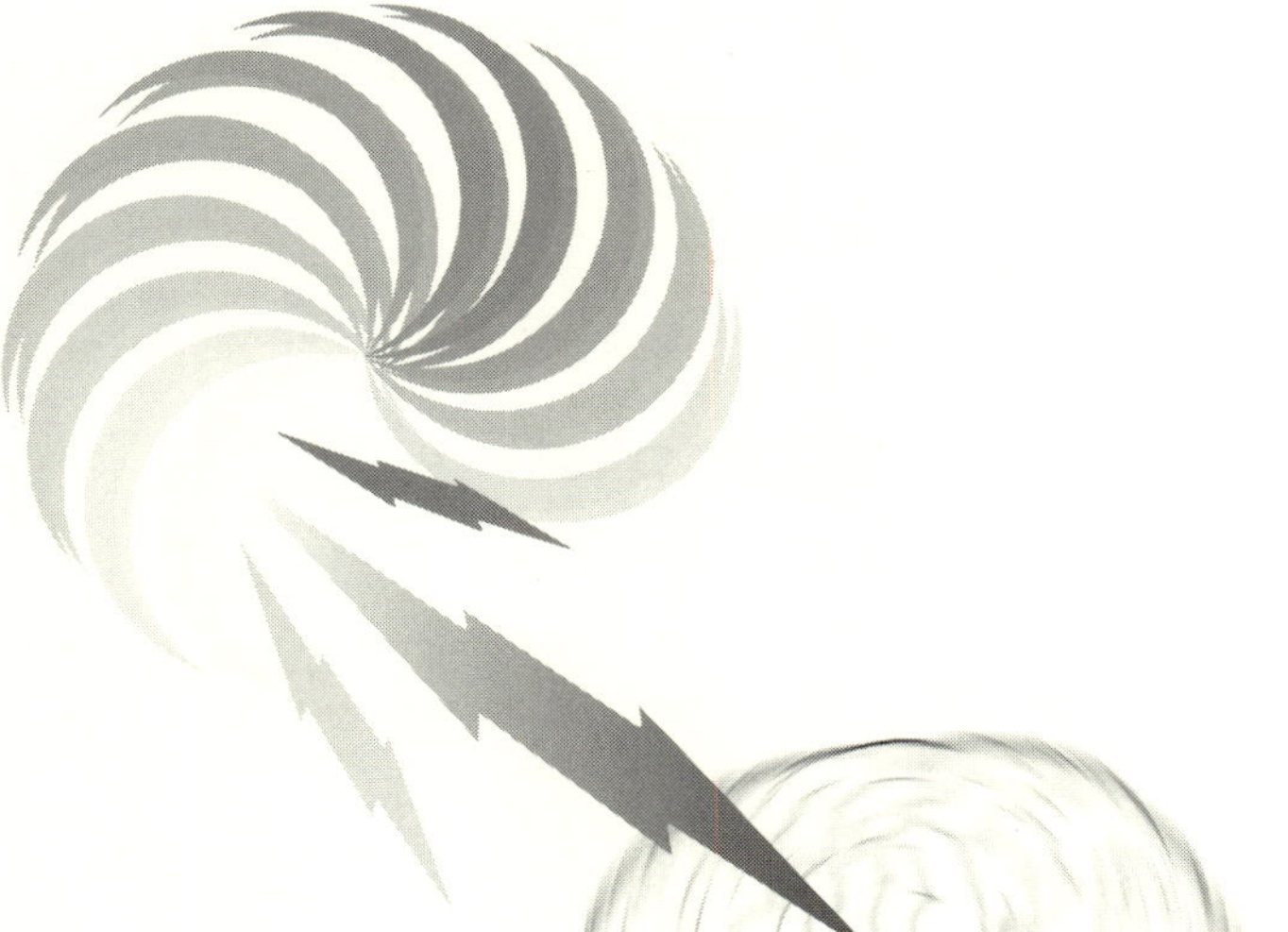

PART 5

脳や心が病気になるとは?

1 心の病と脳の関係を見てみよう

心身症の原因は微量の神経伝達物質にあった！

◆心と身体は一心同体

ヒトは精神的に追いつめられていたりすると、脳のなかで神経伝達物質の流れが悪くなり、本来は自動的に働いているはずの自律神経がうまく働かなくなることがあります。これを総称して「心身症」といい、不整脈や気管支ぜんそく、慢性肝炎など、表面化する症状は極めて広範囲に及びます。自律神経は内臓のすべてを密接に掌握しているだけに、ありとあらゆる症状を引き起こす可能性があるのです。

日本精神身体医学会では心身症を「身体症状を主とするが、その診断や治療に、心理的因子についての配慮が特に重要な意味をもつ病態」と定義しています。

原因は心にありますから、身体に現れる症状ばかりに気をとられていると、1つの病気が治ってもまた次の病気に、と次から次へと病状が移っていくことがあります。そうと知らずに治療を続けていると、治しても治しても病院通いをやめることができない状態が続いてしまいます。

慢性の下痢に悩まされ、大腸炎と診断されて手術を受けたのにまったく効果がなかったという人が、心療内科に移って精神的な治療を受けただけで治ったりするのです。自分が無意識のうちに深く悩んでいた原因を知ることができれば、それに対する心構えができたり、痛んだ心が癒されたりするので自律神経が正常に働くようになり、身体の病気も治るわけです。

自律神経系の模式図

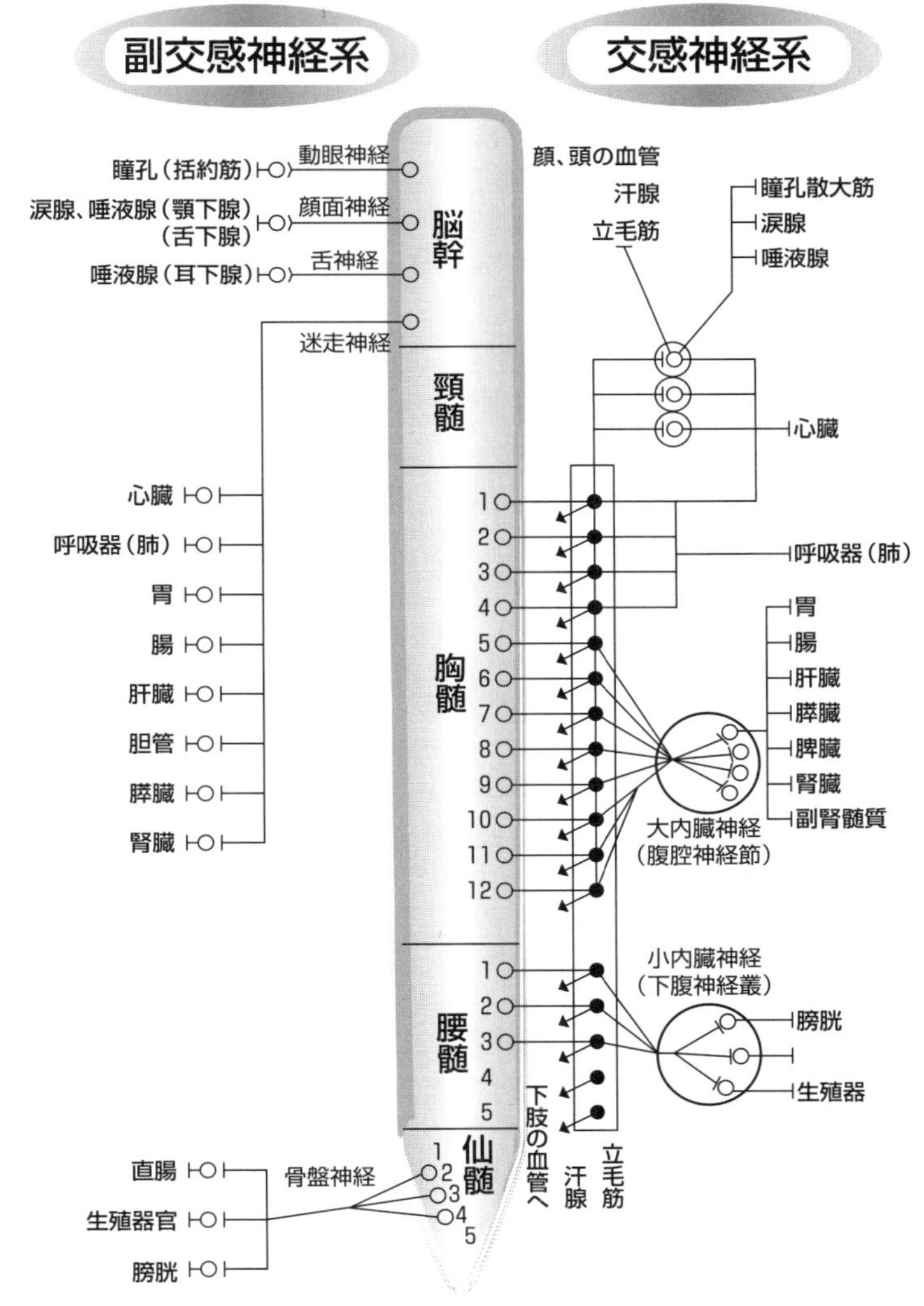

副交感神経系
交感神経系
瞳孔（括約筋）
動眼神経
涙腺、唾液腺（顎下腺）
（舌下腺）
顔面神経
唾液腺（耳下腺）
舌神経
迷走神経
脳幹
頸髄
胸髄
腰髄
仙髄
心臓
呼吸器（肺）
胃
腸
肝臓
胆管
膵臓
腎臓
1
2
3
4
5
6
7
8
9
10
11
12
1
2
3
4
5
1
2
3
4
5
直腸
生殖器官
膀胱
骨盤神経
顔、頭の血管
汗腺
立毛筋
瞳孔散大筋
涙腺
唾液腺
心臓
呼吸器（肺）
胃
腸
肝臓
膵臓
脾臓
腎臓
副腎髄質
大内臓神経
（腹腔神経節）
小内臓神経
（下腹神経叢）
膀胱
生殖器
下肢の血管へ
汗腺
立毛筋

心身症に含まれる主な病気と症状

循環器系	本態性高血圧、本態性低血圧、レイノー病、神経性狭心症、心筋梗塞、発作性上室性頻脈	期外収縮その他の不整脈、心臓神経症
呼吸器系	気管支喘息、神経性呼吸困難症、神経性咳嗽（がいそう）	しゃっくり
消化器系	消化性潰瘍、慢性胃炎、胃下垂、潰瘍性大腸炎、慢性膵炎、過敏性大腸症候群、胆のう症、神経性食欲不振（拒食症）、心因性過食症、神経性嘔吐症などの疾患	食道けいれん、噴門および幽門けいれん、呑気症状などの症状
内分泌系	肥満、糖尿病、心因性多飲症、甲状腺機能亢進症など	
神経系	偏頭痛、筋緊張性頭痛、自律神経失調症	めまい、冷え性、知覚異常、慢性疲労
泌尿器系	夜尿症、遊走腎	尿漏、陰萎、神経性頻尿
骨・筋肉系	慢性関節リウマチ、全身性筋肉痛、頸肩腕症候群、外傷性頸部症候群	関節痛、背痛、腰痛、振戦
皮膚科領域	神経性皮膚炎、アトピー性皮膚炎、円形脱毛症、慢性じん麻疹、アレルギー性皮膚炎	
耳鼻咽喉科領域	メニエール症候群、アレルギー性鼻炎、慢性副鼻腔炎	嗅覚障害、耳なり、難聴、乗り物酔、嗄声
眼科領域	眼性疲労、中心性網膜炎、原発性緑内症	眼瞼下垂、眼瞼けいれん
産婦人科領域	月経困難症、月経前緊張症、無月経、無排卵性月経、婦人不定愁訴症候群	
小児科領域	小児喘息、起立性調節障害、周期性嘔吐症	心因性の発熱、嘔気、心悸亢進、心臓病
手術前後の状態	腹部手術後愁訴（腸管癒着症、ダンピング症候群）	
歯科領域	顎関節症、口内炎、口腔粘膜の潰瘍	歯痛、口臭症、精神性脳貧血症（歯科不快症候群、歯ぎしり、吸唇（指）癖、口腔異常感

疾患と中枢神経はどう関り合っているか

身体疾患の場合

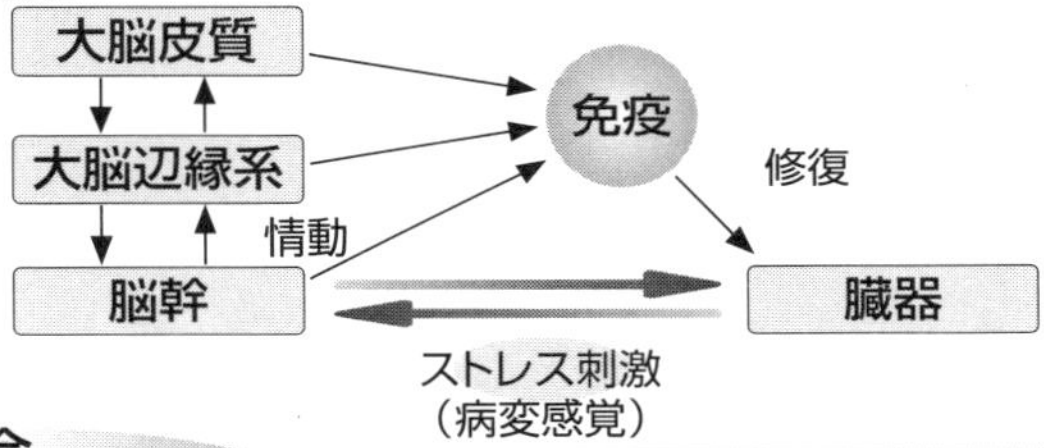
大脳皮質
大脳辺縁系
脳幹
免疫
修復
情動
臓器
ストレス刺激
（病変感覚）

心身症の場合

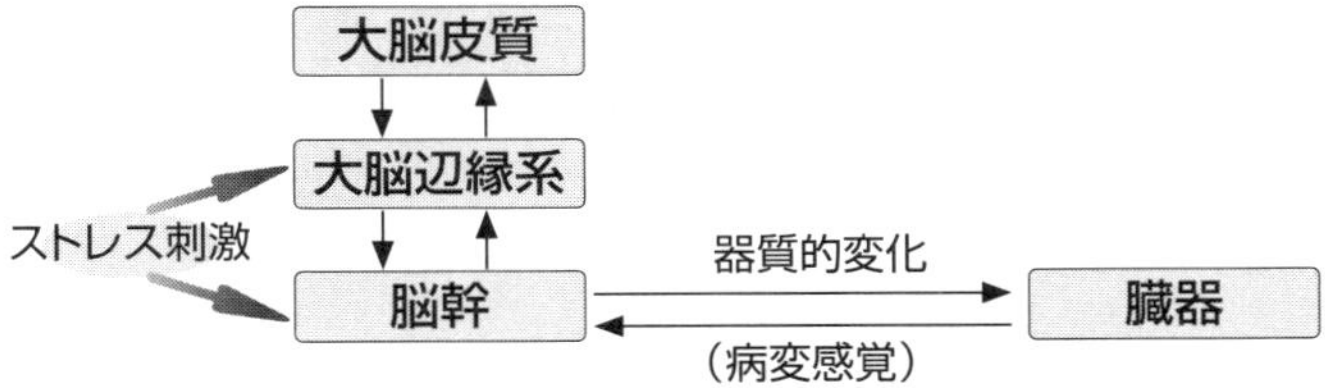
大脳皮質
大脳辺縁系
ストレス刺激
脳幹
器質的変化
臓器
（病変感覚）

器質神経症の場合

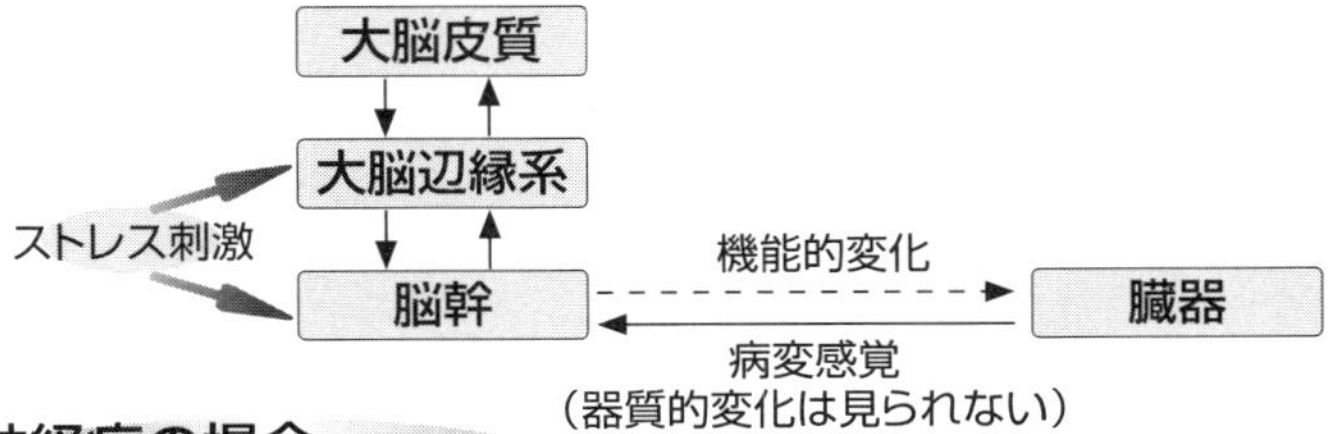
大脳皮質
大脳辺縁系
ストレス刺激
脳幹
機能的変化
臓器
病変感覚
（器質的変化は見られない）

神経症の場合

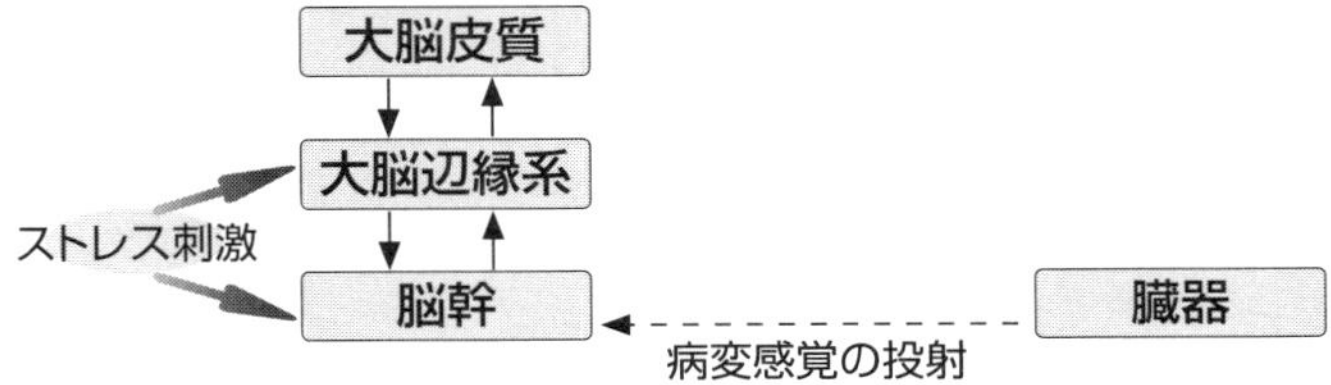
大脳皮質
大脳辺縁系
ストレス刺激
脳幹
臓器
病変感覚の投射

◆心身症の鍵を握る「古皮質」

自律神経は脳と身体とを結んで、脳からの指令を身体に伝える役割を果たしています。眠っている間も休みなく心臓を動かしたり、食事をしたら消化させるために胃腸を動かすなどの働きを、本人が無意識のうちにしています。ストレスがあるとこの自律神経が正常に働かなくなってしまうわけです。

自律神経は間脳《かんのう》を中枢としてコントロールされています。その間脳にさまざまな〝心〟の情報を送って働きかけているのが、「内臓脳」とか「情動《じょうどう》脳」と呼ばれている一連の「古皮質」です。

本能とか心とか感情的な分野の認識をしたり、判断をしたりする古皮質は、言葉で論理を構築したり計算をしたりという働きをする新皮質にくらべて、入ってくる情報に対して反応しやすく、同時に傷つきやすいことが知られています。ところが古皮質は、新皮質と違って自覚的には働いていません。ヒトは自覚的な新皮質の働きには敏感ですが、無自覚な古皮質の主張は無視しがちになるのです。どんなに心が傷ついていたとしても、本人はあまり傷ついたという自覚がありませんし、その傷がどんなに大きくてもそれをつかめないので、積極的に傷を癒そうとしないわけです。

これら自律神経系の暴走が内臓に作用すると内臓の病気になりますが、脳の中に向かうと脳の正常な機能を損なってノイローゼという心の病気となってしまいます。いつも悲しい気分から抜けられなかったり、特に何があるわけでもないのに不安にとらわれるなど、平常心ではいられなくなるのです。

こういうことが起こる原因は、古皮質から怒りのホルモン「ノルアドレナリン」や、恐怖を感じるホルモン「アドレナリン」が異常に分泌されてしまうためです。心の病気といっても気の持ちようで起きているのではなく、こうした伝達物質の異常分泌が起きているのです。

自律神経系と心身症との関係

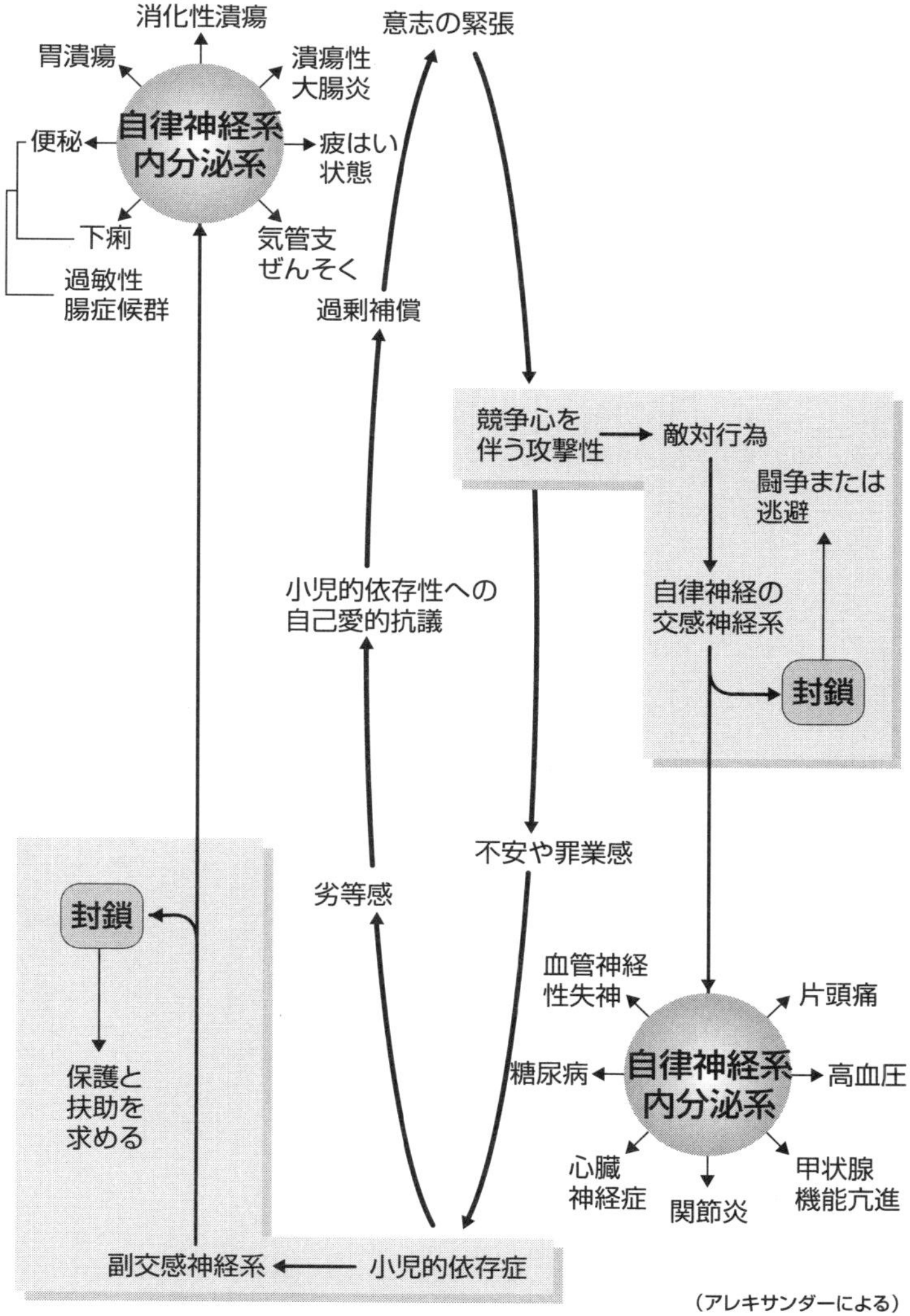
消化性潰瘍
胃潰瘍
潰瘍性
大腸炎
自律神経系
内分泌系
便秘
疲はい
状態
下痢
気管支
ぜんそく
過敏性
腸症候群
意志の緊張
過剰補償
競争心を
伴う攻撃性
敵対行為
闘争または
逃避
自律神経の
交感神経系
封鎖
小児的依存性への
自己愛的抗議
不安や罪業感
劣等感
封鎖
保護と
扶助を
求める
血管神経
性失神
片頭痛
糖尿病
自律神経系
内分泌系
高血圧
心臓
神経症
関節炎
甲状腺
機能亢進
副交感神経系
小児的依存症

（アレキサンダーによる）

2 なぜストレスで潰瘍になるのか?

内臓を監視する大脳辺縁系が制御不能になるのが原因

◆内臓が制御不能になる理由

よくいわれる〝ストレス〟とは、「相反する葛藤が脳で起きている状態」をいいます。不当なことでプライドを傷つけられながら、何かの事情で反論することが許されていないという状態が続くと、脳の中では古皮質から湧き上がった怒りの衝動を、大脳新皮質である前頭葉の理性で抑えつけています。このままでは古皮質が発する潜在的な〝怒り〟や〝憤り〟に、解決が与えられません。これを「抑圧された状態」といいます。抑圧とは、本人に怒りや衝動の自覚はなくても、ずっと強い衝動が蓄えられたままでいる状態です。いつか爆発する危険をはらんでいて、人格を不安定にすることもあります。

そういう状態が続くと、〝怒り〟を抑えきれなくなった「視床下部《ししょうかぶ》」はついに新皮質と不調和のまま暴走を始めるのです。「間脳《かんのう》」に働きかけて自律神経系に思ってもみない指示を出してしまうのです。ちょうど精密なコンピュータを過不足なく動かしていたソフトウェアがいきなり暴走を始めて、勝手にいろいろな指示を出してしまうようなものです。

自律神経系は体温を調節したり、内臓の働きを強めたり、弱めたり、状況を判断しながらコントロールしていますが、それが制御不能になるのです。自律神経系の全体が一気に壊れたらたちまちヒトは死んでしまいますから、たいていはどこか1つが壊れ、その臓器が故障を起こすというわけです。

ストレスにより内蔵が機能障害を起こす仕組み

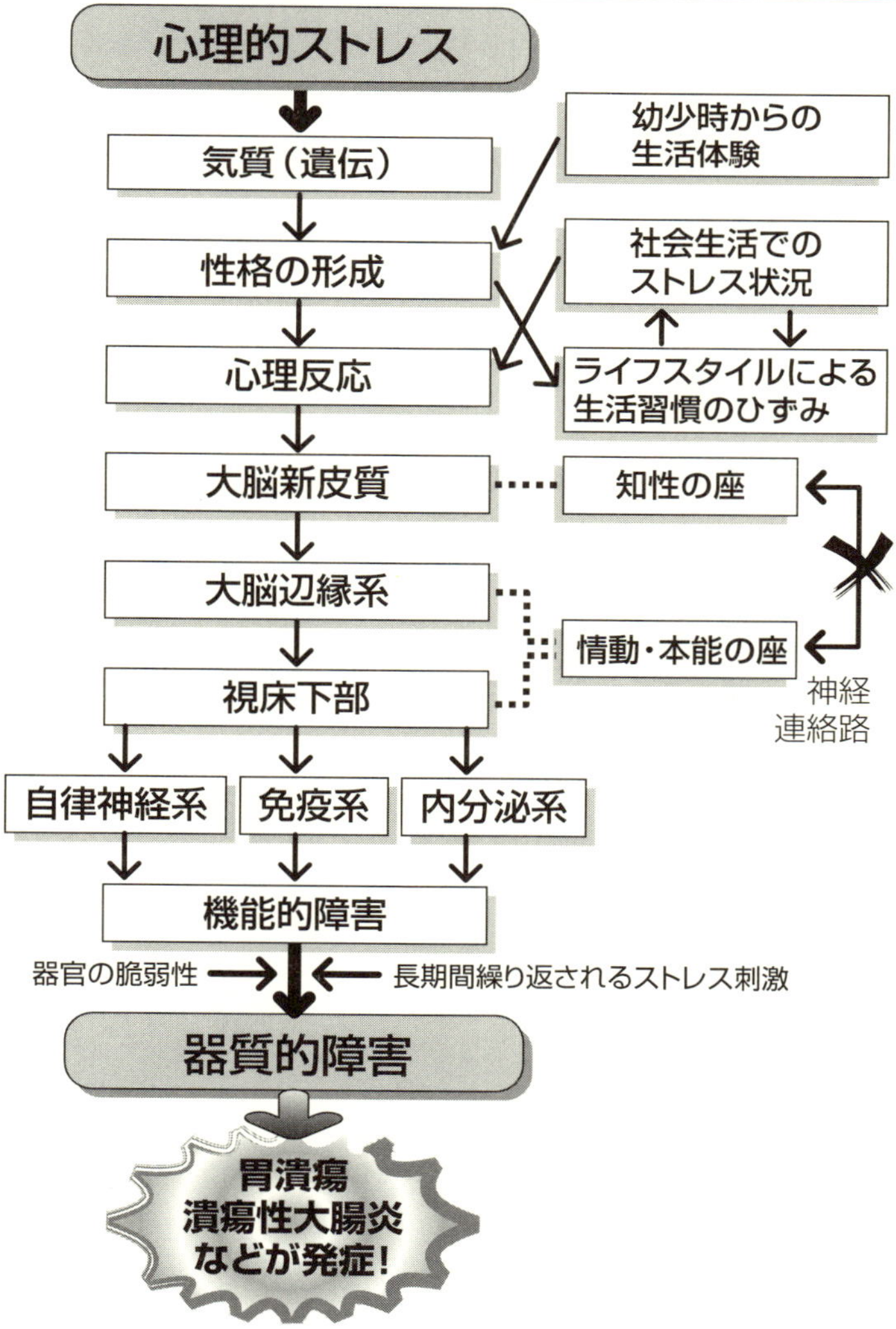
心理的ストレス
気質（遺伝）
幼少時からの
生活体験
性格の形成
社会生活での
ストレス状況
心理反応
ライフスタイルによる
生活習慣のひずみ
大脳新皮質
知性の座
大脳辺縁系
情動・本能の座
視床下部
神経
連絡路
自律神経系
免疫系
内分泌系
機能的障害
器官の脆弱性
長期間繰り返されるストレス刺激
器質的障害
胃潰瘍
潰瘍性大腸炎
などが発症！

◆ストレスを感じているときは脳の中でも異変が起きている

ストレスを生理学的な側面から見てみましょう。「下垂体前葉《かすいたいぜんよう》」から分泌される「ACTH（副腎《ふくじん》皮質刺激ホルモン）」は、ストレスを感じると分泌量が増加します。ACTHの分泌は、視床下部から出る「ペプチドホルモン」によって複合的に調節されており、なかでも強い刺激となるのがアミノ酸41個からなるペプチドのACTH放出ホルモンです。

これは視床下部の「室傍核《しつぼうかく》」（PVN・第3脳室の両側に局在する神経核）にあるペプチド作動性神経細胞の細胞体で合成され、軸索流に乗って脳底まで運ばれて「正中隆起部《せいちゅうりゅうきぶ》」に至り、そこから下垂体門脈と呼ばれる毛細血管内に放出され、血中を流れて下垂体前葉のACTH生産細胞に到達、ACTHを合成・分泌せよという命令として働きます。副腎系のホルモンである「カテコラミン」や「アルギニン・バソプレッシン（AVP）」、「プロラクチン（PRL）」、そして「成長ホルモン（GH）」などの下垂体ホルモンもストレスが加わると分泌量が増加することが知られています。

うつ病患者では副腎皮質活動が活発になり、副腎皮質ホルモンの「コルチゾール」濃度が増加します。海馬や視床下部にはコルチゾール受容体が濃密に存在しています。そのため記憶を司る海馬はコルチゾールの影響を受けると、加齢による老化以上の速さで神経細胞が脱落し、これが著しいときには記憶障害や痴呆に陥ることがあります。コルチゾールは免疫系にも抑制的に働きますから、あまり血中濃度が高すぎると免疫力を落とすことにもなってしまいます。

脳幹から脳全体に軸索を伸ばしている上行性脳幹網様体《じょうこうせいのうかんもうようたい》賦活系《ふかつけい》でも「モノアミン類」（ドーパミン、ノルアドレナリン、アドレナリンなど）が異常分泌し、自律神経系の興奮や情動に影響を及ぼすのです。

下垂体から分泌される主なホルモン

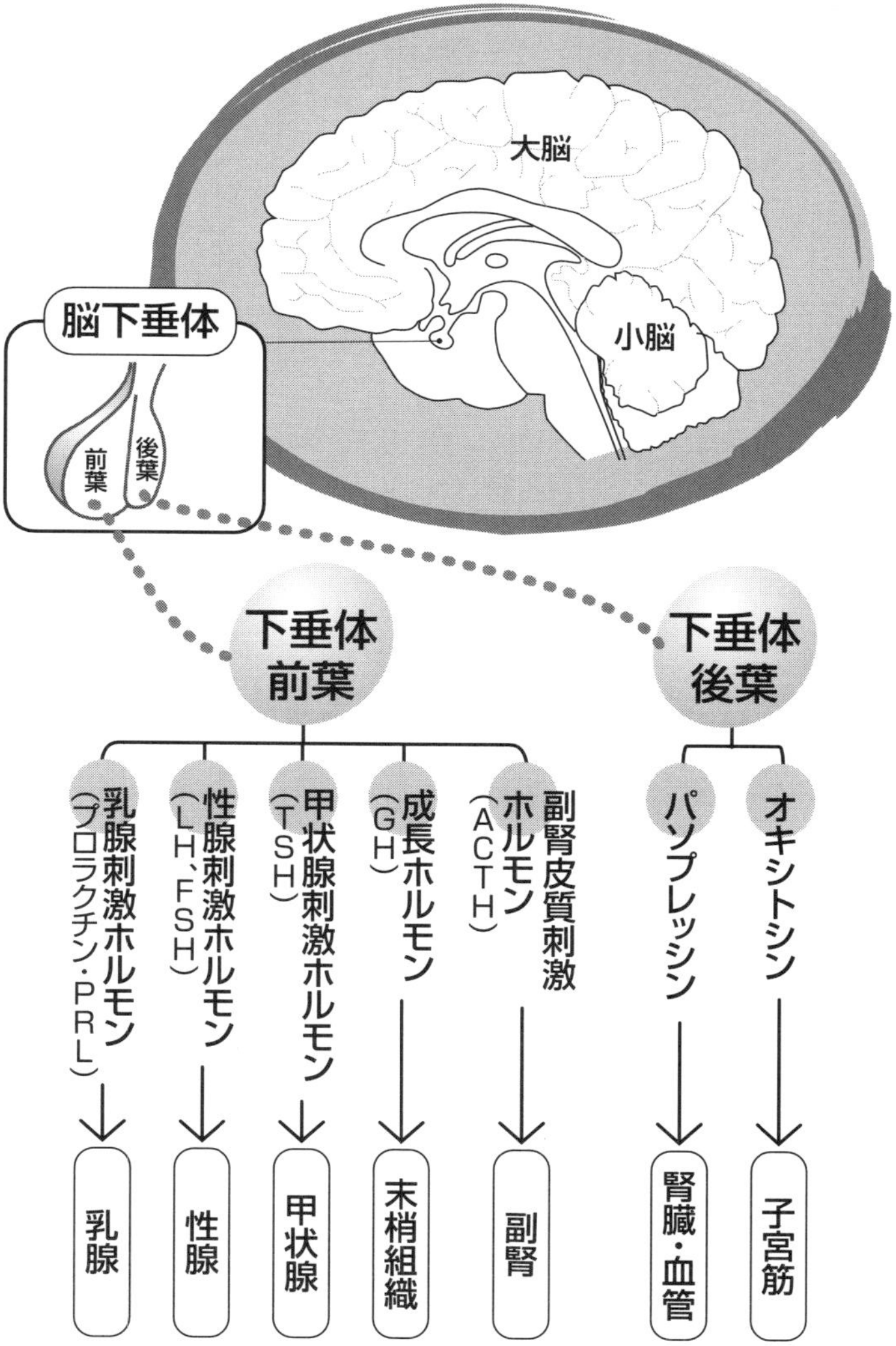

3 依存症を引き起こす原因は何か

意志の強さと依存症は無関係だった！

◆依存症は大脳辺縁系が意志決定を放棄するために起こる

アルコール依存症になった人は、一度アルコールが入ると強制的に止められない限り、意識を失うまで飲み続けてしまいます。ただし酒量を抑えられないのは、意志が弱いためではありません。

正常であれば前頭葉で考えた理性が、視床下部《ししょうかぶ》から扁桃体《へんとうたい》などの大脳辺縁系《へんえんけい》と合議することで「もう飲むのをやめよう」という意志決定になります。ところが、依存症患者の脳では大脳辺縁系が反乱を起こしてその決定を放棄させるので、酒をやめるにやめられないのです。

アルコール依存症患者は、何度も酔いつぶれ、酒の上での大失態を重ねて、社会からも家庭からも孤立していきます。すると視床下部の三大欲望の「集団欲」が欲する共感からは遠のき、大脳辺縁系の〝心〟はますます傷ついてしまいます。それが重なると脳内で生成する「ノルアドレナリン」などのある意味で〝猛毒物質〟が過剰に働いて、脳の機能を損なうという悪循環を繰り返すのです。

酒のアルコール成分が脳を痛めつけるのではなく、自分の脳が作り出すホルモンの影響で脳がダメになっていくのです。終いには壊滅的なまでに人格が破壊されてしまいます。

薬物依存、買い物依存、セックス依存、摂食《せっしょく》障害（過食症・拒食症）といった依存症が、それらへの依存をやめられない理由も、脳が破壊されていくメカニズムも、アルコール依存症と基本的には同じ

「アルコール依存症」が形成される過程

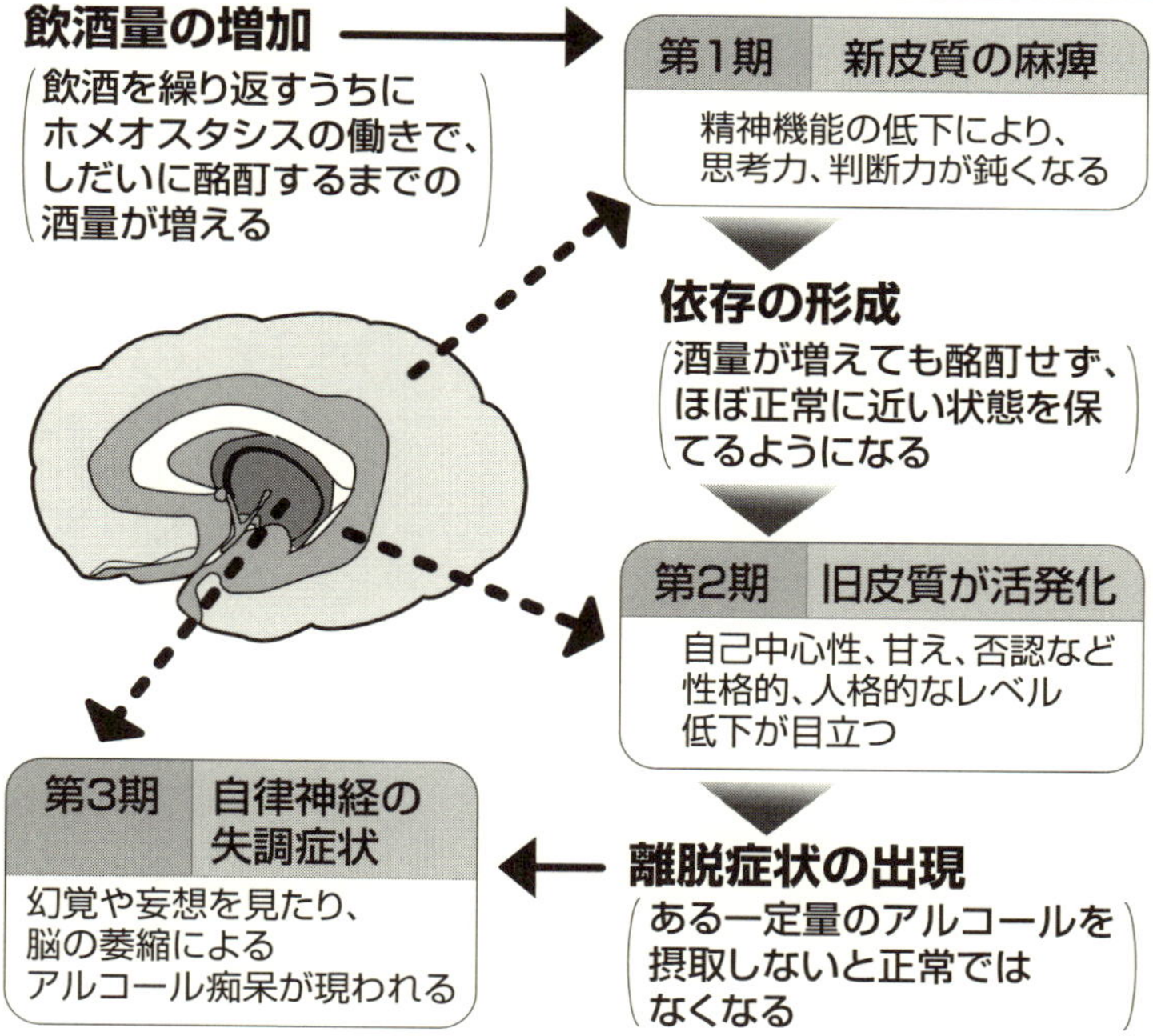
飲酒量の増加
飲酒を繰り返すうちにホメオスタシスの働きで、しだいに酩酊するまでの酒量が増える
第1期　新皮質の麻痺
精神機能の低下により、思考力、判断力が鈍くなる
依存の形成
酒量が増えても酩酊せず、ほぼ正常に近い状態を保てるようになる
第2期　旧皮質が活発化
自己中心性、甘え、否認など性格的、人格的なレベル低下が目立つ
離脱症状の出現
ある一定量のアルコールを摂取しないと正常ではなくなる
第3期　自律神経の失調症状
幻覚や妄想を見たり、脳の萎縮によるアルコール痴呆が現われる

ものと考えられます。

最初の原因はいずれも心の葛藤によるものです。「このまま生きていても、誰かに自分を認めてもらうことがないかもしれない」と強い不安にかられたり、強い不満をもったとき、人は依存症への道を歩き始めることになります。

症状が出始めた最初の段階でうまい癒しの方法が見つかれば、精神疾患を病まずにすみますし、脳の機能には何の影響も残さずに日常生活に戻っていくことができます。しかし依存症になって人格が破壊されてからの回復は困難です。

4 なぜヒトは精神を病むのか？

大脳辺縁系の機能障害がさまざまな精神疾患を呼ぶ

◆精神疾患の種類と症状

精神疾患は大きく3種類に分けられます。分裂病や躁うつ病の「内因性精神病」、自律神経失調の症状が出る「神経症（不安性障害）」、アルコールを含む薬物中毒による「中毒性精神病」の3つです。「内因性精神病」は、大脳皮質が本来の機能を損ない、異常な働きをさせるために起きます。代表的な躁うつ病は、〝抑うつ（暗く沈み込む）〟と〝躁揚《そうよう》（気持ちが高揚する）〟のどちらかの症状が極端に出たり、両方が交互にやってくる病気です。人並みはずれてはしゃいでみたり、そうかと思うと自殺しかねないほど落ち込んだりします。あまりに落ち込みが激しいと自殺する気力さえなくすほどです。「神経症」は自律神経に働いて、何でもないときに急に手に冷や汗をかかせたり、動悸《どうき》を打たせたりするほか、病的な不安を感じさせたりもします。「中毒性精神病」は、薬物の影響で脳内で生成する毒性のあるホルモン分泌の調整機能がなくなり、結果的に猛毒のホルモンが異常分泌するため、脳の機能を損なうことから起きる精神病です。

出てくる症状は違いますが、これらはすべて意識の下にある葛藤が癒されないために、大脳辺縁系の乱調を引き起こすことが原因です。「快感ホルモン」のドーパミン、「怒りのホルモン」のノルアドレナリン、「恐怖のホルモン」のアドレナリンなどの異常分泌が繰り返されています。

躁うつ病患者の脳の様子

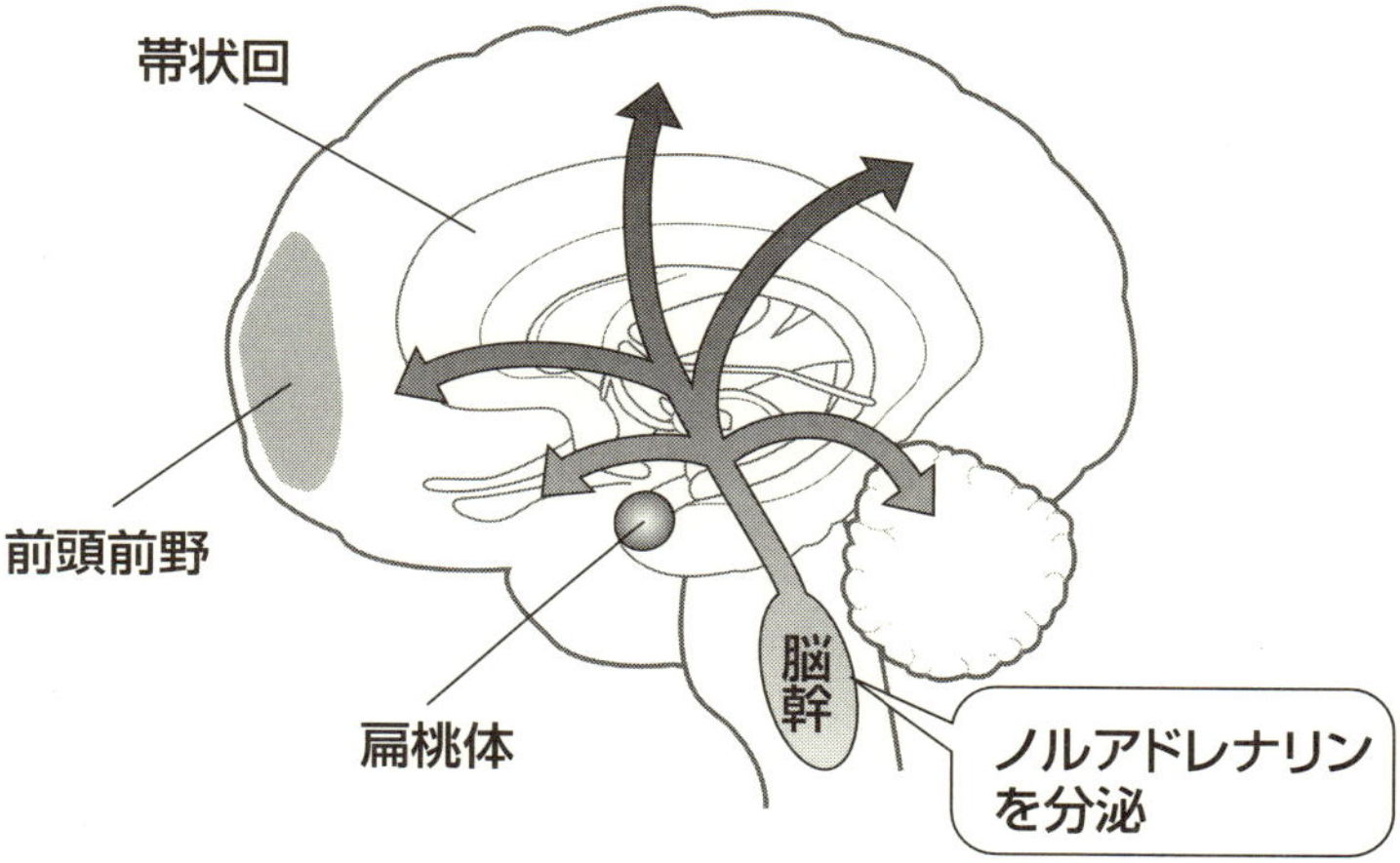

帯状回
前頭前野
扁桃体
脳幹
ノルアドレナリンを分泌

うつ状態では前頭前野と扁桃体、後頭葉の一部だけが活発に活動している

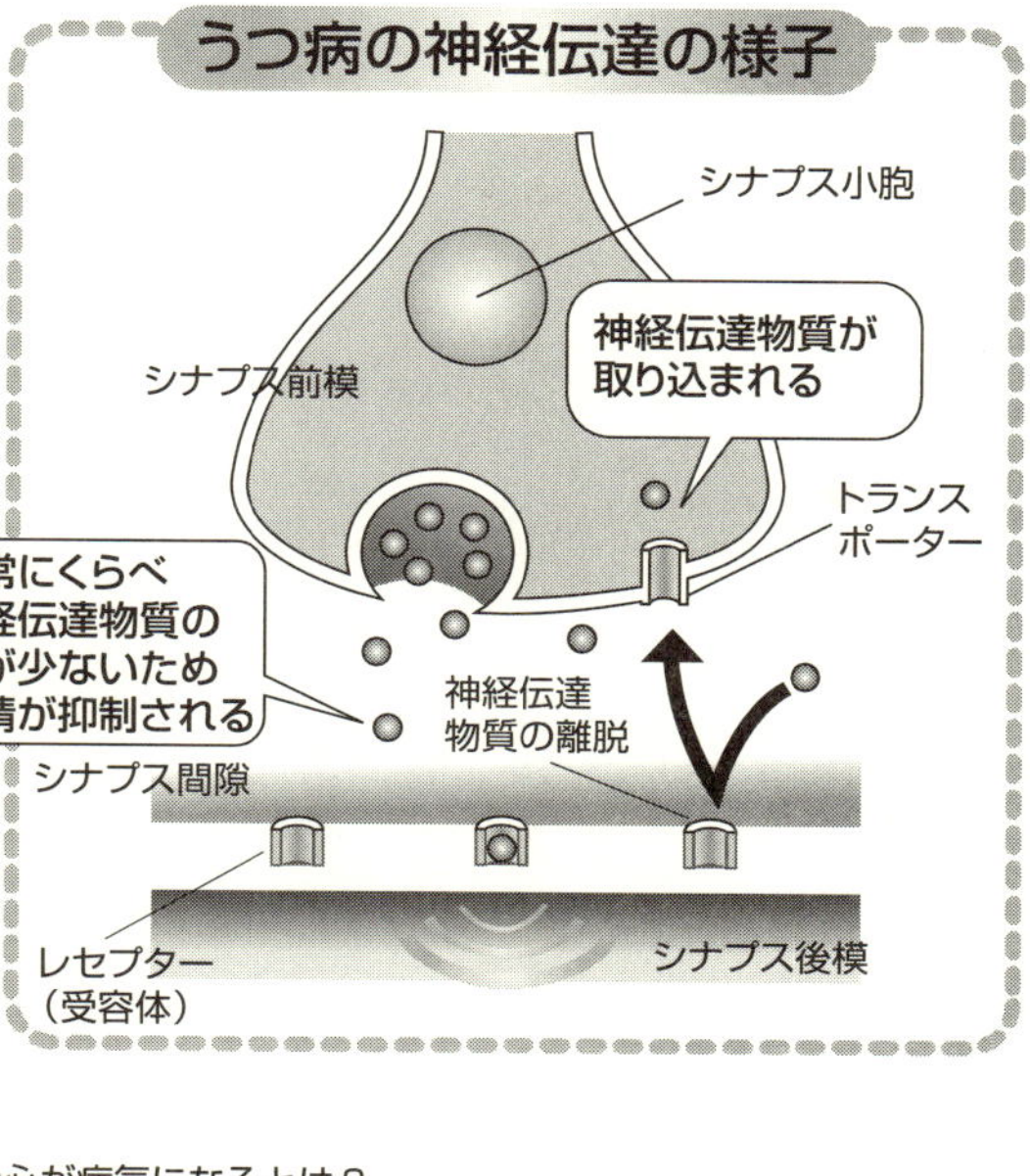

うつ病の神経伝達の様子
シナプス小胞
シナプス前模
神経伝達物質が取り込まれる
トランスポーター
正常にくらべ神経伝達物質の量が少ないため感情が抑制される
神経伝達物質の離脱
シナプス間隙
レセプター（受容体）
シナプス後模

◆精神疾患は、大脳辺縁系の暴走による機能障害

精神病の発端は、本人が知らないうちに心に傷を負っていたり、無意識のうちに心に葛藤を抱えているところにあると考えられます。

古皮質で形成される大脳辺縁系は、ヒトの心の本体ともいうべきところで、傷つきやすい古い脳です。もともと意識下にありますが、喜怒哀楽を感じたり、好き嫌いを判断したり、食欲や性欲を感じたり、自分にとって快い環境を自然に求めるように働いています。ところが、自分の気持ちに反して、不当なことを強要されていながらずっと耐えていたり、自分で自分の気持ちを押し殺すようにして我慢を続けたりすると、こうした本来の心が傷つけられてしまうことが多いのです。

それは家族や親しい仲間と、安全に心を合わせて生きていきたいという根元的な「集団欲」に反するものですから、それを続けていると大脳辺縁系の古皮質が変調をきたすのです。現代社会ではありがちですが、孤立しながら他人と競争ばかりしていると、ヒト本来の「共感したい」という集団欲からはずれがちです。とくに親や家族の考え方や価値観を押しつけると、本人は精神的に孤立してしまいます。

大脳辺縁系がもっている欲求と大脳新皮質の理性と間に葛藤が起こると、意識的には新皮質の理性のほうが勝ります。しかし、いつまでも大脳辺縁系の葛藤を理性で押し殺していると、ついには大脳辺縁系が暴走を始めて脳の機能障害を起こし、いわゆる精神疾患の症状を呈するのだと考えられるのです。

精神病の症状は、幻聴を聞いたり、幻を見たり、人格のバランスが崩れたり、突然に痴呆症状が出たりとさまざまですが、精神疾患の症状の違いは、根は同じでありながら大脳辺縁系の暴走する方向がそれぞれ異なったものといっていいでしょう。

精神障害のレベル別診断

レベル	段階	内容	精神医学的診断	治療
正常レベル	正常	（とくになし）	正常	ー
	情動的反応	現実的なストレス反応 （軽い不安、情動反応。心配状態、一過性の心身症反応）	正常	支持的カウンセリング
			不安神経症 心身性反応	軽い薬物療法
神経症のレベル	神経症的	やや自我が弱い （神経症的パーソナリティ） （不安、情動反応、行動障害、軽い心身症）	神経症 心身症	支持的治療 簡易分析
			行動異常	環境調整 薬物療法
	神経症	自我の弱さ （神経症的パーソナリティ）		各種の心理療法
		固有の病像に固定 （神経症、心身症、行動障害、習癖など）		簡易分析 薬物療法
	人格障害をともなう神経症	自我の弱さ（人格障害） （根深い神経症、心身症 行動障害）	神経症 心身症 行動異常	精神分析 簡易分析
	精神病的反応	自我の弱さ （軽い心因反応）	心因反応	薬物療法 心理療法
精神症のレベル	境界例	自己愛的自我障害	境界例 心身症	薬物療法 心理療法
	精神病	重度の自己愛的自我障害（自我歪曲）	躁うつ病 分裂病	薬物療法 心理療法

5 なぜ分裂病は起こるのか？

抑圧された欲求が生み出す〝脳〟の中の新たな人格

◆分裂病患者の脳にみる機能的な変化

青年期に多く発病する「分裂病」は、一言でいうなら精神の調和を失い、人格的にひどく荒れた状態となるものです。幻覚や妄想があり、内向的になるという特徴もあります。それでいながら時には激しい暴力行為に及ぶこともあります。このとき分裂病患者の脳の中では何が起きているのでしょうか。

慢性分裂病患者の大脳皮質の活動状態を調べてみると、正常なときよりも前頭葉の活動が低いことが確認されています。正常な脳では大脳新皮質の中で前頭葉が最も活発に活動していて、側頭部や頭頂部、後頭部では比較的に活動が少ないのです。それが分裂病患者の脳はどこも同じレベルでしか活動していません。正常な人が心理テストを行なえば、前頭葉の血流量が増えますが、分裂病患者はテストに入っても増えません。意志、計画、推理、創造、感情などを担当している前頭葉が働いていないのです。

また大脳皮質と皮質下核の血流量を比較すると、ふつうなら精神活動を支えている大脳皮質の血流量が多いはずなのに、分裂病患者では大脳皮質の出力調整の役割をしている皮質下核の血流のほうが多くなっています。つまり意志や感情をまとめきれないまま、その曖昧な結果を必要以上に出力しすぎていることが想定されるのです。このような脳の機能障害は、大脳辺縁系《へんえんけい》が分泌するホルモン（神経伝達物質）のバランス失調が原因です。

分裂病患者の脳の様子

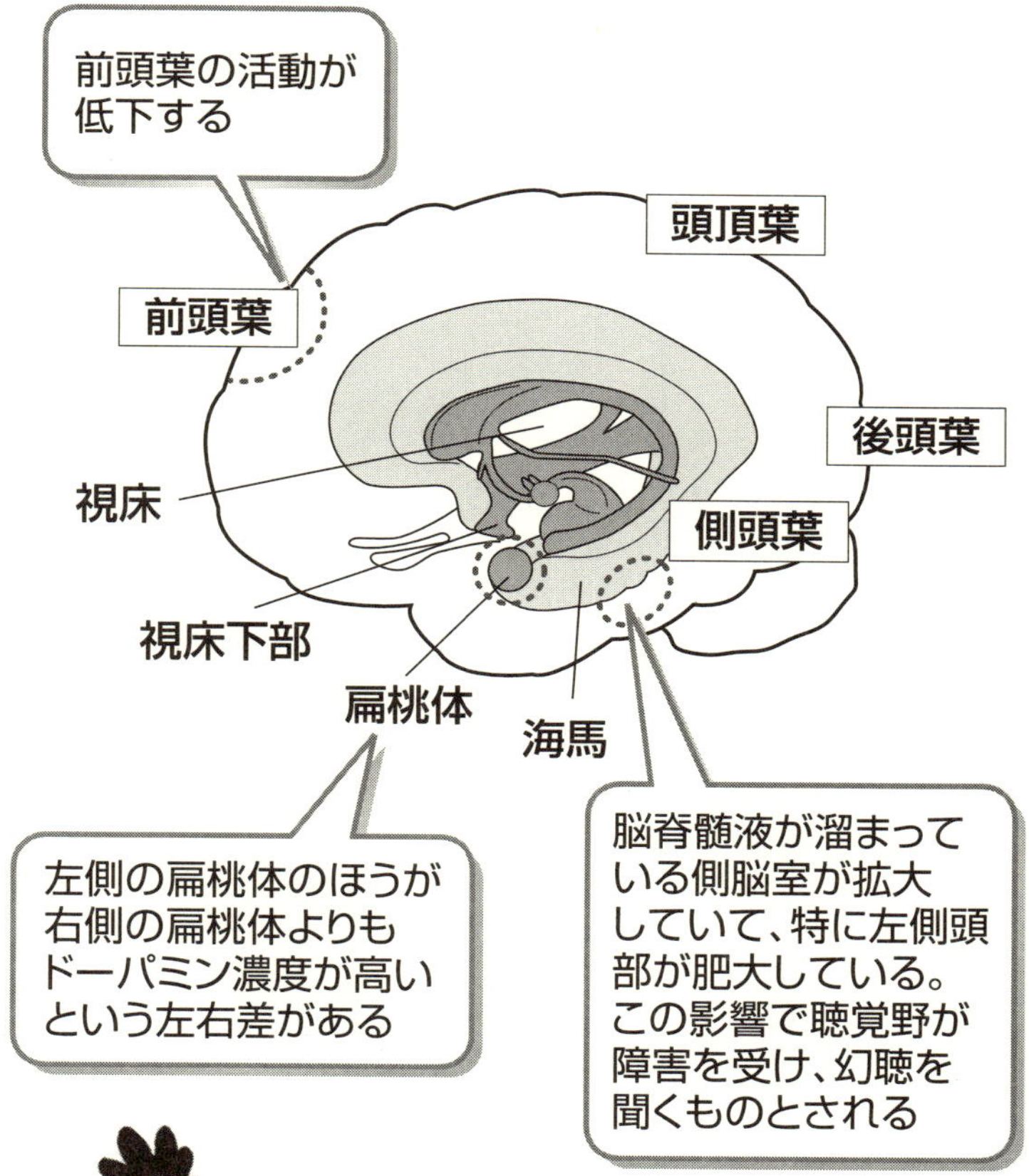
前頭葉の活動が低下する
頭頂葉
前頭葉
後頭葉
視床
側頭葉
視床下部
扁桃体
海馬
左側の扁桃体のほうが右側の扁桃体よりもドーパミン濃度が高いという左右差がある
脳脊髄液が溜まっている側脳室が拡大していて、特に左側頭部が肥大している。この影響で聴覚野が障害を受け、幻聴を聞くものとされる

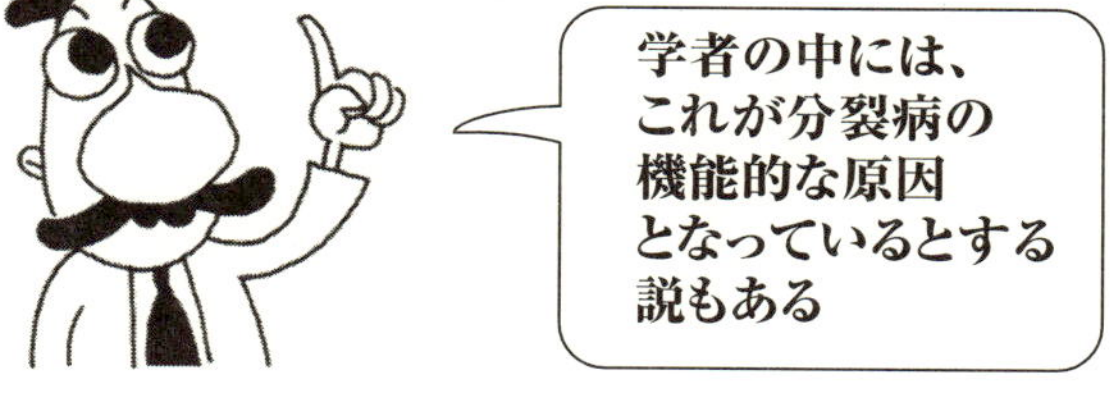
学者の中には、これが分裂病の機能的な原因となっているとする説もある

◆分裂病患者の「感情」が過激になり、「理性」が働きにくくなるメカニズム

快感ホルモンである「ドーパミン」の働きと、分裂病の症状にも深い関係があります。

神経細胞が信号を伝達するときには、ネットワーク状に伸ばした樹状突起や軸索の先端から、シナプスを通じて伝達物質の受け渡しをします。このとき、信号を受ける神経細胞は「受容体（レセプター）」に伝達物質が入ってはじめて、信号を受けたことを認識します。伝達物質にも多くの種類があるように、受容器もそれぞれ受け取る伝達物質や神経細胞によって種類があります。

さて、快感ホルモン「ドーパミン」には、6種類のドーパミン受容体があることが知られています。分裂病患者では、このうちのいくつかの受容体がきちんと機能していないようなのです。ドーパミンが分泌されると、大脳辺縁系と前頭連合野にそれぞれある受容体でこの信号を受け取ります。それが分裂病患者では、大脳辺縁系の受容体が何かの理由で過剰に働きすぎ、必要以上にドーパミンを受け取ってしまうのです。理性的な働きをする前頭連合野ではその反対に受容体がきちんと機能していないので、ドーパミンを受け取ることができません。

大脳辺縁系は喜怒哀楽の感情をコントロールしている中枢です。そこに受容体の故障で過剰な信号が送られるために、患者は「誰かに殺されるのではないか」といった妄想を抱くようになるなど、常軌を逸した恐怖をあおられることになってしまいます。

そして前頭連合野では受容体がうまくドーパミンの信号をとらえられないため、神経細胞が覚醒することができず、簡単な数字をほんの短い間でも記憶することができなくなるほど著しく機能が落ちてしまい、本来もっていた理性が損なわれてしまうのです。

「ドーパミン」の作用と分裂病の関係

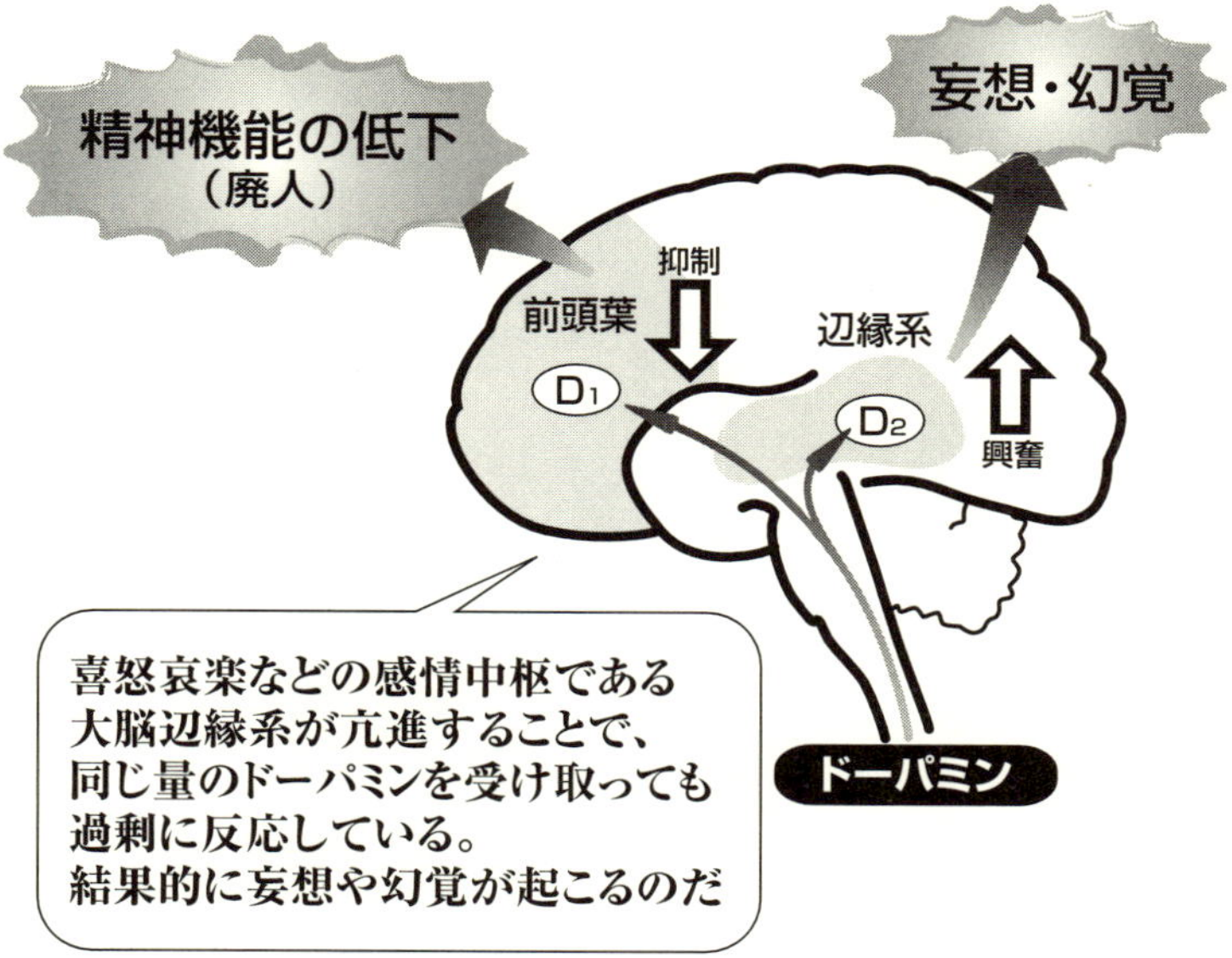

精神機能の低下（廃人）

妄想・幻覚

抑制

前頭葉 D_1

辺縁系 D_2

興奮

ドーパミン

喜怒哀楽などの感情中枢である大脳辺縁系が亢進することで、同じ量のドーパミンを受け取っても過剰に反応している。結果的に妄想や幻覚が起こるのだ

治療薬

ドーパミン

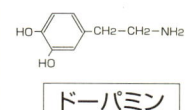

似た構造でドーパミンと間違わせることで妄想・幻覚などをコントロールできるが、前頭葉の機能低下には効力がないし、パーキンソン症候群などの副作用も出る

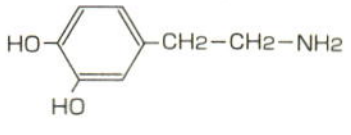

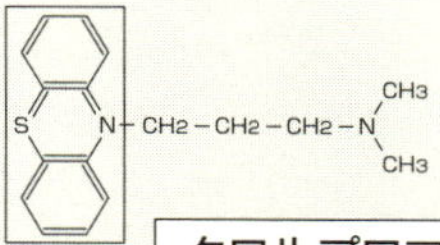

クロルプロマジン　　ハロペリドール

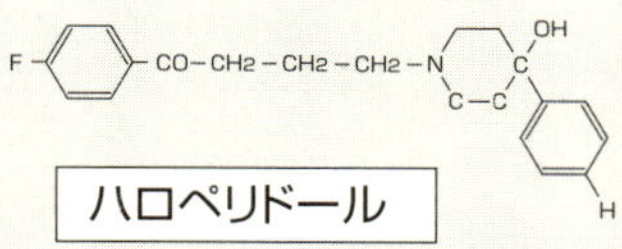

6 過食症・拒食症はなぜ起こるのか？

〝心の傷〟を満たそうとする「依存症」の一種

◆摂食中枢をコントロールする扁桃体が暴走する理由

過食症の人は食べても食べても満腹感がなく、ときには冷蔵庫の中のものすべてを食べ尽くし、そのすぐあとに、後悔と自責の念で喉に指を入れて吐き出すこともあります。拒食症はその反対に何もものが食べられなくなる症状です。ひどくなると栄養失調で死亡する例もあります。ほとんどの人が過食症の時期と拒食症の時期とを交互に繰り返すことから、「摂食障害《せっしょくしょうがい》」とも呼ばれています。

摂食障害も依存症の一種とされ、多くは幼児期の家族関係、親子関係から受けた「心の傷」に原因があるとみられています。その傷が癒されないままでいると自覚できない大脳辺縁系の葛藤が思春期になって暴走し、摂食中枢への正常なホルモン分泌を妨げるのです。食欲をコントロールする摂食中枢は視《し》床下部《しょうかぶ》にあり、「外側《がいそく》野」が空腹中枢、「腹内側《ふくないそく》核」が満腹中枢となっています。空腹になると〝食べたい〟という欲求を出し、満腹になれば〝食べるのはやめよう〟と歯止めをかけるのですが、視床下部は扁桃体《へんとうたい》と合議して、空腹中枢と満腹中枢をホルモン刺激する最終決定を出します。

ところが心の傷が耐え難いほどの葛藤となってしまうと扁桃体を暴走させてしまい、扁桃体がいつまでも決定を出さないために食欲をコントロールすることができなくなってしまうのです。原因は「心の傷」であって視床下部や扁桃体の故障ではありません。ですから、投薬治療では治せません。

「空腹中枢」と「満腹中枢」の働き

食べなさい

空腹中枢

血液中のブドウ糖が少なくなると

内側視索前野
内側前脳束
外側野
背内側核
後核
外側視索前野
漏斗
前葉
後葉
脳下垂体

視床下部

血液中のブドウ糖が増えると

腹内側核

満腹中枢

食べるのをやめなさい

摂食障害の女性の多くが夜驚症になった経験をもつ。夜驚症の発症にも幼児期に受けた心の傷が原因とされている

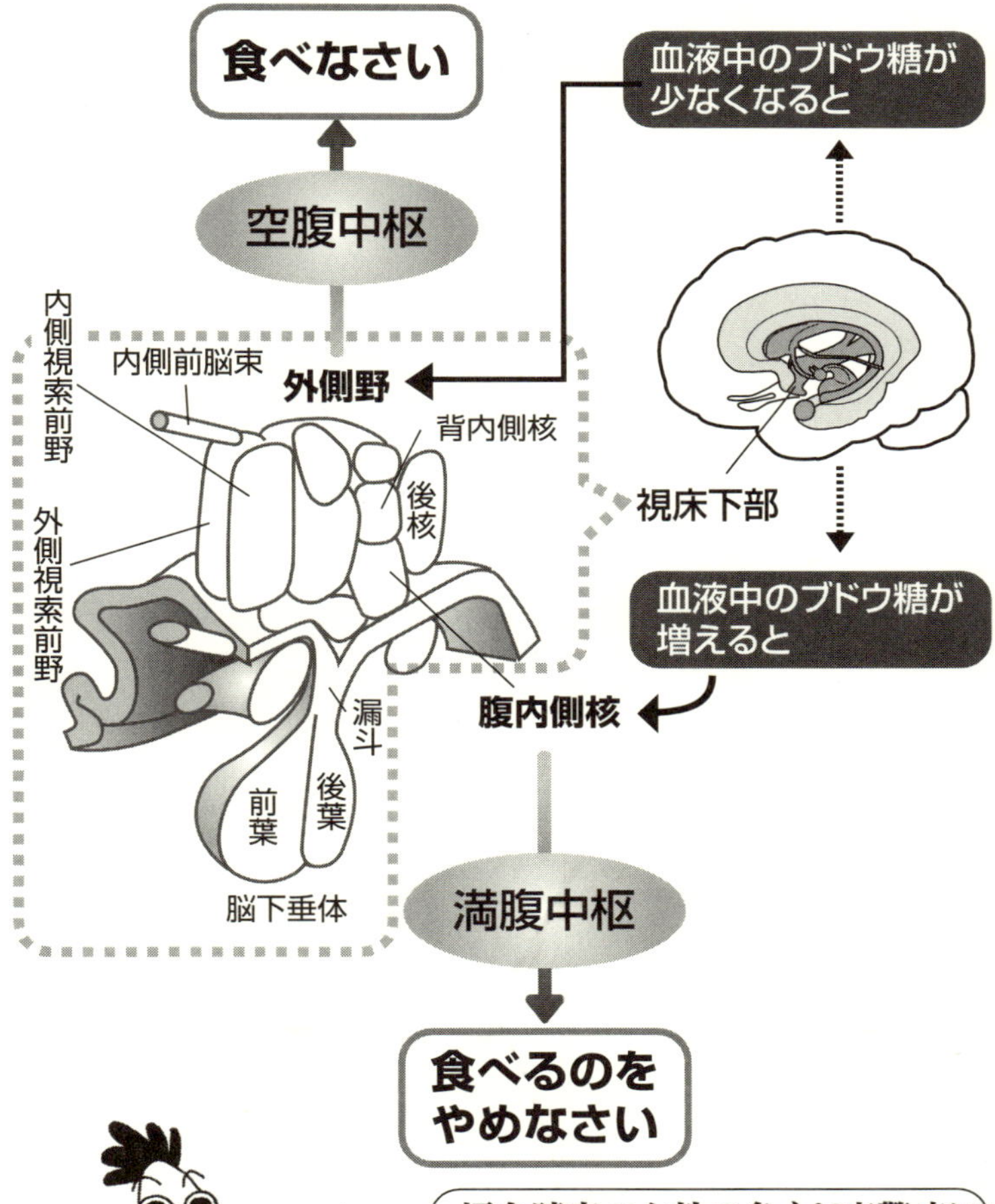

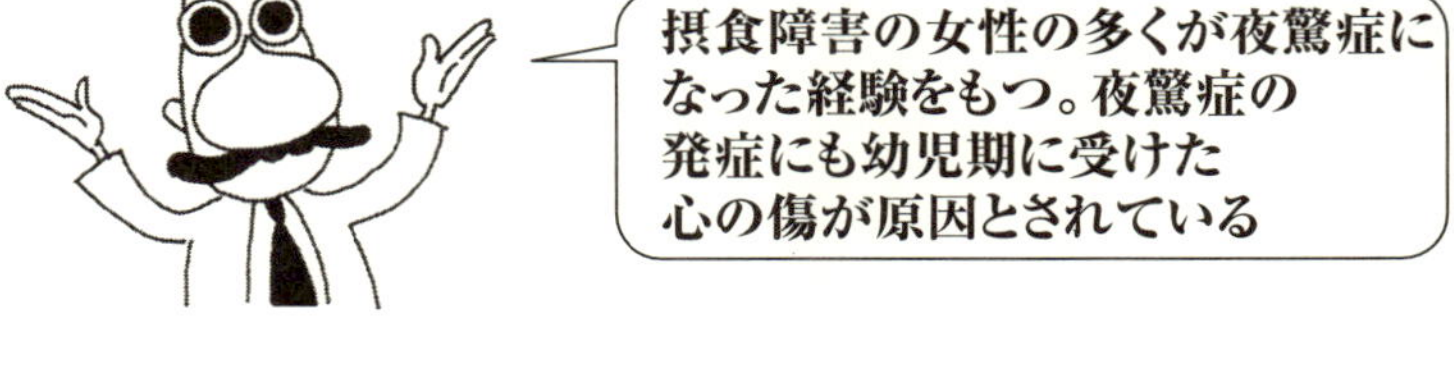

1 ないはずの手足が痛むのはどうして？

幻肢痛の不思議と痛みを感じるメカニズムを見てみよう

◆「網様体」と「視床非特殊核」が刺激の重要性を判断する

交通事故などで脚が切断されたあと、ないはずの足先に痛みを感じることがあります。あたかも脚がまだついているように感じられるので、「幻肢痛《げんしつう》（Phantom Pain）」といいます。

実は、足先まで伸びていた神経線維が途中で切れてしまった、という情報は脳に届けられないのです。脚がなくなっても頭頂葉にある皮膚感覚野はそのまま残っていて、脚からの痛み、温、冷、圧覚の情報が届けられるのを待ち受けています。切れた神経線維の端が圧迫されたりして誤った情報が届けられ、感覚野がそれを信じてしまうので「幻肢痛」が起こるのです。

ただし、「幻肢痛」が耐え難い痛みを訴えることはありません。感覚が脳に届くまでの仕組みは二重になっていて、激痛の緊急時とそうでないときとをきちんと知らせてくれるからです。

皮膚感覚器が痛みの刺激を受けると、信号は神経線維を通ってまず脊髄に行き、そこで脊髄《せきずい》の中を通っている上行《じょうこう》神経線維に受け渡されます。脊髄の中を脳まで上っていった信号は「中脳《ちゅうのう》」で二手に分かれ、ひとつは中脳の「網様体《もうようたい》」へ、もう一方は「視床特殊核《ししょうとくしゅかく》」まで進みます。「視床特殊核」で受け渡しをされた痛みの信号は、頭頂葉の中心溝近くにある皮膚感覚野まで上っていって〝痛み〟として感じます。「網様体」へ運ばれたほうの痛みの信号は、ここで緊急事態の痛みか

「幻肢痛」の仕組み

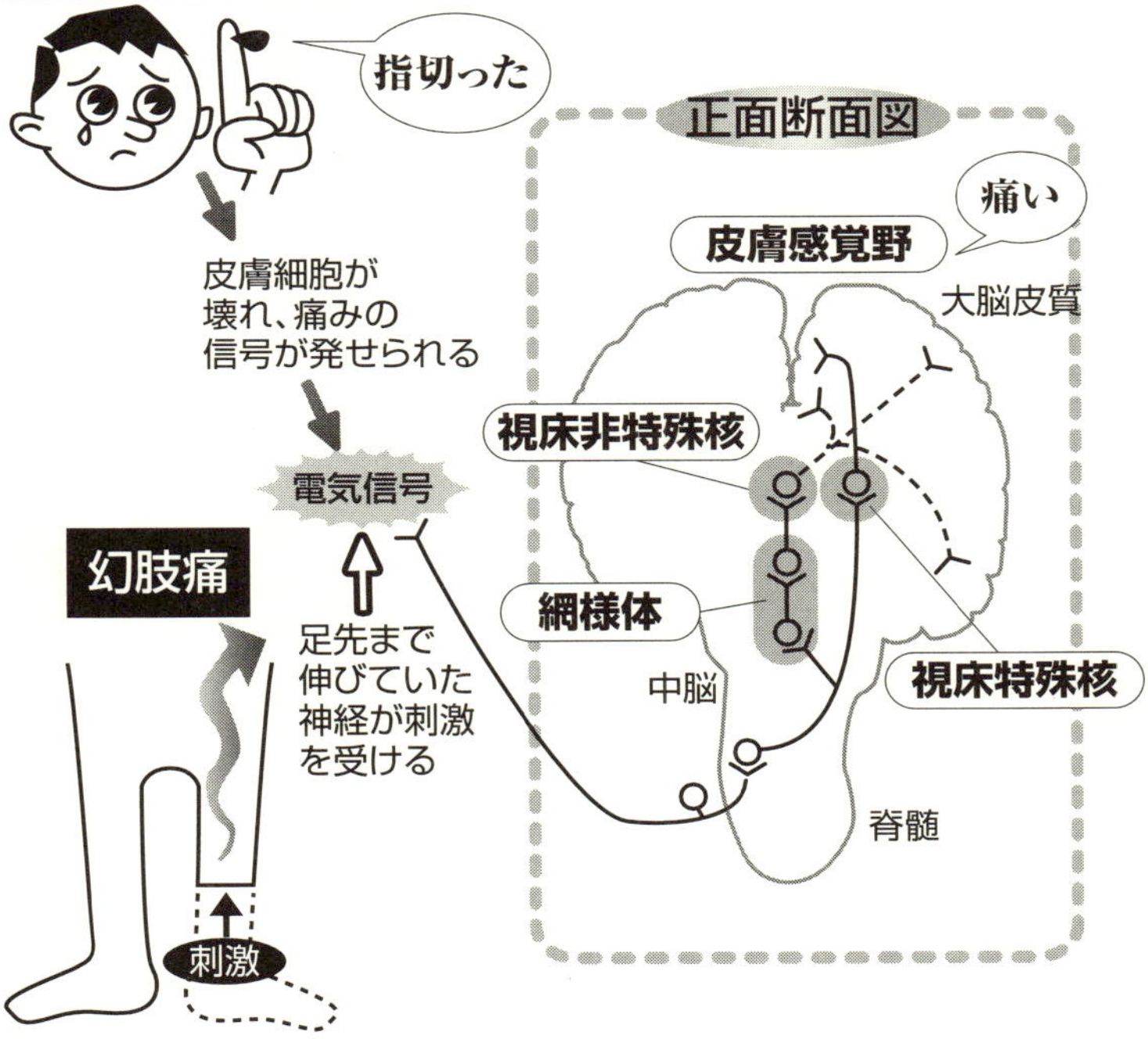

どうか判断されて、さらに「視床非特殊核（髄板内核《ずいはんないかく》）」へと運ばれてここでもさらに判断が加えられます。

もし緊急事態の激痛なら脳全体に緊張を知らせる信号を発信し、そうでなければここで信号を止めてしまいます。ですから、失ってしまった足から痛みの信号が来たように感じたとしても、それが耐えられないほどの劇的な痛みになることはありません。

失ったばかりの脚には「幻肢痛」は起きますが、時間がたつと次第になくなります。脚からの刺激が誤りだということがわかってくると、誤った信号に対して次第に鈍感になっていくのです。

8 ヒトはなぜ夢を見るのか？

夢を見る構造と心理状態の結びつきを見てみよう

◆夢を見る右脳、夢を言葉にする左脳

ヒトと木の上で眠る鳥類だけが、他の動物に襲われないように手が打てるようになって初めて深い眠りを手に入れることができました。そして眠りの浅いＲＥＭ《レム》睡眠のときだけ、夢を見ます。

ヒトが夢を見ているときの頭全体の周波数の違いを調べていくと、右脳側頭部だけが集中的に活動していて、その周辺部に行くに従って活動は弱まります。このとき左脳のほうで右脳ほど活発に動いているところはありません。

また生きているヒトの大脳を露出させて、右脳の表面に弱い電流を流すと、まるで夢を見ているように幻の映像を見ます。そこも夢を見るときと同じ右脳の側頭葉で、幻覚を見ると同時に懐かしさを感じたり、不思議な感情や古い記憶を思い出したりもします。左脳のほうはどこを刺激しても幻覚を見ることはできません。こうした実験から、夢は右脳の活動の産物といえます。

右脳には視覚的な情報処理をする機能がありますから、そこで夢を見ているようです。ところが、左脳と右脳をつないでいる脳梁《のうりょう》を切断してしまうと、夢を見ることができなくなります。なぜかというと、右脳で見た夢は脳梁を通して左脳に送られ、左脳の言語機能で言葉に置き換えて記憶されていくのです。言葉にして記憶しておかないと、夢を見たことを自覚できないのです。

脳は夢を見ながら記憶を整理している!?

クリックによる仮説

外側膝状体

視床

4 頭頂葉
必要な記憶だけが長期記憶として蓄えられる

後頭葉

2 海馬
海馬に蓄積されている記憶がランダムに引き出される

1 橋
睡眠中に橋から出される信号が視床の外側膝状体を刺激

3 視覚野
海馬から引き出された記憶が視覚野に伝えられ、夢を見る

1〜3へ移された記憶で不必要なものは、この段階で消去されているとクリックは考えた

夢を見ている脳 — 右脳

夢を言葉にかえて記憶する脳 — 左脳

朝起きたときに夢の内容を覚えているのはこの右脳と左脳の連携による

173 ●PART 5／脳や心が病気になるとは？

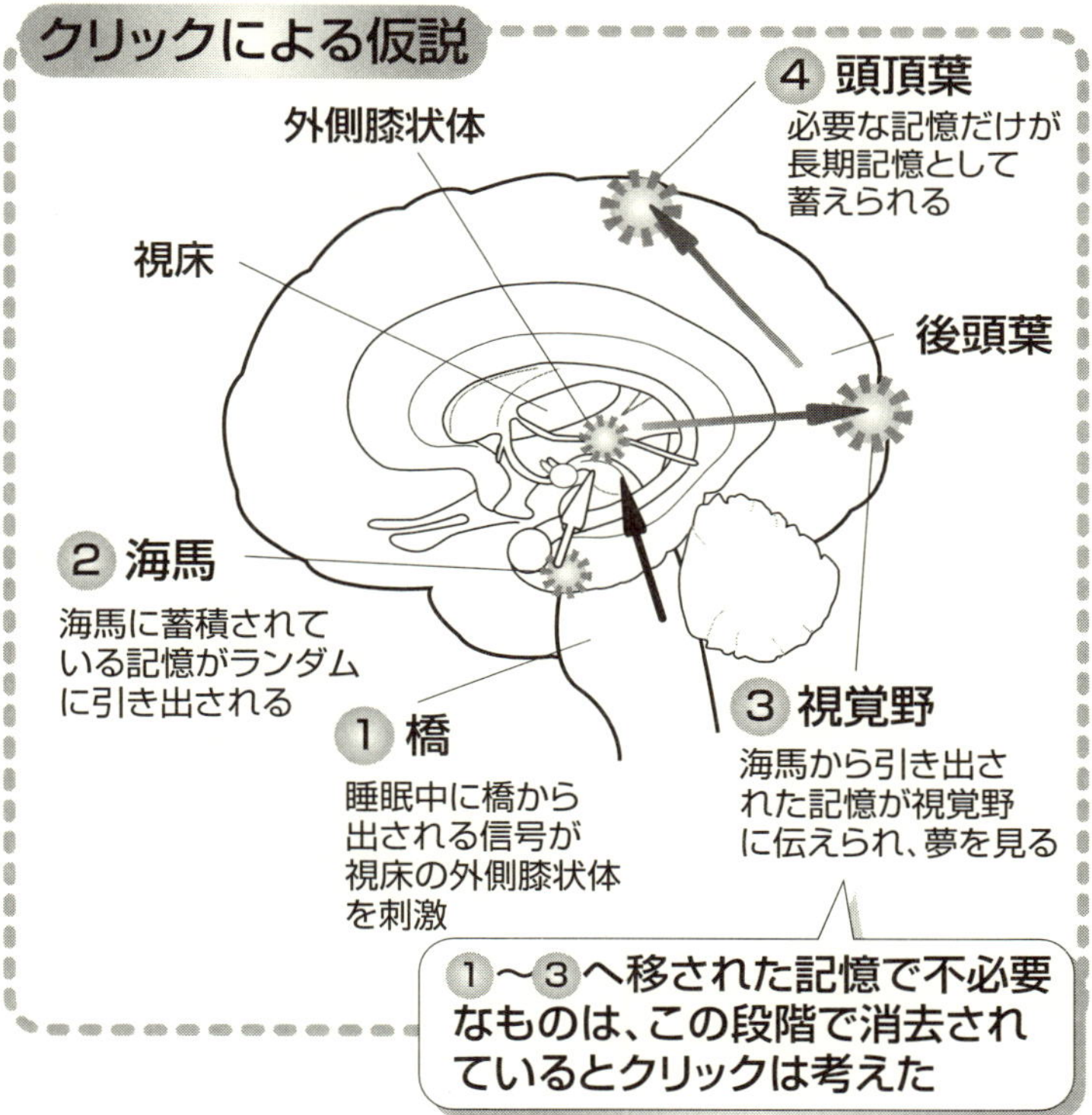

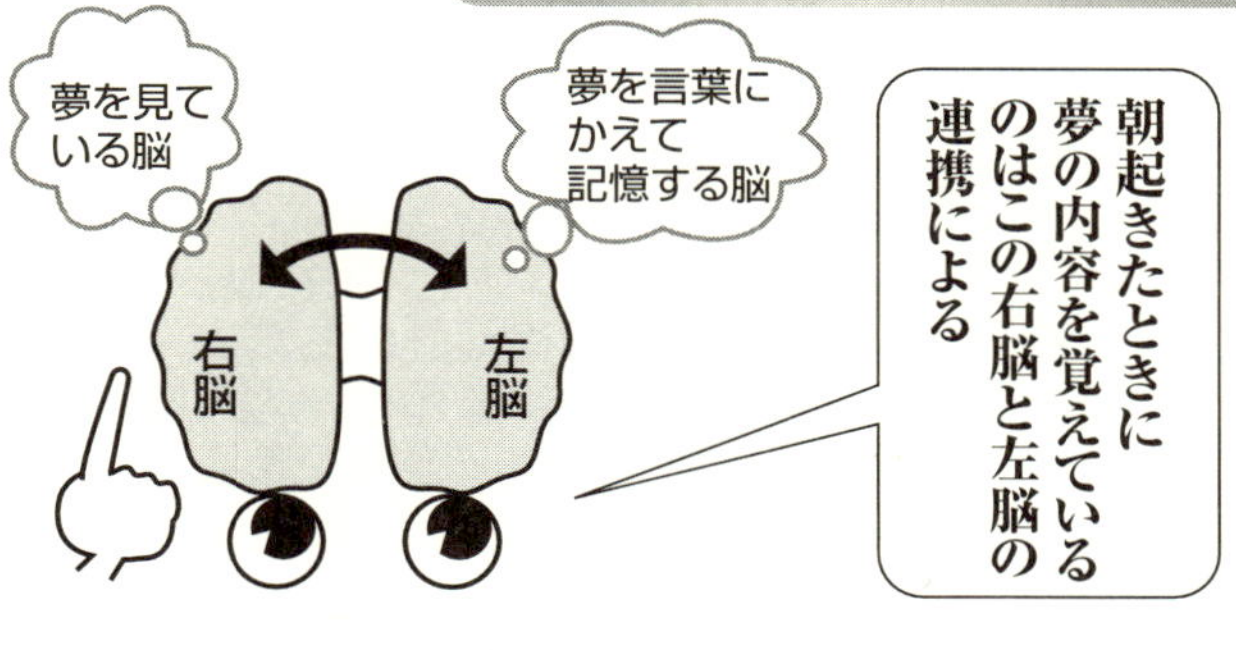

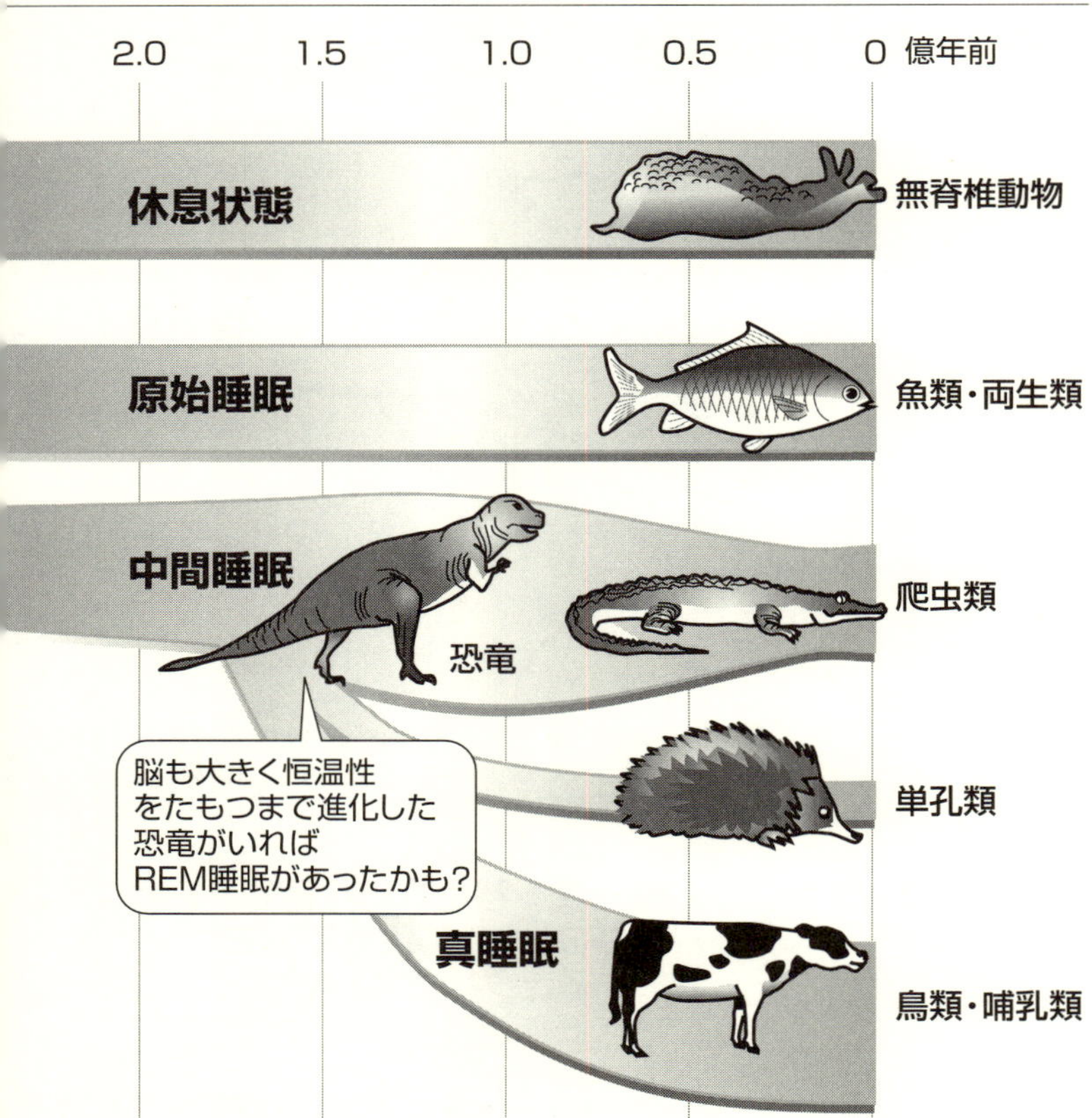
2.0
1.5
1.0
0.5
0 億年前
休息状態
無脊椎動物
原始睡眠
魚類・両生類
中間睡眠
爬虫類
恐竜
脳も大きく恒温性
をたもつまで進化した
恐竜がいれば
REM睡眠があったかも？
単孔類
真睡眠
鳥類・哺乳類

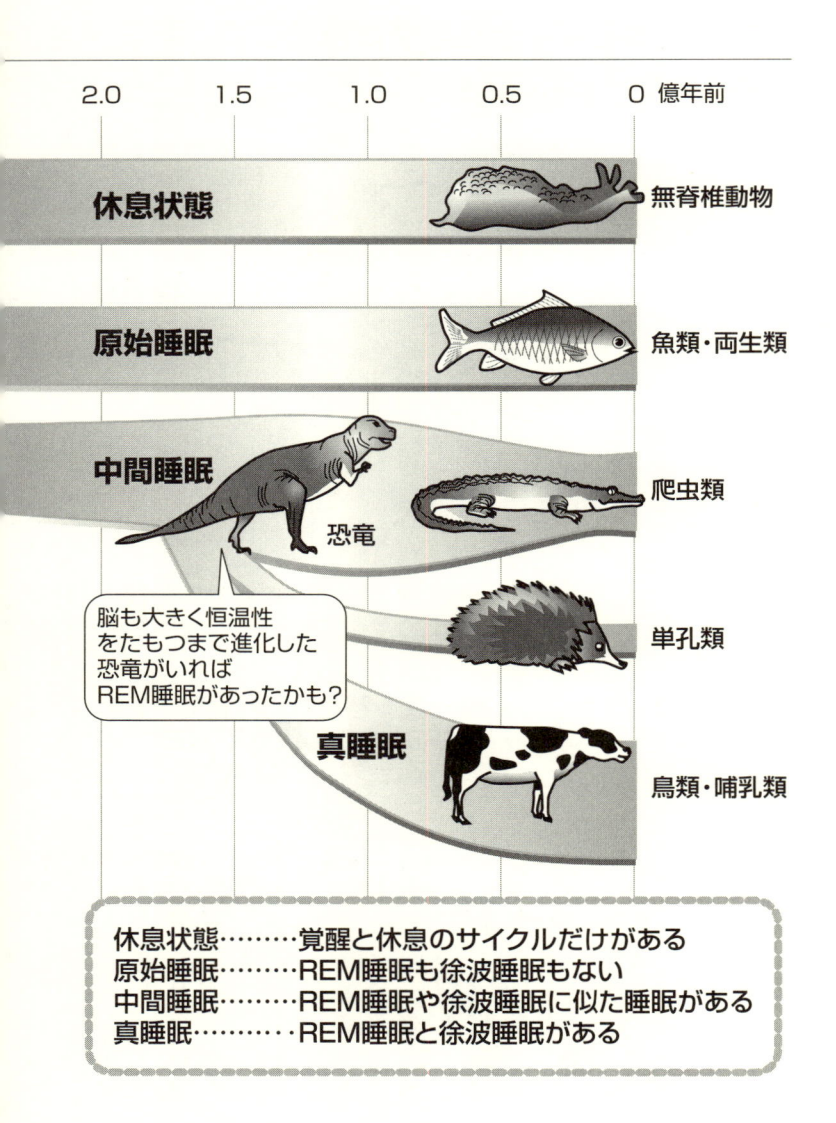

休息状態………覚醒と休息のサイクルだけがある
原始睡眠………REM睡眠も徐波睡眠もない
中間睡眠………REM睡眠や徐波睡眠に似た睡眠がある
真睡眠…………REM睡眠と徐波睡眠がある

睡眠から見る進化の歴史

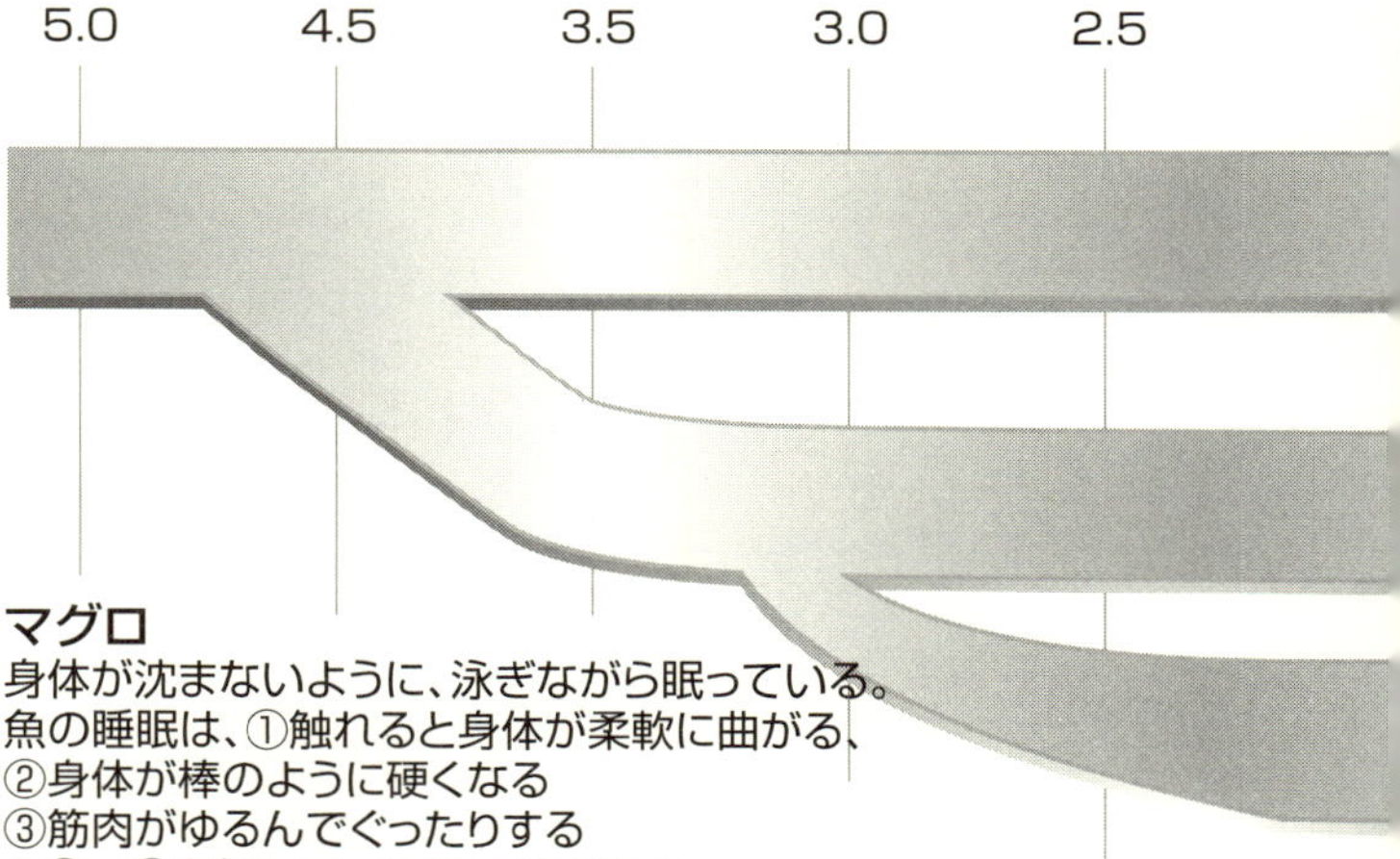

マグロ

身体が沈まないように、泳ぎながら眠っている。
魚の睡眠は、①触れると身体が柔軟に曲がる、
②身体が棒のように硬くなる
③筋肉がゆるんでぐったりする
と①～③を短いサイクルで繰り返す。

カモメ

滑空しているときに、飛びながら
左右の脳を眠らせている。
ヒナのときはREM睡眠が多く、成鳥に
なるにつれて睡眠時間の5%ほどになる。

牛（草食動物）

外敵を警戒したり、植物を大量に必要とするため、
草食動物全般に眠っている時間は非常に短い。
睡眠不足を補うために、牛は1日の3分の1は食べ物を
咀嚼しながらウトウト眠っている。REM睡眠は1日で
合計して30分ぐらいしかない。

ライオン（肉食動物）

外敵を警戒する必要があまりないため、
1日10時間も眠り、REM睡眠も多い。
ただし、空腹時はかなり減少する。

猿

ヒトに近い脳をもつため、睡眠も同じような形態をとる。
とくにチンパンジーなどの類人猿には3～4段階の
深い徐派（ノンレム）睡眠がある。ただし、睡眠の周期は
ヒトと較べるとかなり短い。

◆夢を見る仕組み

ヒトが夢を見るのは、ＲＥＭ睡眠状態のときです。ＲＥＭ睡眠は「橋被蓋《きょうひがい》」の「青班核《せいはんかく》」にあるノルアドレナリン作動性神経細胞と、「橋背側部《きょうはいそくぶ》」や「髄腹内側部《ずいふくないそくぶ》」に存在するコリン作動性神経細胞で引き起こされ、これが夢を作り出しているといっていいでしょう。

昼間、人が目覚めているときにはノルアドレナリン作動性神経細胞が働いて、コリン作動性神経細胞に抑制をかけています。夜になってヒトが眠り、ノルアドレナリン作動性神経細胞が活動を停止すると、今度はコリン作動性神経細胞が働き始めます。するとＲＥＭ睡眠が始まり、夢を見るのです。

コリン作動性神経細胞は「脳幹・橋背側部《きょうはいそくぶ》」から、視床の「外側膝状体《がいそくしつじょうたい》（視覚系の中継核）」、視床の「髄板内核《ずいはんないかく》」「視床枕《ししょうまくら》」（2つとも大脳全体に神経線維を伸ばしている中継核）にそれぞれ神経線維を伸ばしています。ＲＥＭ睡眠時にはここから後頭葉にかけて、「ＰＧＯ波」と呼ばれる電気信号が検出されます。

このＰＧＯ波は脊髄の運動神経細胞へ送られて運動を抑制するように働いて身体の緊張を解き、同時に視床と大脳皮質の感覚性神経細胞にも働きかけて、強い興奮作用を与えます。目をつぶっていても鮮やかな夢を見るのはこの興奮作用のためです。

睡眠時の神経の刺激と抑制の働き

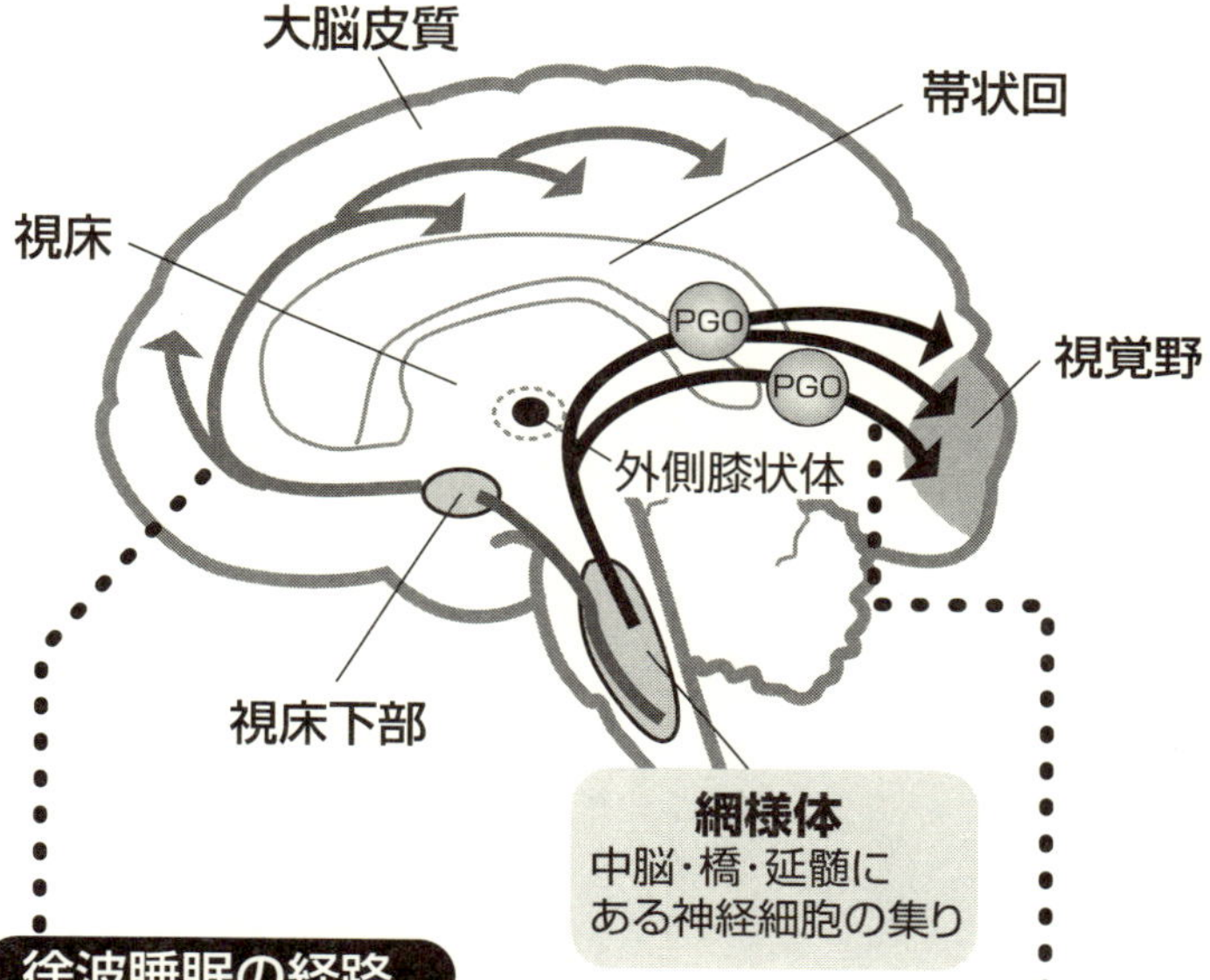

徐波睡眠の経路

視床下部から抑制の
信号が大脳皮質へ
伝わる

REM睡眠の経路

網様体からコリン作動性
神経細胞の信号が発せ
られる。
視床の外側膝状体へ信
号が伝わると、ここから
PGO波が後頭葉に向け
て発せられる

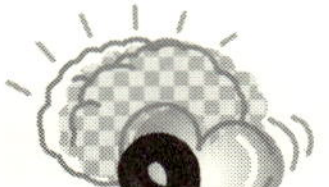

9 知能が壊れていく脳の病気とは？

脳が消えるアルツハイマー型痴呆が起こる原因を探る

◆神経細胞が死滅し、記憶障害を引き起こすアルツハイマー型痴呆

日本の痴呆患者数は、2000年には160万人、2020年には300万人に達するといわれています。その原因の3分の1がアルツハイマー型痴呆だといわれています。あとの3分の1は脳卒中によるもので、もう3分の1は外傷・腫瘍によるものです。

大脳皮質の広範囲で障害が起きると、痴呆症となります。ことにアルツハイマーの場合には、多くの神経細胞が死滅して脱落し、皮質構造の崩壊が起きています。特に死滅する細胞が多いのは側頭葉、頭頂葉、後頭葉の境界部分で、大脳辺縁系でも大きなダメージを受けています。痴呆症になると、30分前に食事したことを忘れたり、過去と現在が混乱するなど記憶力が極端に落ちるほか、聞き分けの悪い子供のような素振りを見せるようになったり、喜怒哀楽もどんどん希薄になっていきます。

ただし大脳の神経細胞全体が一様に死滅するわけではなく、運動野、感覚野、視覚野では死滅する細胞が少ないため、身体的な障害が現れることはまずありません。

アルツハイマーの脳に特徴的なのは、神経細胞にできる老人斑《ろうじんはん》と呼ばれるシミで、「β《ベータ》―アミロイド」という化学物質の沈着によって起きます。そこに変性した神経細胞などが集積して神経細胞を圧迫するので、樹状突起も変性して萎縮し、隣接する細胞とシナプスを介した結びつきも減ってしまいます。

痴呆の程度をはかる知能評価スケール

長谷川式簡易知能評価スケール

1	お歳はいくつですか？	2年までの誤差は正解として1点
2	今日は何年何月何日、何曜日ですか？	各1点
3	今いる所はどこですか？	正解2点、ヒント付きは1点
4	これから言うことを復唱してください。のちほどまた聞きますからよく覚えていてください。「桜、ネコ、電車」（あるいは「梅、イヌ自動車」）	復唱できれば1点
5	100から7を順に引いていってください。	93を正解できれば1点、86を正解できれば2点
6	これから言う数字を逆に言ってください。「6―8―2」「3―5―2―9」	各1点
7	先ほど覚えてもらった言葉をもう一度言ってください。	各2点、植物、動物、乗り物とヒントを与えて正解ならば1点
8	5つの品物を見せてから隠す。何があったか言ってください。	各1点
9	知っている野菜の名前をできるだけ多く言ってください	5個まで0点、6個1点、7個2点、8個3点、9個4点、10個5点

判定

21～30点……異常なし
16～20点……痴呆の疑いあり
11～15点……中程度の痴呆
5～10点……やや高度の痴呆
0～4点……高度の痴呆

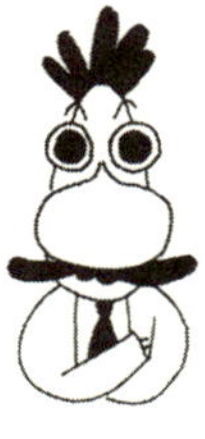

痴呆の診断法として、日本で広く使われている方法。痴呆の程度を把握することは、適切な治療を行なうためにも重要。

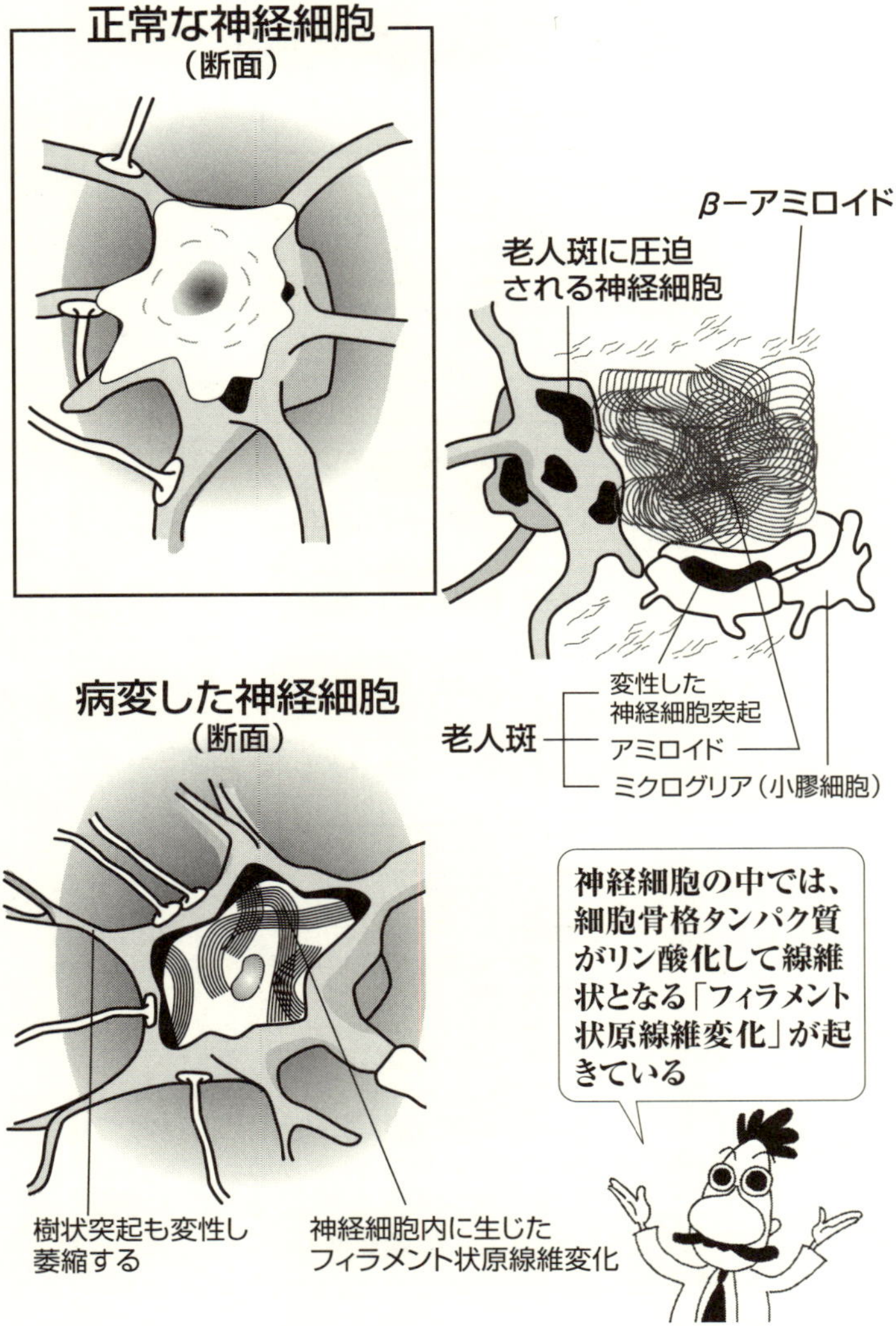
正常な神経細胞
（断面）
β−アミロイド
老人斑に圧迫
される神経細胞
病変した神経細胞
（断面）
老人斑
変性した
神経細胞突起
アミロイド
ミクログリア（小膠細胞）
神経細胞の中では、細胞骨格タンパク質がリン酸化して線維状となる「フィラメント状原線維変化」が起きている
樹状突起も変性し
萎縮する
神経細胞内に生じた
フィラメント状原線維変化

アルツハイマー病の進行と脳組織の変化

遺伝子の異常:第14、21染色体

β-アミロイドの脳内沈着

老人斑の形成

細胞骨格(タウ)タンパク質の過剰なリン酸化

神経原線維変化の形成

皮質ニューロンの死

痴呆

期間	症状
第1期 (1～3年)	● 健忘 (日時、場所、人の顔などがわからない) ● 無気力 ● うつ状態
第2期 (2～10年)	● 記憶の顕著な障害、言葉が理解できない、会話が成立しない ● 動作ができない、複雑な動作のやり方がわからない ● 自分のいる場所がわからない ● 人の顔がわからない ● 無関心、無気力、理由もなくいつも上機嫌 ● 落ち着きがない、徘徊 ● けいれん
第3期 (8～12年)	● 無言、無動 ● 寝たきり、四肢硬直

◆アルツハイマー病のさまざまな原因説

アルツハイマー病の原因は諸説ありますが、まだ解き明かされてはいません。

まず、アルツハイマー病の患者の脳では毛細血管が異常に蛇行しているので、それが原因だとする説があります。あまりにも血管が蛇行しているために血液の流れがスムーズにいかず、脳の神経細胞へ充分な酸素と栄養の補給ができなくなり、脳細胞が死滅するのだという見方です。しかし、なぜ血管が蛇行してしまったのか、それがわかっていません。

呆け症状が出るのは、神経細胞が減ったために神経線維で作られるアセチルコリンが減るからだとする研究もあります。正常な大人にアセチルコリンの働きを止める薬物を与えると、記憶力が低下するためです。ただし、なぜ異常な早さでに神経細胞が死滅していくのかについては触れられていません。

遺伝だとする説もあります。アルツハイマーのなかには40歳前後に発症する「若年性アルツハイマー」があります。しかしアルツハイマーになったために遺伝子に異常が起きたという可能性も捨てきれません。事実、21染色体に何の異常もないのにアルツハイマー型痴呆になっている患者もたくさんいます。遺伝的なものならもっと以前からあっていいはずなのに、なぜここにきてアルツハイマー型痴呆が急増したのかという説明もつきません。

アルミニウム摂取を原因のひとつとして挙げる説もあります。弁当箱、鍋、釜、ジュース缶から永年にわたって吸収されたアルミニウムが人体に溜まってアルツハイマーの原因となっているのではないかというものです。オランダでは水道水中のアルミニウムとアルツハイマー病との関係を重視し、浄水で用いていたアルミニウム凝集剤を取りやめ、鉄に切り替えています。

痴呆を生じるさまざまな原因疾患

- **脳血管障害**　脳血管性痴呆、多発梗塞性痴呆、脳出血
- **脳変性疾患**　アルツハイマー病、アルツハイマー型老年痴呆、ピック病、ハンチントン舞踏病、進行性核上麻痺、パーキンソン病、脊髄小脳変性症
- **脳腫瘍**
- **正常圧水頭症**
- **頭部外傷、慢性硬膜下血腫**
- **無酸素症**　一酸化炭素中毒、青酸中毒、心不全
- **ビタミン欠乏症**　ビタミンB_{12}欠乏、ペラグラ、ビタミンB_1欠乏（ウェルニッケ症）
- **代謝障害**　肝不全、尿毒症、ウィルソン病、
- **内分泌障害**　甲状腺機能低下、副甲状腺機能異常、クッシング病
- **アルコール・鉛・水銀・マンガンなどの中毒症**
- **透析脳圧**
- **脱髄疾患**　多発性硬化症
- **てんかん**
- **感染・炎症**　中枢神経梅毒、各種髄膜炎、各種脳炎、クロイツフェルト・ヤコブ病、ベーチェット病、エイズ

広告宣伝によるマインドコントロールや
薬物治療の作用について見てみよう

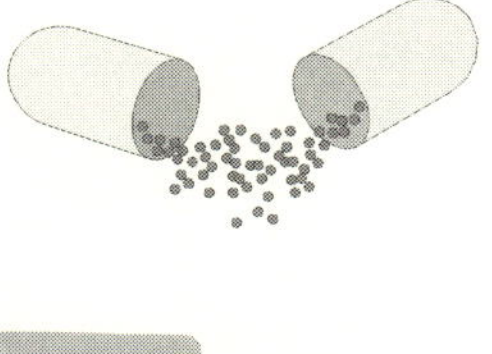

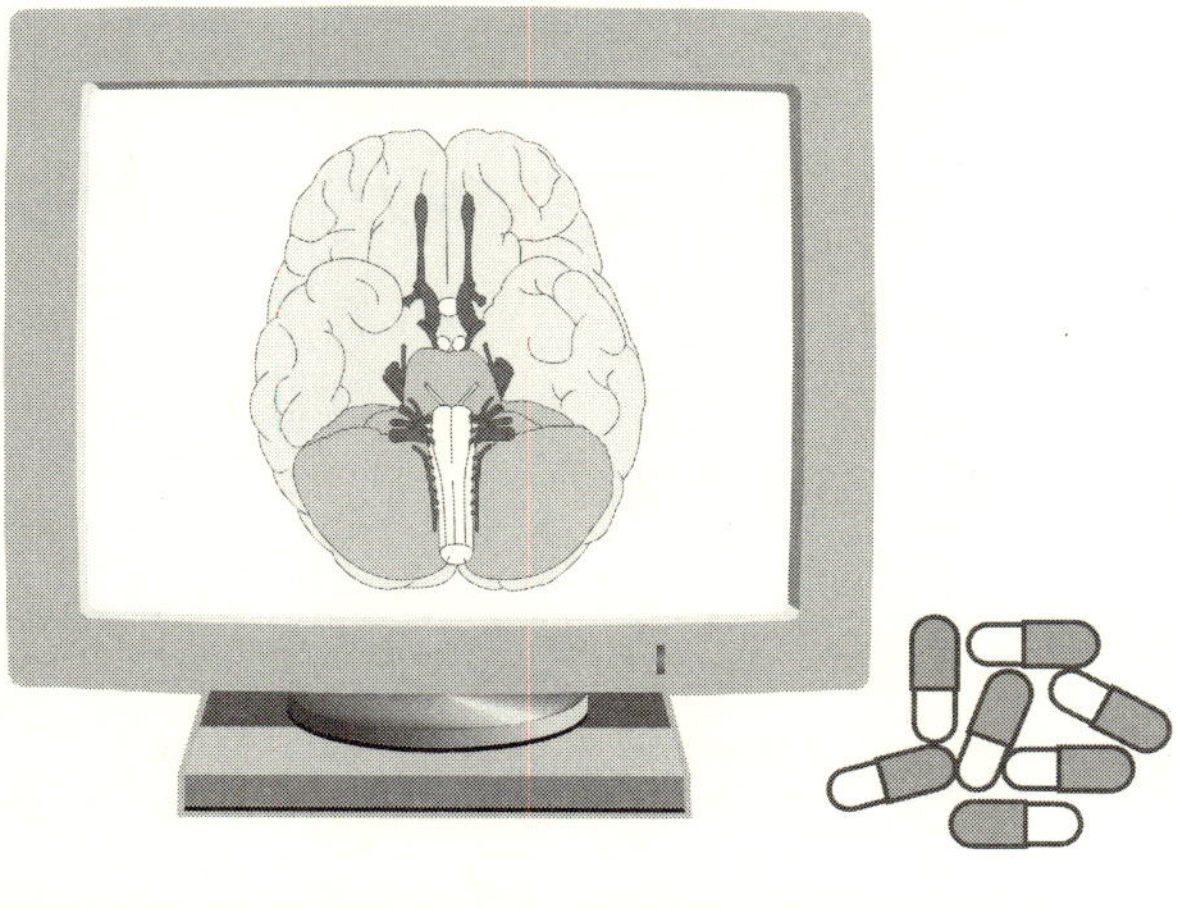

PART 6

脳をコントロールすることは可能か

1 錯覚はどうして起きるのか？

人間は「見たもの」を「見たまま」に理解しているわけではない

◆視神経の特性による錯覚のメカニズム

外国の教会では、信者が見ている前で聖母マリア像が動いたという話がときどき噂にのぼります。マリア像が手を動かしたり、あたりを見回すのを見たという人が出てきます。

それを確かめようと半信半疑で訪れた人たちの前で、やはり聖母マリアが手を振ったりするものですから、やっぱり本当だ、私も動くのを見たとますます信憑性のある話として伝わります。実際にはどんなに敬虔なクリスチャンが祈りを捧げたところで、本当に聖母マリア像が動くはずはありません。錯覚のために動くように〝見える〟だけなのです。

こんなふうに止まったものが動いているように見える錯覚は、誰でも簡単に体験することができます。煙草に火をつけて、火がこちらに見えるようにして灰皿の上に置きます。部屋を暗くして、その赤く火のついた煙草の先だけをじっと見つめ続けてください。すると不思議なことに、煙草の火が暗闇の中をくるくると動き始めるはずです。これを「自動運動現象」といいます。

眼球を動かす筋肉が疲れて一カ所を見続けることができず、つい視線が対象からはずれてしまいます。すると対象を見続けるために眼球をあわてて元に戻します。そのとき、対象は止まっていて眼球が動いているだけなのに、脳のほうが動くものを追った眼球の運動だと勘違いして、止まっているものが動い

視覚のメカニズム

カニッツアの三角形

視神経交叉
視神経
視覚の神経路
網膜
外側膝状体
皮質視覚野

明暗を感じる「桿状体(かんじょうたい)」と色の波長を識別する「錘状体(すいじょうたい)」の2つの視細胞がある

画像は●や▽に分解、色別され、脳で再構成して認識される段階で白い三角形の輪郭を知覚している

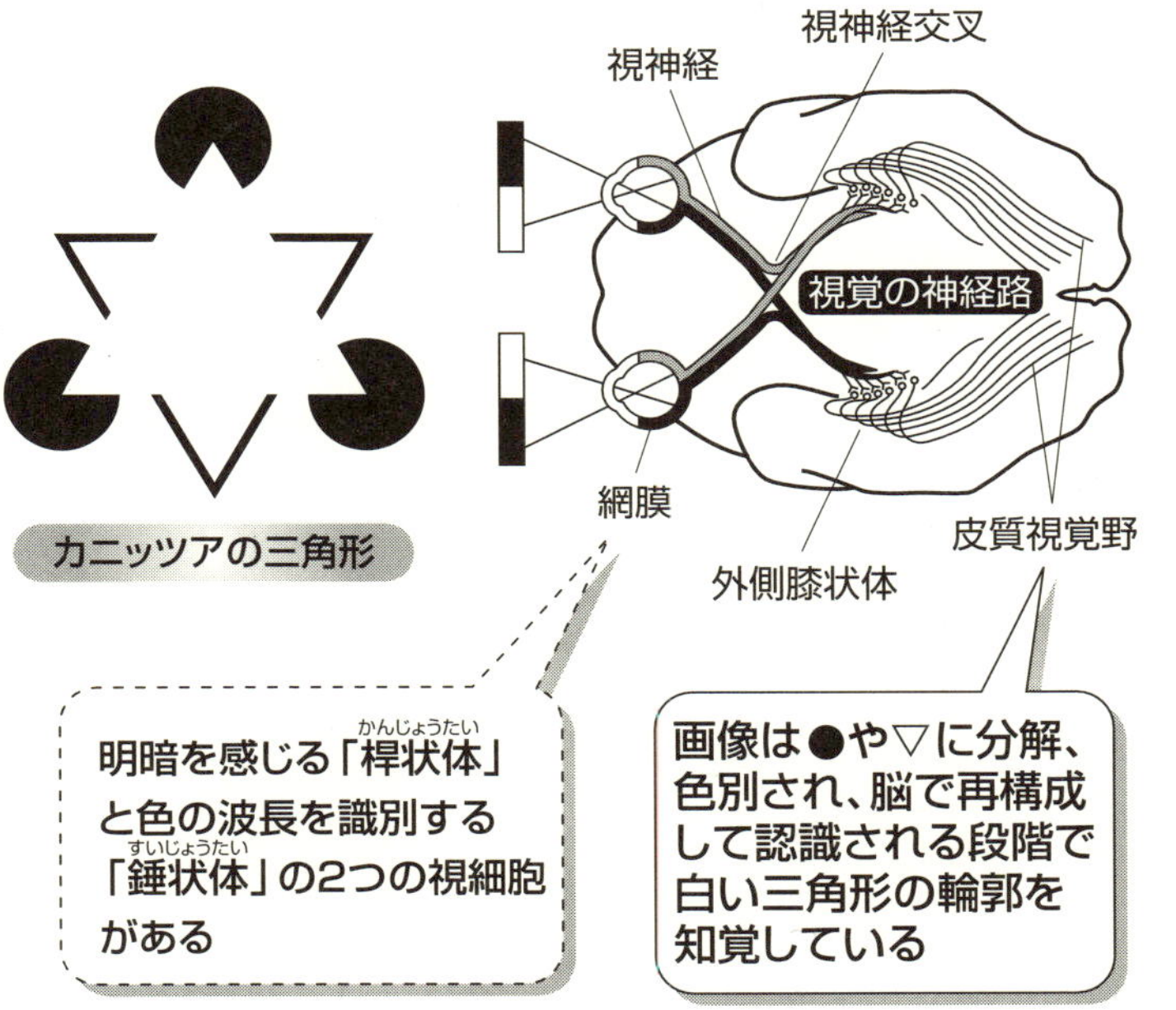

たように理解してしまうのです。

もうひとつ、「カニッツアの三角形」という図を例に、実際には描かれていない三角形を知覚してしまう錯覚について説明しましょう。これは脳の知覚・認知の情報処理能力の不思議を現す端的な例の1つです。実際には描かれていない画像も知覚できるのは、脳が見たものをそのまま理解するのではなく、これらの情報を一度「形」と「色」に分け、再構成しているためです。脳は一度細分化した情報を構築するとき、この空白の部分を埋める画像を脳の中で作りだしているために、実際には描かれていないものが見えたりする、というわけです。

◆視覚情報を認識する段階での先入観も影響を与える

また心理的な要因も錯覚を引き起こしやすくします。さきほどの例でいえば信者にとってはマリア像が動けば何かよい奇跡が起こるはずだという期待があります。教会という神聖な場所で、マリア像が動いて欲しいという気持ちを込めて見続けている信者は、錯覚を待ち望んでいる状態にあるともいえます。こうした心理的な要因が、錯覚に強く影響します。色による錯覚もよくあります。道路標識などはブルーの地に白い文字という配色を多く使っていますが、薄暗くなっても文字が浮き出て見えるようにした配色です。浮き出ている色や沈んで見える色など、色による錯覚が起きるのはこれまでに得た経験からくる先入観によるものと考えられています。

青色系を寒色、赤色系を暖色といいますが、人は青に関連する水などで冷たい経験をし、赤に関連する火で暖かい印象を強くもっています。人が見たものを判断するときには、いつでも無意識のうちにそれまでに得た記憶、つまり先入観をもって瞬時に理解しようとします。その先入観が錯覚を引き起こすので、一度きちんと理解すれば、次に同じものを見ても錯覚しないということがよくあります。錯覚は視神経系が間違って見るのではなく、見えたものを認識、判断する段階で間違えるといえるのです。

普段から私達は錯覚を見ています。毎日見るテレビは「動画」といっていますが、1秒間に30コマの静止画を見ているだけです。映画の場合には1秒間に25コマの静止画フィルムが映し出されています。誰も静止している画像を見ているとは、思いたくありません。その反面、スロット・マシンの上手な人は、動いているように見える絵柄をきちんと見定めてボタンを押すことができるといいます。認識する訓練をすることで、同じものを見ても錯覚を起こさないようにすることもできるのです。

見ているものと認知にズレが生じる仕組み

```
外部情報        ┄┄▶    感覚器
の入力                  (眼)            ┄┄▶  眼に写っているもの
(窓辺に動く
 影が見えた)
                         ↓
                        視床
                         ↓
                  並列・同時に
                  情報が流れる
              ↙           ↘
         扁桃体    ⟷    大脳皮質
```

価値判定		知識情報処理
「おばけ？泥棒？」 「こわい！」	相互作用	(落ちついてよく見たら 「風でカーテンが揺れ てただけ」と理解)

```
         ↓              海馬
   筋肉系、自律神経系、
   中枢神経系への
   応答出力
   (身体が硬直して
    胸がドキドキする)
```

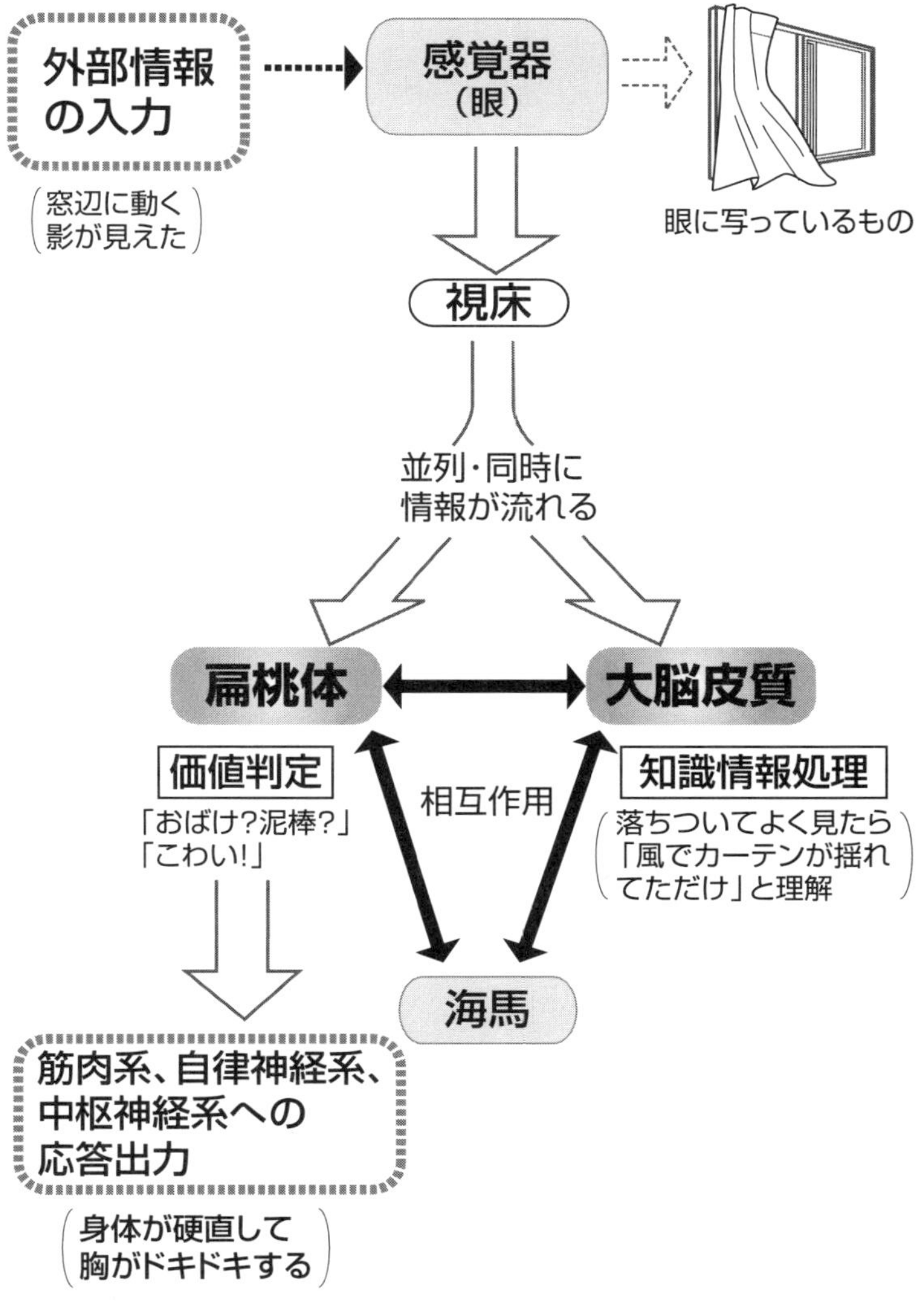

2 暗示はどこまで効くのか？

マインドコントロールによって性格から行動まで支配できるのか

◆洗脳は「顕在意識」へ働きかけるもの

悪質な商法として問題にされるキャッチセールスや催眠商法には、マインドコントロールの手法が応用されているとはよくいわれます。こうしたマインドコントロールには、「顕在《けんざい》意識」に働きかけるものと、本人の知らないうちに「潜在《せんざい》意識」に働きかけてしまうものがあります。「顕在意識」に働きかけるマインドコントロールは、かつては「洗脳」という言葉が使われました。

「洗脳」の手法は、単純なものです。まず暗示を与えようとする人に、大きな苦痛を与えます。ずっと睡眠をとらせない、食事を与えない、水を飲ませない、重労働を強いるというように、肉体的に大きな苦痛を与えることが第一段階です。すると数日間で、人は正常な判断力や思考力をなくしてしまいます。

そこで人格を全面的に否定するような言葉を浴びせかけると、何も自分では判断できないほどうろたえ、それまで持っていた価値観や信念がきれいに消えてしまうのです。

そのあとで手の平を返したように優しく接し、肉体的な苦痛を取り除いてやると、まさに〝地獄で仏〟といった心境になり、救ってくれた人のいうことを疑いなく受け入れて洗脳されてしまうというわけです。

新興宗教の中には修行と称してこの手法を使い、教祖を神格化しているところもあるようです。

「顕在意識」に働きかけるマインドコントロール

AからBへの『洗脳』

Aという価値観・信念

↓ 肉体的苦痛で極限状態まで追い込む
（眠らせない／食事を与えない／水を飲ませない／強制的な労働など）

Aという価値観・信念を支えていた判断力・思考力が衰える

↓ 言葉による全人格の否定 価値観の否定

Aという価値観・信念の崩壊

↓ 救世主的な人物が現れて肉体的な苦痛を取り除く

↓ Bという価値観を植え付ける

Bという価値観・信念をもつようになる

強烈な肉体的体験とともに植えつけられた価値観（暗示）はなかなか解けない

PART 6／脳をコントロールすることは可能か

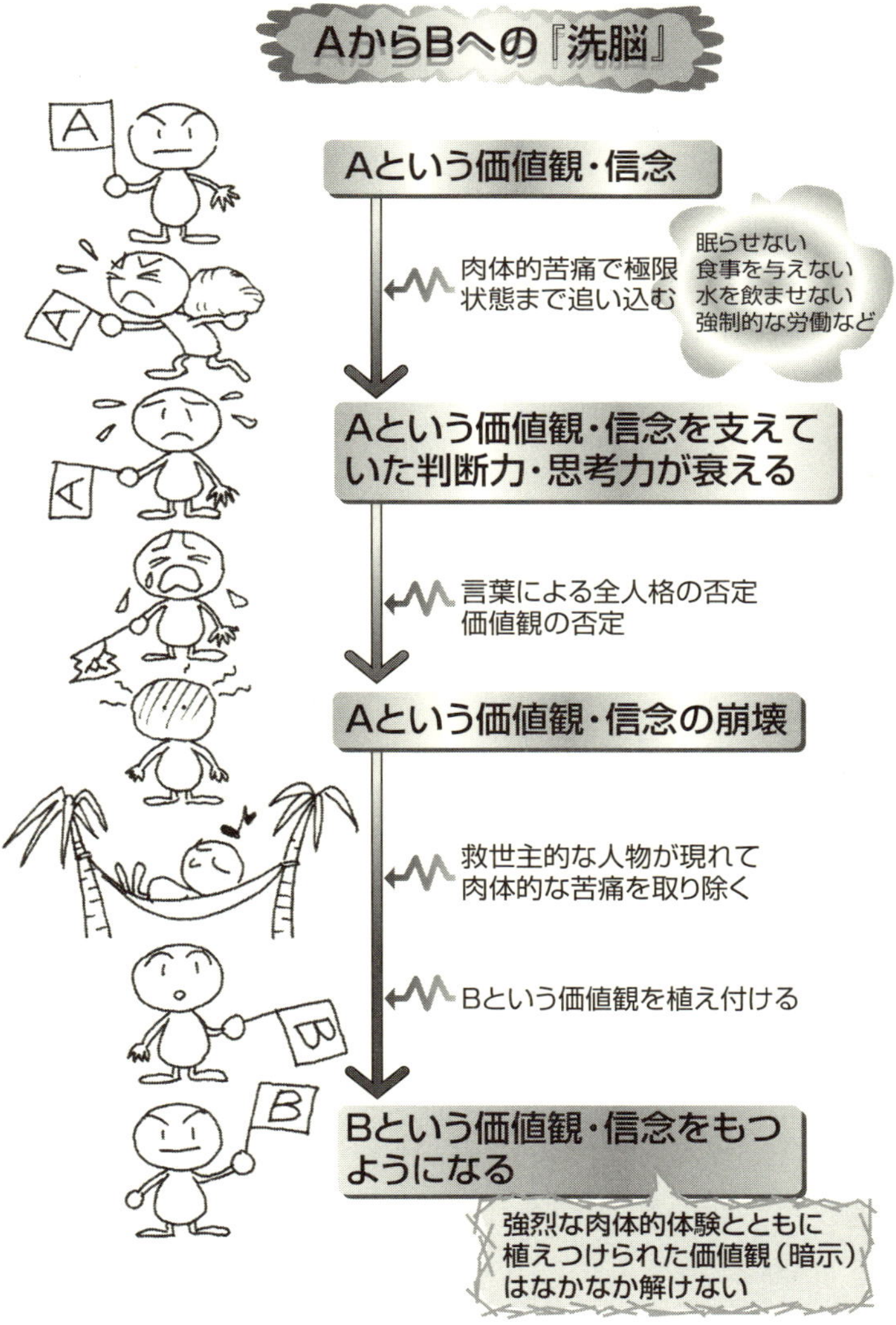

◆意識下のマインドコントロールも知らないところで使われている

「潜在意識」に働きかけるマインドコントロールは、「サブリミナル・パーセプション（閾下《いきか》知覚《ちかく》）」ともいいます。本人に意識することができない程度に知覚させて、潜在意識に働きかける手法です。「サブリミナル効果」と見聞きしたことがある人も多いのではないでしょうか。

最初の実験はアメリカの映画館で行なわれました。映画を楽しんでいる観客に対して、5秒おきに「Drink Coca-Cola!」という文字を瞬間提示装置を使って見せたのです。文字が映し出されるのは25分の1秒とごく短時間なので、観客は何も気付かずに映画のストーリーを見るだけです。

ところが、サブリミナル効果によって観客はコカ・コーラを飲みたくなり、休憩時間になるとコカ・コーラの売上げが57・1％も増えたということです。

大ヒットしたホラー映画の「エクソシスト」でも、恐いシーンが始まる前からデスマスクのような青白い顔を1コマずつ瞬間的に入れることで、観客の知らないうちに恐怖感を与える演出に成功しました。日本でもテレビ局がニュース番組の中でサブリミナル効果を使って視聴者の恐怖心をあおっていたことが発覚し、問題になったことがあります。

では、催眠術によって脳を騙すことができるでしょうか。

実用的に催眠術が使われている分野があります。精神科の医師は治療に来た患者に対して、本人が言いにくかったり、本人が思い出だそうとしても思い出せなかった心の傷などを聞き出すとき、「催眠療法」を使うことがあるのです。催眠状態に入った患者は、医師のいうことに素直に従いますから、患者の葛藤がどこにあるかを明らかにすることができます。それだけではありません。このとき催眠状態

「潜在意識」に働きかけるマインドコントロール

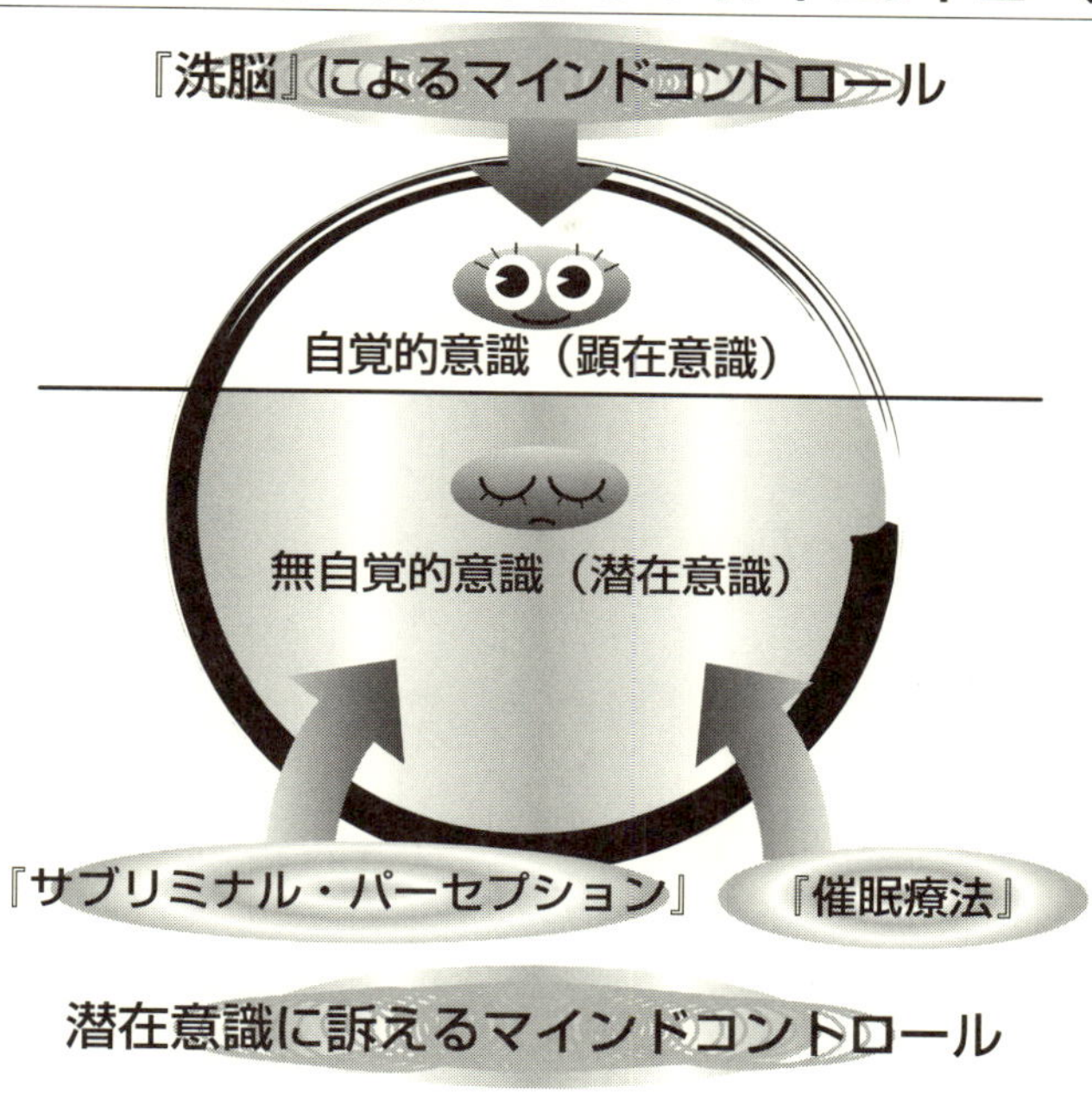
『洗脳』によるマインドコントロール
自覚的意識（顕在意識）
無自覚的意識（潜在意識）
『サブリミナル・パーセプション』
『催眠療法』
潜在意識に訴えるマインドコントロール

にある患者に対して、「問題が解決されたからもう悩まなくてもいい」という暗示を与えると、催眠状態から醒めたあとも暗示が効くことがあります。これを「後催眠《ごさいみん》暗示」といいます。

このように催眠状態に入った人に暗示を与える方法でも、本人の知らないうちに潜在意識に強く訴えることができます。つまり、顕在意識のほうはすっかり騙されてしまうということです。

このように潜在意識の働きは大きく、これが悪用されて催眠暗示にかけられたために本人が意識しないうちに犯罪を引き起こしてしまったという事件も報告されているほどです。

3 欲求を操ることはできるのか？

宣伝を脳がどう受け止め、購買意欲へとつながるのか

◆物欲と精神欲に訴えるCMが購買欲を高める

ヒトの物欲を刺激するには、「それが何に使うものかがわかっている」「それが手に入ったときの便利さや充足感が予想できる」という2つの要件が絶対に欠かせません。

仮に玩具メーカーが、子供たちの間にクラッチ付きの新しいヨーヨーを流行させようと考えたとします。しかし、テレビＣＭを流しただけではそのヨーヨーを使ったときの楽しさまでは伝えられません。そこである大手玩具メーカーは、子供に人気のあるマンガ雑誌とタイアップして、連載マンガにヨーヨーを上手に操る主人公をヒーローに仕立てて売り込む方法を考えたのです。

子供たちはマンガの面白さに引き込まれ、主人公がヨーヨーを軸に物語を展開するのに合わせて、ヨーヨーを手にしたときの幸福感まで疑似体験してしまうのです。マンガを読んで高揚した気分になると、快感ホルモンの「ドーパミン」がA10神経系から分泌されます。こうして快感体験が新しいヨーヨーと切り離せないものになっていくのです。このヨーヨーは子供たちの間で、大ヒット商品になりました。

さらに心理学では、見聞きする頻度が多ければ多い商品ほど、その対象にかかわらず好感度が高くなるということが実証されています。洗剤を買うときに店で選ぶのは、ついテレビで見る頻度の高い商品になるというのも、脳に記憶された印象度に伴うものといえるでしょう。

接触頻度と好意度の相乗効果

好感度 / 頻度

男の顔写真
漢字
無意味な綴

(R.Zajonc,1968)

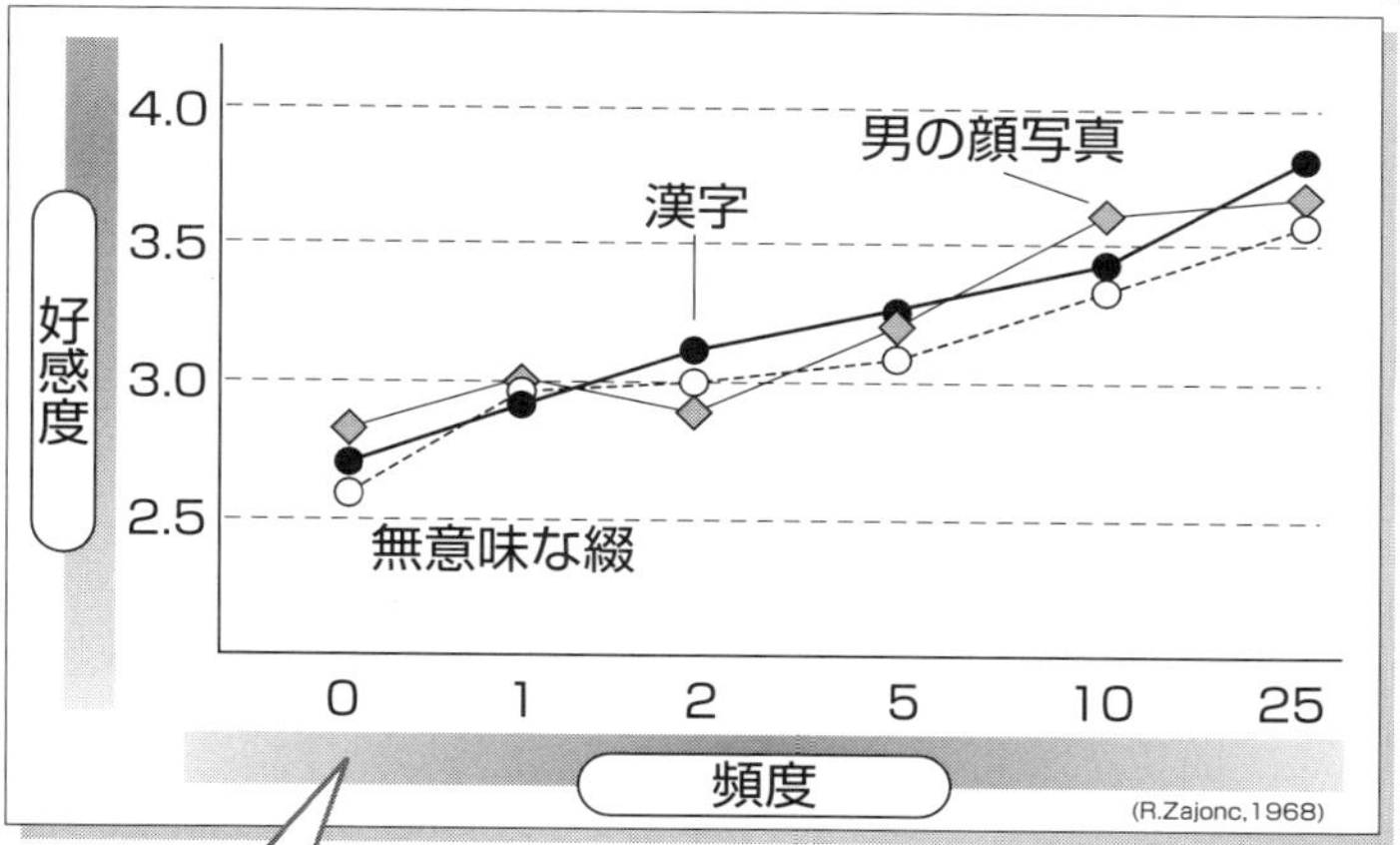

社会心理学者ザイアンスの実験によると、人でも物でも、見聞きする回数が増えるにつれ、対象への関心や好意度が高まるという「熟知性の原則」が働く

テレビやマンガの主人公だけでなく、芸能人の髪型や服装を真似するのは、「同調化」することで欲求が満たされるためなのだ

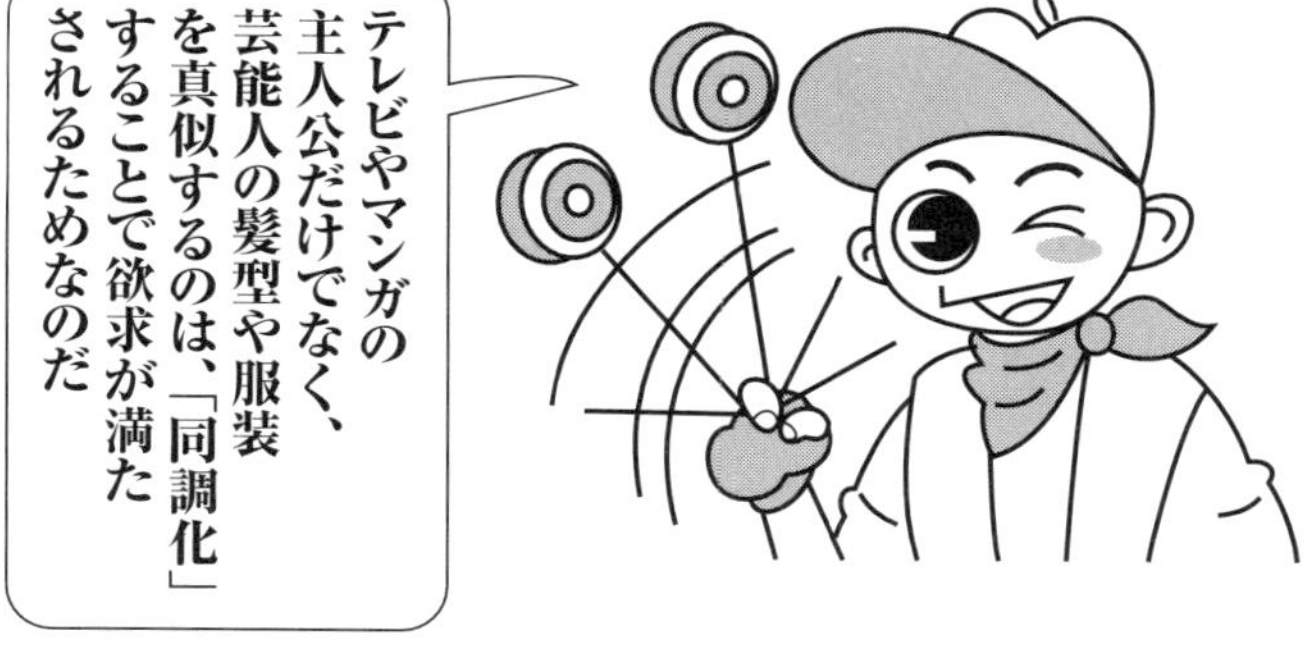

◆子供も大人もモノを買うことで「集団欲」が満たされる

個性化の時代とか、多様性の時代とかいわれて久しいのですが、ヒトには他の人と同じものを欲しがる心理がいつも働いています。視床下部《ししょうかぶ》にある三大欲望の1つである「集団欲」のためで、誰もが持っている大ヒット商品ほど欲しくなるものなのです。

人気のヨーヨーを手に入れた子供は、得意になって友人に見せたり、マンガに登場したヒーローにあこがれていることを話したりします。友人たちがそれに同調すると、子供は自分の感性が他人に高い評価を受けたように感じて、深い充実感を味わうのです。ますますそのヨーヨーに愛着を感じ、さらに新製品の情報を欲しがるという循環に入っていくわけです。

子供ばかりではなく、大人の購買意欲も同じようにして働きます。商品が品薄だとか、限定10個だけなどといわれると、手に入れたいという欲望はさらに加速します。いま手に入れなければ、自分だけ損をしてしまうような錯覚にとらわれて、なんとしても手に入れたいと思うようになるのです。

電機メーカーとしては後発だったソニーや、オートバイから自動車へと進出したホンダは、戦後、新興勢力でありながら急成長して伸びていきました。そのとき、盛んに創業者の〝神話〟がマスコミで語られていたことを見落とすことはできません。

自分が商品を買うことで、そのメーカーを支持していることを誇りに思い、メーカーが高い評価を受けるほど、そして大企業へと成長していくほどに、自分のことのように喜びを感じたのです。商品を通じてそのブランド価値が自分の存在まで高め、自分の評価までもが高くなったように感じ、「集団欲」が満たされるわけです。

物欲と集団欲の密接な関係

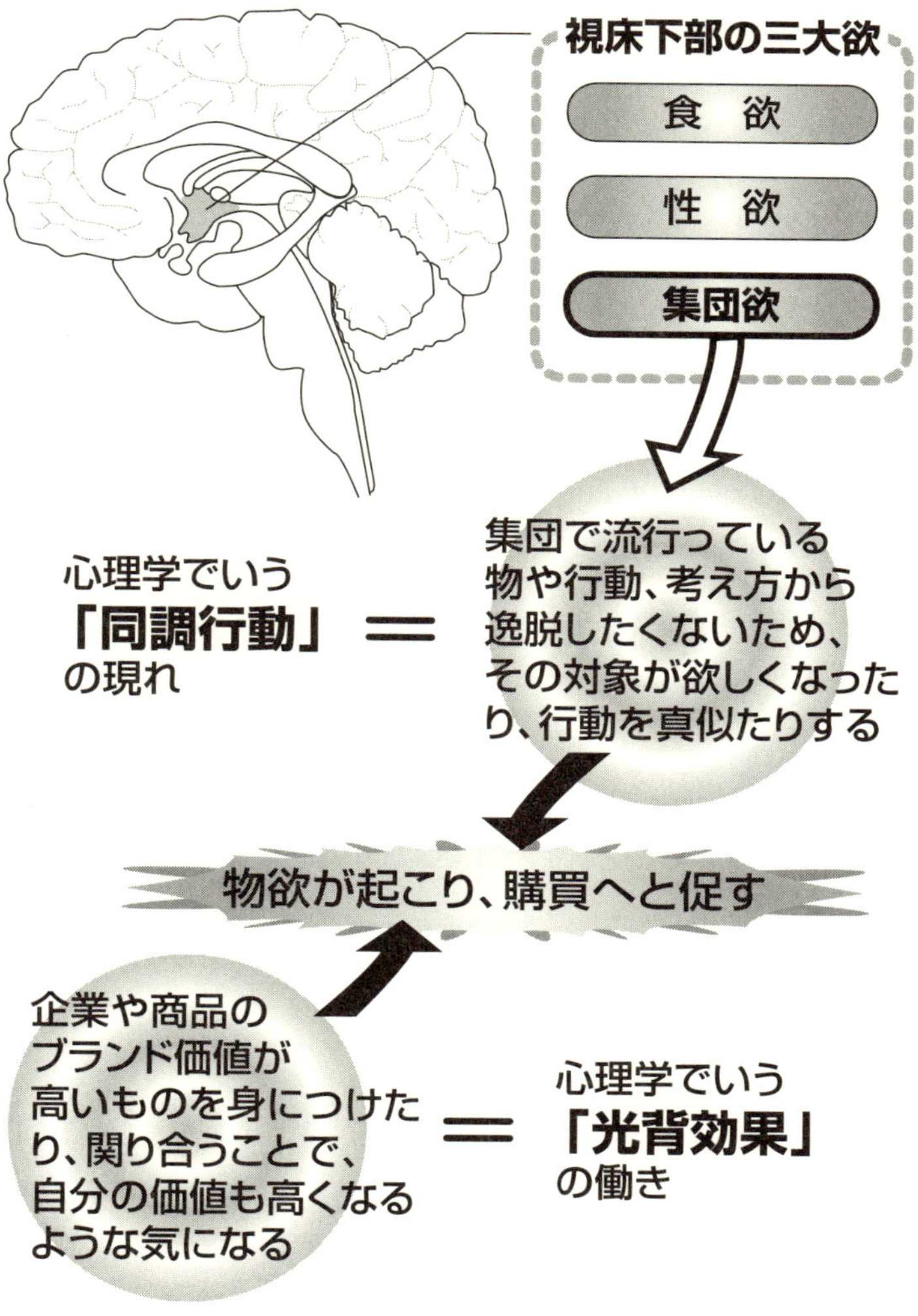

視床下部の三大欲
食　欲
性　欲
集団欲
心理学でいう
「同調行動」
の現れ
＝
集団で流行っている
物や行動、考え方から
逸脱したくないため、
その対象が欲しくなったり、行動を真似たりする
物欲が起こり、購買へと促す
企業や商品の
ブランド価値が
高いものを身につけたり、関り合うことで、
自分の価値も高くなる
ような気になる
＝
心理学でいう
「光背効果」
の働き

4 薬物で脳をコントロールできるのか？

神経細胞への作用とその危険性を解明する

◆薬物の作用はドーパミンを過剰分泌させることだった

脳に強い作用を及ぼす薬物として、「コカイン」「アンフェタミン」「モルヒネ」などが知られています。それぞれ薬物によって、作用する場所や、働き方が違います。

コカ葉から抽出される「コカイン」は、前頭連合野と側坐核《そくざかく》に作用します。覚醒剤の「アンフェタミン」は側坐核とＡ６神経という脳全体に通っている覚醒性神経に働き、「モルヒネ」は側坐核、視床下《ししょうか》部《ぶ》、中脳《ちゅうのう》に働きます。それぞれ直接、間接的に、あたかも神経伝達物質が分泌されたかのように働いて快感を感じさせます。また脳内の作用メカニズムから、薬物によって恐ろしい〝依存〟が生じることも実証されています。

アンフェタミンなどはＡ10神経系が分泌する快楽ホルモンのドーパミンとそっくりな分子構造をもっていて、いかにもドーパミンが分泌されたように脳の各所に錯覚させ、理由もないのに幸福な気分にさせてしまうのです。なおかつ、これらの薬物はドーパミンの過剰な分泌を促します。偽ドーパミンとして働きつつ、本物のドーパミンを誘い出す効果があるのです。

前頭連合野は創造的なことを考えるときに活発に働く大脳新皮質ですが、ここに覚醒剤が働くと幻想的な音楽のアイデアが湧いたり、新しい絵のイメージが浮かんだり、クリエイティブな能力をより高

薬物が作用する脳の部位と反応

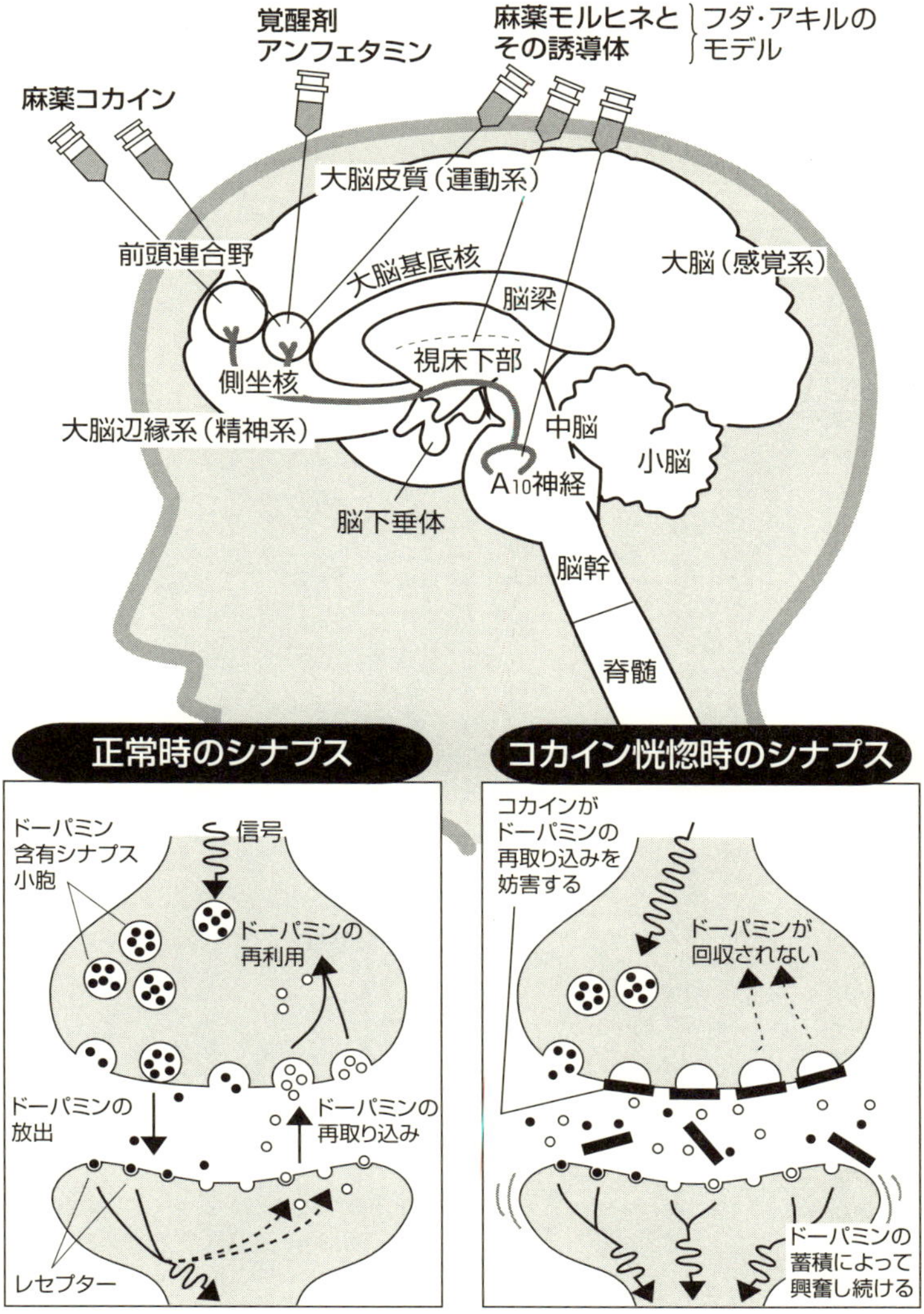

覚醒剤
アンフェタミン
麻薬モルヒネと
その誘導体
フダ・アキルの
モデル
麻薬コカイン
大脳皮質（運動系）
前頭連合野
大脳基底核
大脳（感覚系）
脳梁
視床下部
側坐核
中脳
大脳辺縁系（精神系）
小脳
A10神経
脳下垂体
脳幹
脊髄
正常時のシナプス
ドーパミン
含有シナプス
小胞
信号
ドーパミンの
再利用
ドーパミンの
放出
ドーパミンの
再取り込み
レセプター
コカイン恍惚時のシナプス
コカインが
ドーパミンの
再取り込みを
妨害する
ドーパミンが
回収されない
ドーパミンの
蓄積によって
興奮し続ける

める効果があります。幸せな気分にしてくれたり、恍惚感を得られるのはいいとして、クスリには危険性もはらんでいます。あまりにも強烈な快感を得られるために、「側坐核」がその快感を強烈に求めるようになり、もっと強い欲しいという欲求を抑え難くなるのです。心因性の依存症とは異なる薬物性の依存症になってしまうのです。

麻薬や覚醒剤の作用とは反対に、ドーパミンの分泌を抑制する物質も脳内で生成されています。「カテコラミン神経細胞」が出す神経毒の「六・ハイドロキシドーパミン（６—ＯＨＤＡ）」です。ある程度、快感信号が行き渡ると、これがドーパミンの分泌を止める働きをします。もし中脳のＡ10神経系に六・ハイドロキシドーパミンを注入すると、ドーパミンの分泌が抑制されて摂食行動も飲水行動も減ってしまいます。医師が処方する精神安定剤の「抗精神分裂病薬（スルピリド）」も、同様にＡ10神経の働きを抑制するように働いて、ドーパミンの分泌を抑える作用をします。

◆治療に活用されているモルヒネはどう働くのか

麻薬のモルヒネの場合は、コカインやアンフェタミンと働き方が違います。

コカインはもっぱらＡ10神経系の活動を高め、分泌したドーパミンの再吸収を抑制することで過剰分泌させます。それに対して、モルヒネは麻薬を神経伝達物質のように受けとめてしまう「麻薬受容体（麻薬レセプター）」を介してＡ10神経系の働きを促します。

Ａ10神経系をコントロールする「ギャバ神経」に麻薬受容体があるほか、呼吸器、消化管など、全身にくまなく麻薬受容体があります。そのためモルヒネが体内に入ると脳だけではなく全身の麻薬受容体に働きかけますから、脳内に快感が訪れると同時に、全身に効果が及びます。

うつ病と治療薬の作用の仕組み

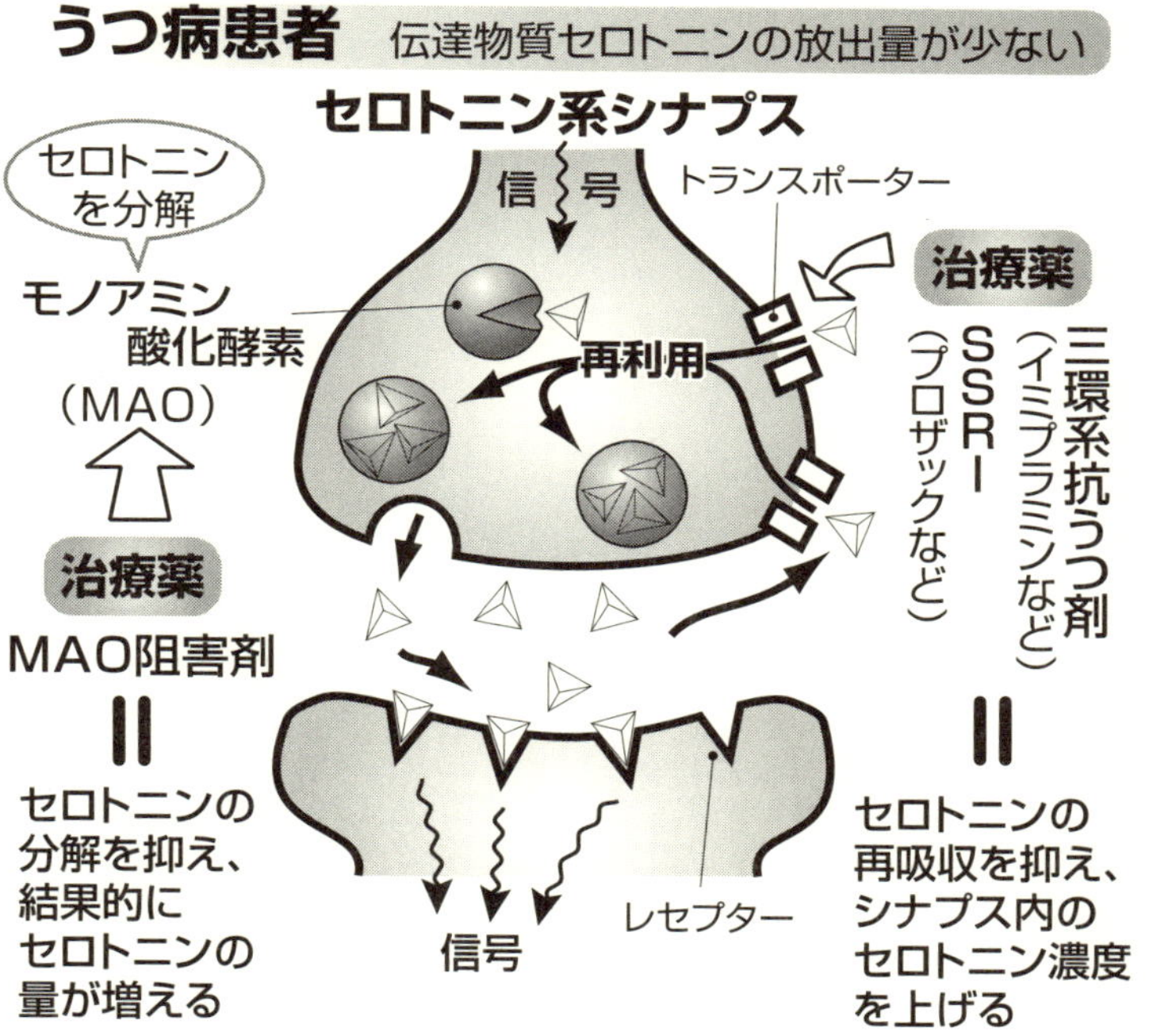
うつ病患者　伝達物質セロトニンの放出量が少ない
セロトニン系シナプス
信号
トランスポーター
セロトニンを分解
モノアミン酸化酵素（MAO）
治療薬
MAO阻害剤
＝
セロトニンの分解を抑え、結果的にセロトニンの量が増える
再利用
治療薬
三環系抗うつ剤（イミプラミンなど）
SSRI（プロザックなど）
＝
セロトニンの再吸収を抑え、シナプス内のセロトニン濃度を上げる
レセプター
信号

この特性を利用して、モルヒネは鎮痛剤として医療現場でも使われています。ただし鎮痛剤としてのモルヒネの欠点は、副作用が強すぎることです。喉に働いたときに咳を止める作用はいいとして、胃腸に強く働くと嘔吐したり、便秘になったりします。ほかの薬物の禁断症状は、薬物が作用する脳の中だけでしか起きませんが、モルヒネの場合には全身の麻薬受容体で同時多発的に違和感が起こるので、全身をもむような耐え難い違和感に襲われるのです。末期がん患者などにしかモルヒネを大量に使わないのは強い依存性があるだけでなく、強烈な禁断症状に苦しめられるからなのです。

5 脳が幻覚を見る仕組み

酸欠や薬物で幻覚を起こすのは脳のドーパミンが作用するため

◆過剰にドーパミンが分泌されると幻覚を見る

麻薬や覚醒剤などの薬物を使ったとき、人が幻覚を見るのは、薬物が快感を与える中枢に働いてＡ10神経系に快感ホルモン、ドーパミンの分泌を促すように働くためです。

薬物によってドーパミンが強制的に分泌させられるとき、大脳新皮質にある神経細胞が覚醒して暴走し、幻覚を見るようになります。外からの刺激を過剰に感じてしまうため、色が鮮やかに見えすぎたり、いつも聞いている音楽がまるで別の曲のように聞こえたりもします。

幻覚を見ているときには、考えたり判断したりする神経細胞も同時に暴走していますから、正しい判断力もなくしてしまいます。覚醒剤を常用している人が、常軌を逸した行動に走ったり犯罪を侵したりするのは、思考力・判断力が極度に衰えてしまうためです。

ところで覚醒剤の「アンフェタミン分子」は、ドーパミン分子ととてもよく似た構造をしています。ドーパミンの水酸基（ＯＨ）をなくしただけで、アンフェタミンの分子になるのです。ほかの異物は「脳関門《のうかんもん》」で止められて脳内に入ることはできないのですが、アンフェタミンは脂溶性なので、血流に乗って難なく脳関門を通り、脳まで達することができます。

幻覚はクスリを使ったあとにも現れることがあります。常用していた人がクスリをやめてもドーパミ

幻覚が起こるメカニズム

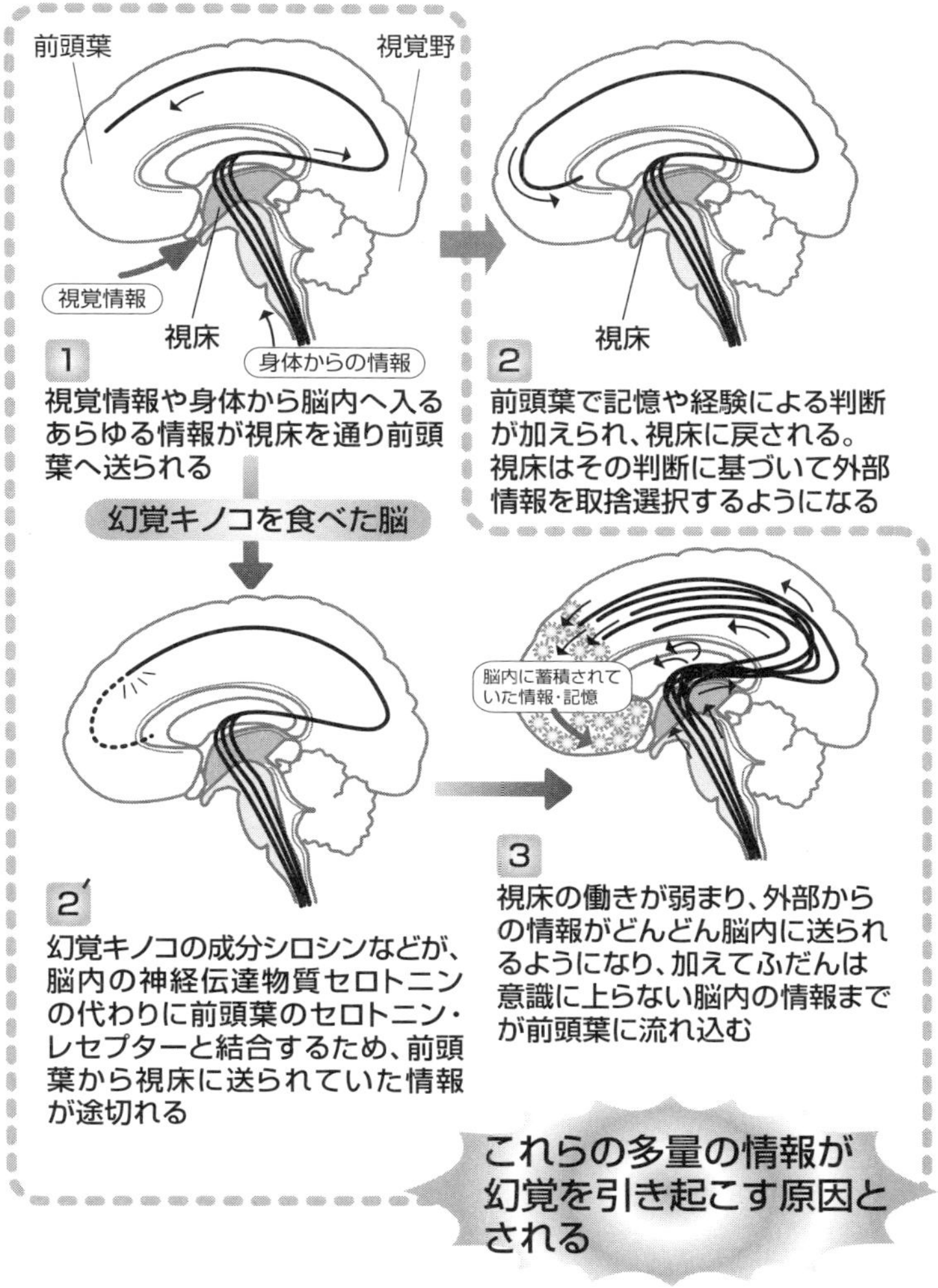
前頭葉
視覚野
視覚情報
視床
身体からの情報
1
視覚情報や身体から脳内へ入るあらゆる情報が視床を通り前頭葉へ送られる
視床
2
前頭葉で記憶や経験による判断が加えられ、視床に戻される。視床はその判断に基づいて外部情報を取捨選択するようになる
幻覚キノコを食べた脳
2′
幻覚キノコの成分シロシンなどが、脳内の神経伝達物質セロトニンの代わりに前頭葉のセロトニン・レセプターと結合するため、前頭葉から視床に送られていた情報が途切れる
脳内に蓄積されていた情報・記憶
3
視床の働きが弱まり、外部からの情報がどんどん脳内に送られるようになり、加えてふだんは意識に上らない脳内の情報までが前頭葉に流れ込む
これらの多量の情報が幻覚を引き起こす原因とされる

（チューリッヒ大学精神病院　フランツ・フォレンワイダー博士の説による）

ンが異常分泌したときの記憶は残されており、それが何かの刺激を受けたときに頭の中に突然、甦ることがあります。それはフラッシュ・バック（再燃）といって、いきなりやってくる後遺症ともいうべき幻覚です。クスリの使用量が多かった人ほど、こうした幻覚に悩まされることになります。

◆「臨死体験」も脳のなかで起きる現象で説明できる

「自分が死んで横たわり、近親者が自分の死体にとりついて泣いているところを、空中に浮いている自分の目で見た」などと臨死体験者はよく話します。

脳の炎症、腫瘍《しゅよう》、内出血といった損傷でも、同じような体験をすることがあります。眠っている自分を見たり、何かしているときにすぐ後ろに別の自分がいることをはっきりと感じたりします。「自己像幻視」として知られる症状で、頭頂葉や後頭葉の損傷で起こることが多いといわれています。

さらに、てんかん発作でも、自己像幻視を見たりします。とくに側頭葉で起きるてんかんで臨死体験に近いことを経験するといわれます。脳が何らかのダメージを受けると、血液の流れが止まり、脳が酸欠状態になると神経細胞活動が乱れます。こんなときに活動電位が不規則に高まる「バースト」という異常発火が起きることがあります。脳内の神経細胞が次から次へと何の脈絡もなしに、連鎖的に異常な信号を出し続ける現象です。このバーストはてんかん発作を引き起こす現象とまったく同じ作用です。

よく危機に瀕した人は、昔のことが次々と鮮やかに甦った、といいます。過去の記憶を溜めている側頭葉でバーストが起きると、死んだはずの祖父母があたかも目の前にいるように現れたり、遠くにいるはずの親類や友人、兄弟などの映像が走馬燈のように流れて見えたりします。これは過去の記憶がバーストによって強制的に呼び覚まされるからです。強い光を見たり、頭が割れるような雑音を聞いたりす

「バースト」による記憶覚醒のイメージ

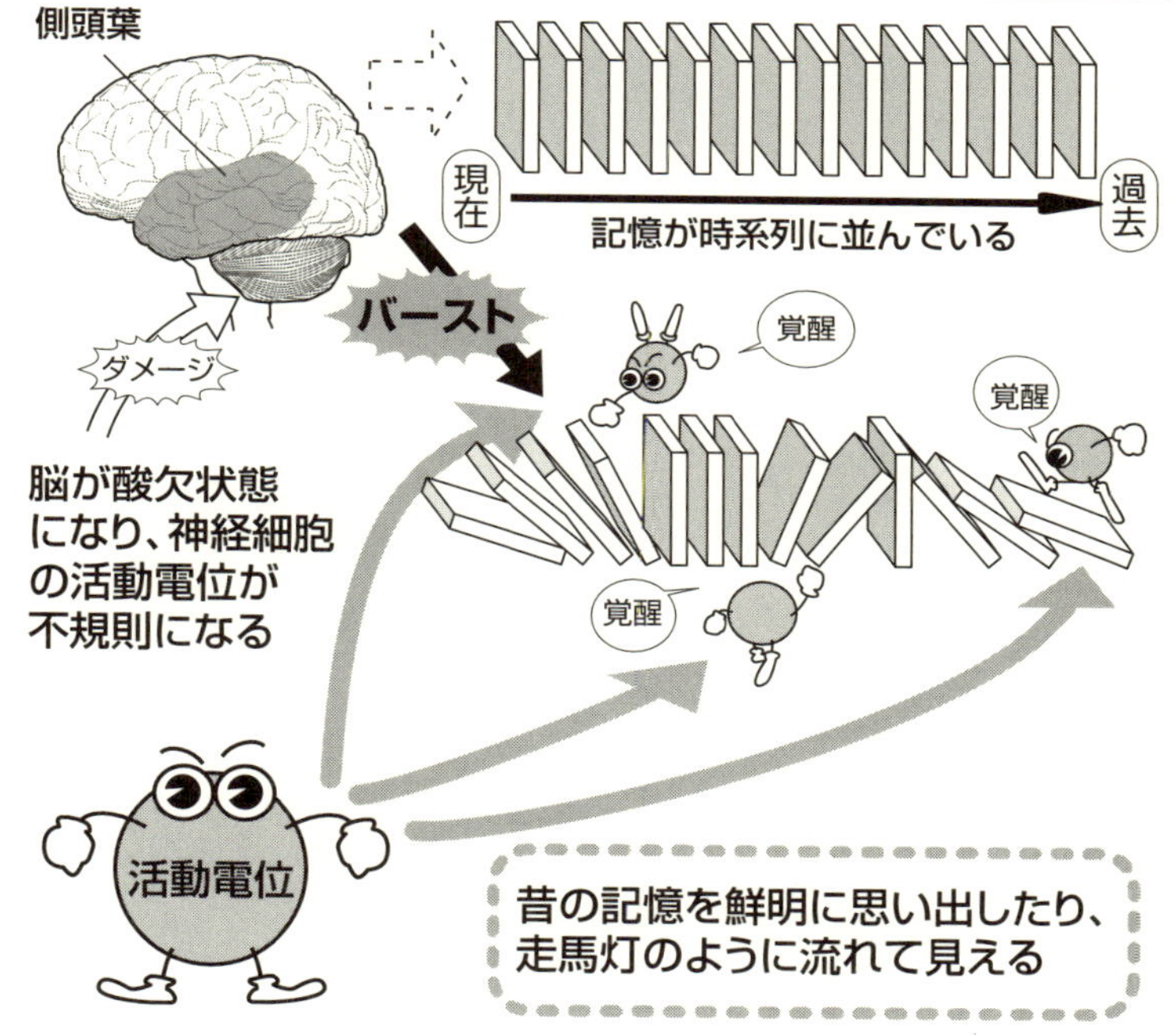
側頭葉
現在
過去
記憶が時系列に並んでいる
バースト
ダメージ
覚醒
覚醒
覚醒
脳が酸欠状態になり、神経細胞の活動電位が不規則になる
活動電位
昔の記憶を鮮明に思い出したり、走馬灯のように流れて見える

るのも、そうした記憶の神経細胞がドミノ倒しのように次々に覚醒されるためです。そして同時に、これまでに体験したことのない幸福感で満たされるというのも、こういう脳内現象にはつきものです。これはバーストによって快感神経から快感・覚醒を生じる神経伝達物質のドーパミンが大量に放出されることで説明がつきます。

ことに快感中枢（中脳・腹側被《ふくそくひ》蓋野《がいや》）のA10神経は精神活動をする神経系を中心に広くはりめぐらされており、こうした脳内現象が起きると同時にスイッチが入りっぱなしの状態になります。

それが体験したことのない深い快感をもたらすのです。

6 色や香が心にどう作用するのか

色彩心理学が国・民族の違いを越えて世界共通のワケ

◆"古い記憶"が心理的な影響を与える

色彩や香りが人の心の状態を変えることはよく知られているところです。色や形の情報は目から入って、「視床」を通り大脳の「視覚野」で認識されます。香りの分子は鼻腔の上部にある「嗅上《きゅうじょう》皮《ひ》」の粘膜について、五千万個も並んでいる「嗅細胞」の繊毛で感知され、その情報が嗅球から大脳の嗅覚中枢へ送られてどんな匂いかが認識されます。

嗅覚系の脳は最も古くから発達した脳といってもよく、単細胞生物さえも嗅細胞が匂い分子をとらえる構造と同じものをもっているほどです。魚類に至っても、脳はほとんどを嗅脳が占めています。

一方、視覚を支えているのは、光に反応する「ロドプシン」という物質で、嗅細胞の受容体と同じ分子の受容体です。いわゆる光の三原色は青と赤と緑ですが、ヒトは進化の過程でこの3種の光を感じることに成功してフルカラーの世界を手に入れました。遺伝子を調べた結果、まず青を感知できるようになり、３０００万年ほど前に赤・緑を同時に感知し、続いて赤と緑を分離して感じることに成功したことがわかっています。その前にヒトと進化が別れた猿の一種では、青しか見ることができませんし、犬や猫など多くの哺乳類は単色でしか見えていません。

脳に蓄えられた有史以前からの古い記憶が影響して、色や香りから心理的な影響を受けるのです。世

色と感情の関係

属性 種別		感情の 性質	色の例	感情の性質
色相	暖色	暖かい 積極的 活動的	赤	激情・怒り・歓喜・活力的 興奮
			黄赤	喜び・はしゃぎ・活発さ 元気
			黄	快活・明朗・愉快・活動的 元気
	中性色	中庸 平静 平凡	緑	安らぎ・くつろぎ・平静 若々しさ
			紫	厳粛・優えん（婉）・神秘・不安 やさしさ
	寒色	冷たい 消極的 沈静的	青緑	安息・涼しさ・憂鬱
			青	落着き・淋しさ・悲哀・深遠 沈静
			青紫	神秘・崇高・孤独
明度	明	陽気・明朗	白	純粋・清々しさ
	中	落着き	灰	落着き・抑鬱
	暗	陰気・重厚	黒	陰鬱・不安・いかめしい
彩度	高	新鮮・溌らつ	朱	熱烈・激しさ・情熱
	中	くつろぎ・温和	ピンク	愛らしさ・やさしさ
	低	渋味・落着き	赤	落着き

（日本色彩学会編『色彩科学ハンドブック』より）

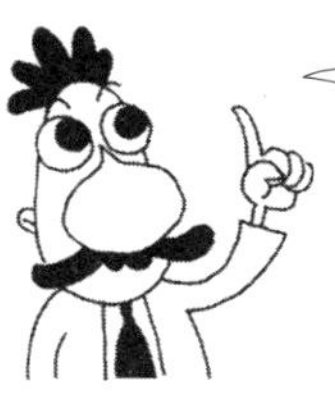

躁うつ病患者が躁状態のときは、脳幹から出されるモノアミン類の作用で気分が高揚し、強い筆勢で赤、緑、黄系の色を多用した絵を描く。

一方、うつ状態では、弱々しい筆で黒、茶、青系の単彩で塗り残しが多くなる。

この色はそっくり気持ちの裏返しと見ることができる。

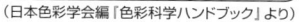

界の文化や歴史が違うといっても３０００年程度ですから、色や香りについて人類はほとんど同じ印象をもっています。また視覚情報と嗅覚情報は、海馬《かいば》、扁桃体《へんとうたい》、視床下部《ししょうかぶ》などの大脳辺縁系に深く関与しています。大脳辺縁系は情動脳ともいわれ、人の気分や情感に深い関係があるので、色や香りは人の気持ちを大きく左右することができるのです。

◆ヒトの鼻は40万種の匂いを嗅ぎ分ける

色と匂いに普遍的な心理的作用があるといっても、例外的なものもあります。

被験者に金木犀《きんもくせい》の写真を見せながら、金木犀の香りをかがせる実験をすると、「いい匂い」と答えます。ところが被験者にトイレの写真を見せながら金木犀の香りをかがせると、トイレの芳香剤と共に悪臭も連想して「嫌な匂い」と答えるのです。トイレの芳香剤として金木犀の香りがあまりにも広く普及したために、素直には判断できない匂いとなっているのです。

匂いの分子は全部で40万種もあります。人の嗅細胞には異なる匂いを嗅ぎ分けるために千種類の受容体がありますが、少しくらいの分子の違いなら1つの受容体である程度のバリエーションを感知できるので、40万種の匂いをほぼ正確に判断することができます。

ヒトは目がいいので、知らず知らずに視覚情報を頼りに生活していますが、実は今でも嗅覚の鋭敏さは失われていません。意識的に嗅覚を使わないので、鼻の出番が少なくなっているだけと思っていいでしょう。たとえば、ほとんどの人は目隠しをしていてもバナナの匂いを簡単に嗅ぎ当てることができます。このバナナの匂いでも、28種類もの匂い分子が組み合わさって構成された複雑な匂いなのです。その1つひとつの分子を敏感に嗅ぎ分けているからこそ、バナナの匂いだと直感できるのです。

嗅覚神経による匂いの伝達

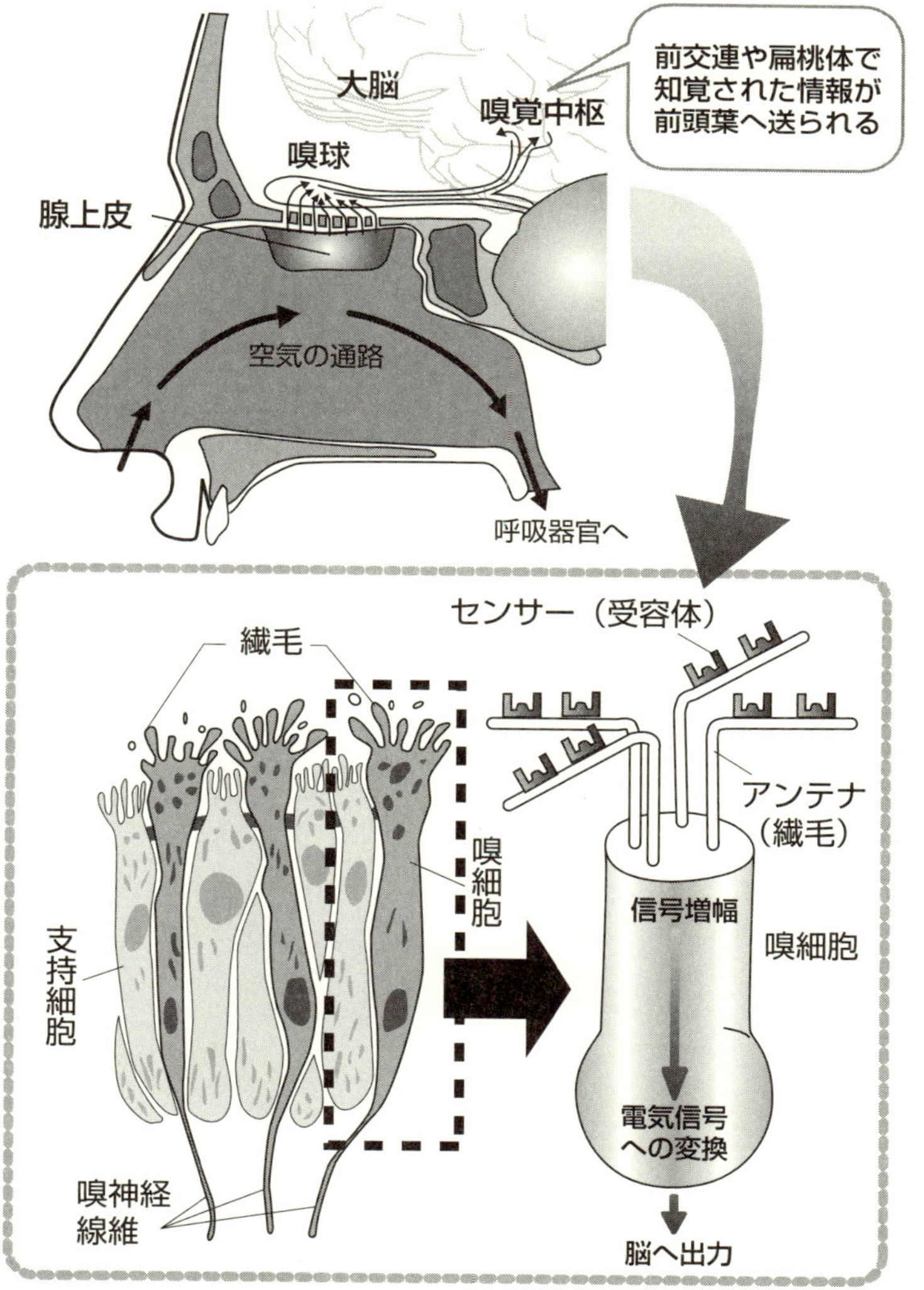
大脳
嗅覚中枢
前交連や扁桃体で
知覚された情報が
前頭葉へ送られる
嗅球
腺上皮
空気の通路
呼吸器官へ
センサー（受容体）
繊毛
アンテナ
（繊毛）
嗅細胞
信号増幅
嗅細胞
支持細胞
電気信号
への変換
嗅神経
線維
脳へ出力

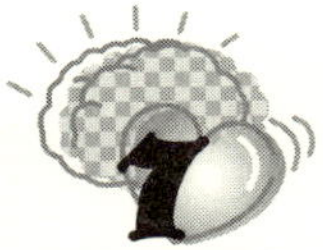

スポーツをすると脳も健康になる？

脳を支える物質代謝と深い関係にある有酸素運動

◆有酸素運動は脳の代謝を高め、脳の働きをよくする

歩行、ジョギング、水泳、サイクリング、エアロビックダンスなどの有酸素運動は、脳内を流れる血流を30～40％も高めることがよく知られています。肝臓の「グリコーゲン」から供給されて筋肉で使われる「グルコース」は、脳の中でもエネルギー源として働きます。血流が増えて脳は活発に働けるようになり、頭が冴えた状態になるわけです。

もし血液中の酸素が少ないと、グルコースがエネルギーになるとき酸化され、二酸化炭素と水に分解されます。同時に「ピルビン酸」が生成されるのですが、このとき供給される酸素が少ないとピルビン酸は「乳酸《にゅうさん》」へと変化して「プロトン」という物質ができてしまいます。プロトンができると組織が酸性になってしまい、細胞内の酵素の働きが阻害されて、疲労感を感じるもとになります。

脳の代謝と有酸素運動との関係は、脳脊髄《せきずい》液中の「アミン濃度」をモニターすることで調べることができます。ラットを使って運動が脳の代謝に与える影響を調べた結果、大脳新皮質や大脳辺縁系《へんえんけい》の海馬《かいば》で安静時の代謝が高まっていました。ヒトも歩行運動をしたあと、ドーパミン分泌量が大脳新皮質で変化がなかったのに対し、大脳辺縁系ではやや増加していました。これは軽い運動が大脳辺縁系の働きを活発にして、気持ちを前向きにさせる効果があることを示しています。

有酸素運動は3つのエネルギー供給の1つ

筋肉を収縮させるエネルギー
＝
「アデノシン三リン酸（ATP）」

分解作用によって筋収縮をする力となる。
骨格筋の収縮に使った場合、1ATPで0.5秒持続

↑ 持続

3大エネルギー供給

1 ATP−PC系のエネルギー供給（最大10秒）
近距離・高跳び・投球で使用

クレアチンリン酸のエネルギーで
ATPを無酸素で再合成

2 乳酸系のエネルギー供給（1分～3分間）
800メートル走、100メートル競泳

グリコーゲン（肝臓・筋肉）
グルコース（血液）
} を無酸素で解糖してATPを再合成
ピルビン酸が発生（酸素が不十分なときに乳酸に還元）

3 有酸素系のエネルギー供給（長時間）
ジョギングほか長時間の運動

グリコーゲン
脂肪
たんぱく質（アミノ酸）
} 酸化してATPを再合成

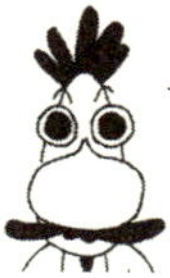

同じグルコース1分子からでも乳酸系エネルギー供給は3ATPしか作れないが、有酸素系エネルギー供給は38ATPも作れる！

8 心理療法は脳も癒すのか？

森田療法が先鞭をつけたリラクセーションは脳へ働きかけている!?

◆「精神交互作用」が痛みやストレスを増幅する

現代人の多くは日々、ストレスにさらされています。そこでストレスから解放されるリラクセーションの方法がいろいろと考えられてきましたが、心理療法の代表的なものが故・森田《もりた》正馬《まさたけ》博士が提唱した「森田療法」です。森田療法とは、目の前の不安を避けたり、否定せず、「すべてをあるがままに受けとめるように」と指導するリラクセーションの一種です。

人は自分のストレスが気になりだすと、そのストレスを自分でどんどん増幅させてしまう傾向があります。小さな子供が転んで擦り傷を作ると、「痛いよ、痛いよ」と大袈裟に痛みを訴えます。最初の痛みはそれほどでもないはずなのに、子供は痛みの感覚に対して意識を集中させ、痛みを増幅させているのです。この作用を森田博士は「精神交互作用」と名付けました。

こうした単純な痛みに限らず、ストレスに対しても「精神交互作用」、あるいは「身体交互作用」が働いて、最初のストレスが次第に増幅していってずっと大きなストレスになり、無意識のうちに自分から体調を崩すように仕向けていたと考えられています。

◆リラクセーションで、ストレスの信号を「網様体」「視床」止まりにする

ヨガの行者は、手を切ったりしても顔色ひとつ変えないそうです。「痛みは感じるが、苦痛は感じな

「精神交互作用」の仕組み

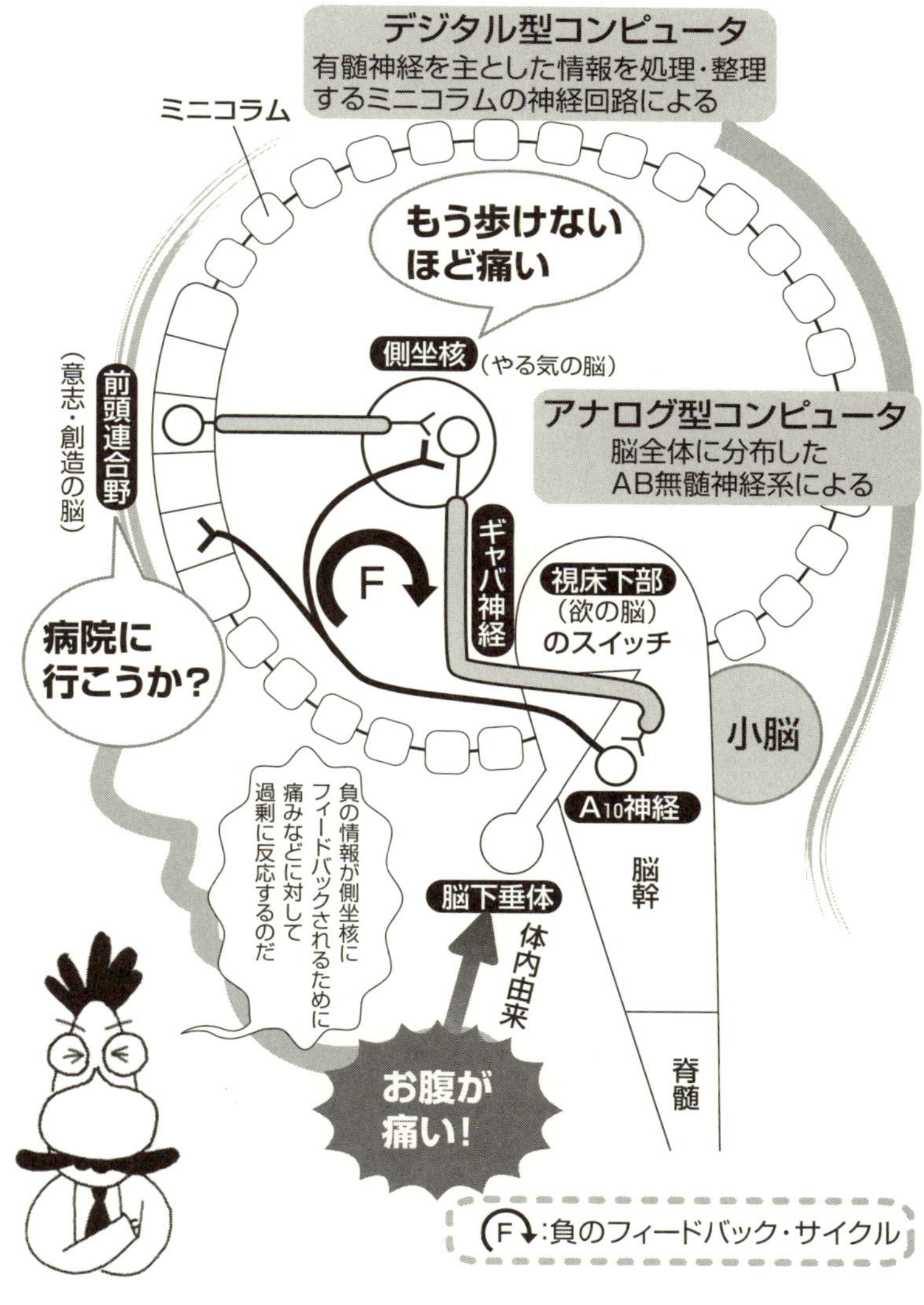

デジタル型コンピュータ
有髄神経を主とした情報を処理・整理するミニコラムの神経回路による
ミニコラム
もう歩けないほど痛い
側坐核
（やる気の脳）
アナログ型コンピュータ
脳全体に分布したAB無髄神経系による
前頭連合野
（意志・創造の脳）
病院に行こうか？
F
ギャバ神経
視床下部
（欲の脳）
のスイッチ
小脳
A10神経
負の情報が側坐核にフィードバックされるために痛みなどに対して過剰に反応するのだ
脳下垂体
体内由来
脳幹
脊髄
お腹が痛い！
F:負のフィードバック・サイクル

い」からだ、と。痛みを〝ストレス〟と置き換えてもまったく同じことです。リラクセーションとは、ストレスを感じても苦痛を感じないようにすることです。

痛みやストレスがあったとき、脳のなかではどんな処理が行なわれているのでしょうか。

ヒトがケガをすると、皮膚の感覚器が感じた痛みは、脊髄を経由して脳の知覚野に届き、同時に脳幹にある「網様体《もうようたい》」経由で「視床《ししょう》」まで届けられています。網様体と視床が「ごく軽いケガである」と判断すると、痛みの信号をそこで止めるので、身体はリラックスしたままです。ところが「精神交互作用」が起きると、痛みの信号を受け取った「網様体」と「視床」に働きかけて、その痛みを脳全体へ覚醒を呼びかける信号を送り出してしまうのです。脳全体が緊張して痛みを受けとめるため、痛みの感覚は内臓まで緊張させるほどに広がり、本人も元の痛み以上の大きな苦痛を感じることになります。

リラクセーションというのはストレスを回避することではなく、この「精神交互作用」を解くことです。現在では多くのリラクセーションが開発されていますが、それらの多くは肉体的・感覚的な緊張と弛緩《しかん》とを意識的に与え、ストレスで緊張状態が続いている脳の「網様体」「視床」に対して、上手に弛緩の感覚を呼び戻そうと働きかけるものなのです。

強迫性障害（強迫神経症）は、トイレに入ったあと1時間も手を洗い続けてしまうとか、家のドアの鍵を閉め忘れたような気がして外出ができないという症状が出ます。これも精神交互作用と同じように「不安」が悪循環して増大してしまうのです。こうした症状には、敢えて手を洗わない、敢えて鍵を閉めたかどうか確かめないという行動療法を繰り返すことにより、不安の悪循環を断ち切ります。不安がないことを自分自身が納得できるようにすると、やがて不安を感じなくなります。

痛覚を判断する「網様体」と「視床」の働き

体性感覚野

視床

痛みの信号

痛みの信号

中脳
橋
延髄
}網様体

感覚器から痛みを伝える信号

精神交互作用が働くとき

視床

緊急事態発生!!

痛みと緊張を伝える信号が脳内をかけめぐる

リラックスしているとき

視床

たいしたことはない。大丈夫

痛みを伝える信号だけ伝わり、脳内は緊張していない

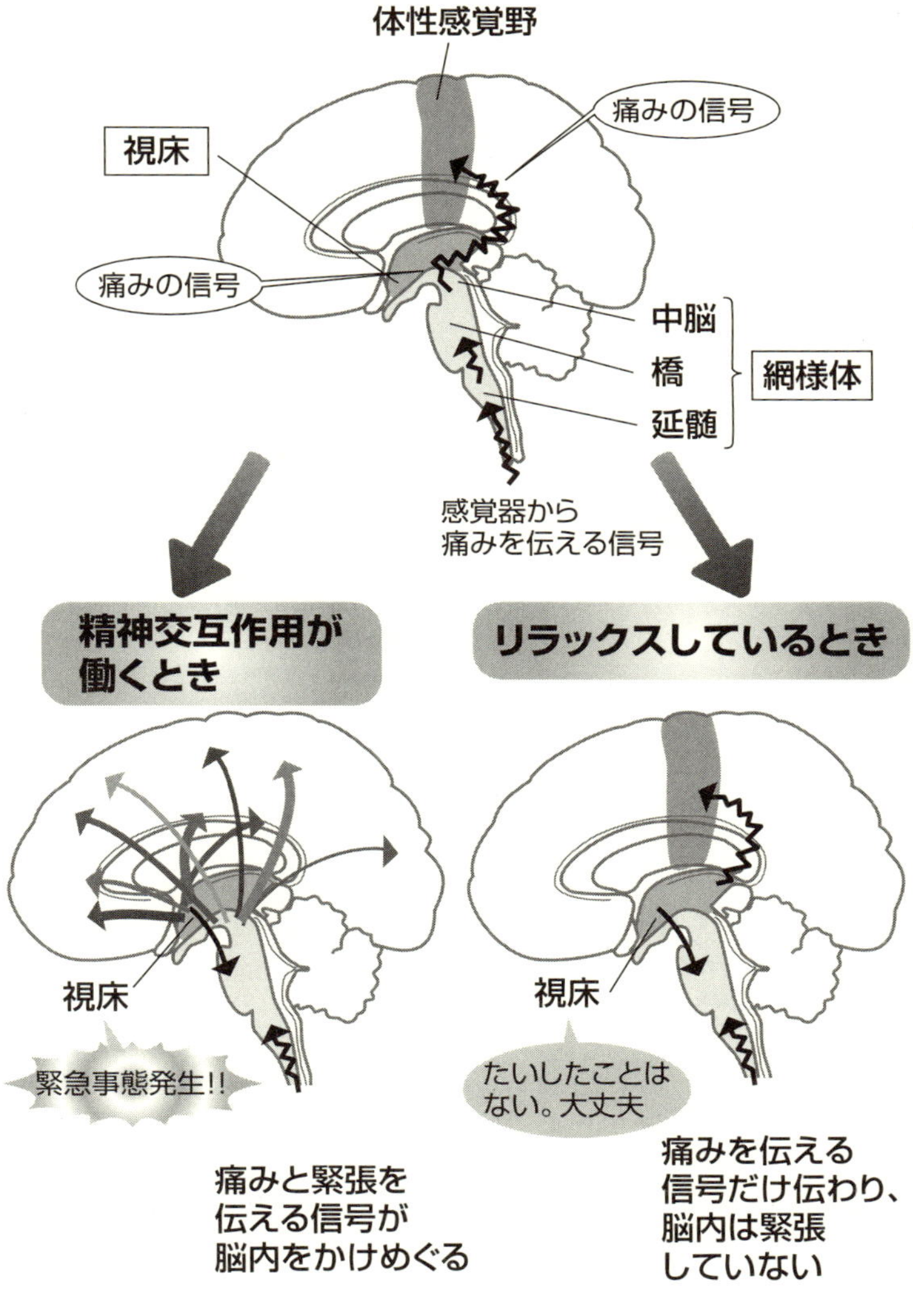

【監修者紹介】

永田　和哉（ながた・かずや）

◉——1957年大阪府生まれ。1981年東京大学医学部卒。東京大学医学部脳神経外科に入局後、スウェーデンカロリンスカ医科大学臨床生化学客員研究員、新東京病院脳神経外科部長、埼玉医科大学総合医療センター脳神経外科講師などを経て94年より公立昭和病院脳神経外科主任医長。医学博士。

◉——専門は脳血管障害、特にクモ膜下出血の外科治療。日本脳神経外科学会、日本脳卒中学会、日本脳循環代謝学会のそれぞれ評議員。帝京大学脳神経外科非常勤講師、埼玉医科大学脳神経外科非常勤講師を兼務。

(URL)http://www.geocities.com/Tokyo/Teahouse/1427/

【著者紹介】

小野瀬　健人（おのせ・たけひと）

◉——1954年茨城県生まれ。82年からフリーのジャーナリストとして活躍する一方、脳の仕組みと身体の機能を解明しながら最先端の心身障害児リハビリ訓練の研究・開発を行なう英国の団体「ブレインウェイブ」の日本における代表世話人を務める。

◉——著書に『流通大改革の衝撃』『逆説の経営はなぜ成功したか』（こう書房）、『大地は警告する』（世界文化社）などがある。

そこが知《し》りたい！脳《のう》と心《こころ》の仕《し》組《く》み　〈検印廃止〉

2000年8月10日　第1刷発行

監修者——永田　和哉
著　者——小野瀬　健人©
発行者——境　健一郎
発行所——株式会社 かんき出版
東京都千代田区麹町4-1-4 西脇ビル　〒102-0083
電　話　営業部：03(3262)8011(代)　総務部：03(3262)8015(代)
編集部：03(3262)8012(代)
F A X　03(3234)4421　振替　00100-2-62304
http://www.kanki-pub.co.jp/
D T P——株式会社エトヴァス
印刷所——ベクトル印刷株式会社

乱丁本・落丁本は小社にてお取り替えいたします。

ISBN4-7612-5875-6 C0040

50音順索引&用語解説

【あ】

RNA →リボ核酸
アセチルコリン …………………70,76
　神経筋接合部や副交感神経をはじめとするシナプスで伝達物質として使われており、受容体は少なくとも2種類ある。
アドレナリン ……………………120,152
アポトーシス ……………………………52
　→自然細胞死
アルコール依存症の形成段階（図）…159
アルツハイマー病 …………………26,178
アルツハイマー病の進行（図）………181
暗示 ……………………………………190
アンドロゲン …………………………138
アンフェタミン ……………………198,202
閾下知覚 ………………………………192
　→サブリミナル・パーセプション
依存症 ……………………………158,168
遺伝子 ……………………………60,182
色と感情の関係（図）…………………207
ウェルニッケ野 ……………………33,92,99
　19世紀後半、カール・ウェルニッケによって発見された部位で、左側頭葉の後ろ上部にある。
右脳の働き ……………………55,66,172
運動記憶 …………………………100,110
運動性言語野 ……………………92,96
運動性言語野の働き（図）……………93
運動野 ……………………………32,84
エコノモ（C.V.Economo）……………36
　1876年～1931年没。オーストリアの神経学者。脳解剖学の権威で、嗜眠性脳炎の命名者。
ACTH ……………………………136,156
　→副腎皮質刺激ホルモン

A10神経 …………………126,194,205
A10神経の経路（図）…………………127
ABC神経の配列（図）…………………121
エリオット（T.R.Elliott）………………47
　1877年～1961年没。英国の医師。アドレナリンは交感神経線維に支配される組織や器官に作用するという、エリオットの法則などを発見した。
延髄（えんずい）………………………22
オイラー（U.V.Euler）…………………47
　1905年～1983年没。スウェーデンの生理学者。ストックホルム大学生理学科教授、ノーベル財団総裁。父子2代でノーベル賞を受賞した。
オートレセプター …………………128,201

【か】

快感中枢 …………………………126,205
外側（がいそく）視床下部 ……………168
外側膝（しつ）状体 ………173,176,187
外側野（がいそくや）…………………168
外套（がいとう）………………………22
海馬（かいば）……………28,33,75,100
海馬回 …………………………………31,37
灰白質（かいはくしつ）………………22
下行神経 ………………………………86
　皮膚や内臓などの感覚器から上行してきた信号を大脳の各部位で知覚したのち、それに反応する信号を下方へ送り返すときに使われる神経の流れ。
過食症 …………………………………168
　→摂食障害
下垂体前葉（かすいたいぜんよう）…156
下垂体前葉の分泌ホルモン（図）……157
下垂体門脈（もんみゃく）……………156
カテコラミン …………………47,78,200

カハール（R.y.Cajal）……………47
　1852年〜1934年没。スペインの組織学者。カハール細胞の発見などでノーベル賞を受賞。
顆粒細胞……………………………24
感覚性言語野……………………92,96
感覚性言語野の働き（図）…………93
環境閾値（いきち）説………………63
感情のメカニズム…………………118
桿（かん）状体……………………187
　網膜にある視細胞のひとつ。明るい光を感じる錐（すい）状体と異なり、桿状体は暗い光に反応し、その情報は視神経を伝わって大脳皮質に送られ視覚となる。
間脳（かんのう）………………22,154
　中脳と大脳半球を結ぶ部分。第三脳室と呼ばれる腔所があり、視床と視床下部に分けられる。
記憶………………100,106,173,205
記憶の分類（図）…………………103
ギャバ神経…………………………200
　γアミノ酪酸（GABA）を神経伝達物質として持っている神経で、介在神経として脳内に広く分布している。抑制系の神経伝達物質として、ドーパミン作動性神経、ノルアドレナリン作動性神経、セロトニン作動性神経を調節する働きをしている。
嗅覚……………………………125,208
嗅覚神経の構造（図）……………209
嗅覚野…………………………125,140
嗅細胞………………………………206
嗅上皮………………………………206
旧皮質………………………… 28,34,56
旧哺乳類型の脳………………28,52,54
橋（きょう）…………………………22
橋背側部（きょうはいそくぶ）……176
強迫神経症…………………………214
橋被蓋（きょうひがい）……………176
橋網様体（もうようたい）…………76
拒食症………………………………168
　→摂食障害

クモ膜………………………………22
グリア細胞………………………36,39
クリック（F.H.C.Crick）…………173
　1916年〜。イギリスの生物物理学者。ケンブリッジ大学キャヴェンディッシュ研究所で分子生物学を研究。DNAの二重らせん構造を解明した研究などでノーベル医学生理学賞を受賞した。
クレッチマー（Kretschmer,Ernst）
　………………………………………145
　1888年〜1964年没。ドイツの精神医学者。『ヒステリー論』や、体型と性格の関係の研究で有名。
幻覚…………………………………202
幻覚のメカニズム（図）…………203
言語機能の分担（図）………………97
言語野…………………54,57,66,92,96
顕在意識……………………………190
幻肢痛（げんしつう）……………170
交感神経系…………………………149
後頭葉…………………………………32
光背効果（こうはいこうか）………197
　ハロー効果ともいう。第三者の社会的信用を、あたかも自分たちの信頼性のように置き換えさせる効果を狙ったもの。ＣＭに人気タレントを起用するのも、その一例。
硬膜（こうまく）……………………22
交連線維（こうれんせんい）………140
黒質（こくしつ）…………………127
　中脳の腹側部の中脳被蓋にあり、筋の緊張や姿勢反射を司る中枢の一部。
心の働きの分類（図）………………117
古小脳（こしょうのう）………………24
言葉を覚える構造（図）………………99
古皮質（こひしつ）………28,34,56,152
ゴルジ（C.Golgi）……………………47
　1843年〜1926年没。イタリアの病理学者、細胞学者、組織学者。パヴィア大学学長。ゴルジ銀染色法を草案し、神経組織を明らかにした業績でノーベル医学生理学賞を受賞。
ゴルジ細胞……………………………24

ゴルジ体……38

【さ】

ザイアンス（Zaijonc.R.）……195
1923年生まれ。ポーランド出身のアメリカで活躍した社会心理学者。社会的態度の研究、知的発達に及ぼす家庭の影響などの研究を行なっている。
催眠療法……192
サザーランド（E.W.Satherland）…47
1915年～74年没。アメリカの生化学者、薬理学者。マイアミ大学教授。各種ホルモン作用の研究でノーベル医学生理学賞を受賞。
錯覚……186
佐野圭司（さの・けいじ）……47
1920年～。東京大学名誉教授。東大医学部を卒業後、同大学で脳神経の研究を続けた。退官後は帝京大学医学部脳神経外科主任教授に就任。脳神経外科学の権威。
左脳の働き……55,66
サブリミナル・パーセプション……192
サブリミナル効果……192
三叉（さんさ）神経……90
脳神経のうちで一番太い神経。第五脳神経ともいう。知覚根と運動根があり、知覚根の三叉神経節からは眼神経・上顎神経・下顎神経の3つの枝に分かれる。運動根は三叉神経節の下内側を進んで下顎神経に加わり、咀嚼筋を支配している。
三十八野（さんじゅうはちや）……109
ジェンセン（Jensen, A.）……63
1923年生まれ。遺伝と環境が発達に及ぼす影響についての研究を行なった。
視覚……186,206
視覚のメカニズム（図）……187
視覚野……32,86,206
色彩心理学……206
応用心理学に分類される。色彩に対する心理的な反応の研究や、精神的負担を軽減させるために壁面の色彩の研究などが行なわれている。
軸策（じくさく）……38,40,56
軸策小丘（しょうきゅう）……39
自己像幻視……204
視床（ししょう）…22,31,37,101,206,214
間脳の背部側を指し、全体の約5分の4を占める大きさの卵円形の灰（かい）白質の塊。下方から上行してきた知覚神経を大脳に伝えるための接続部。
歯状回（しじょうかい）……31
視床下部（ししょうかぶ）
…22,118,124,126,130,132,154,168,196,198
間脳の一部で、視床の前下方にある。下方に突きだして、脳下垂体とつながっている。体温調節・睡眠・生殖・物質代謝などを司る自律神経系の中枢。
視床特殊核……170
視床の働き（図）……215
視床非特殊核……94,171
視床枕（ししょうまくら）……176
自然細胞死……52
細胞死は大きく壊死（ネクローシス）とプログラムされた細胞死の2つに分けられる。後者にこの自然細胞死（アポトーシス）が含まれる。
視束交叉（しそくこうさ）……31
室傍核（しつぼうかく）……156
間脳の第三脳室の両側（視床下部）にある神経核。
自動運動現象……186
シナプス……24,40,102
シナプス間隙（かんげき）……41
シナプス小胞（しょうほう）……41
シナプスの構造（図）……41
樹状突起（じゅじょうとっき）……38,40
受容体（じゅようたい）……41,166,200
→レセプター
松果体（しょうかたい）……23,135
大脳半球の間、間脳の第三脳室の後部で、視床枕と中脳との間の陥凹部にある。小さな松かさ状の内分泌器官で、メラトニンとセロトニンを分泌する。

上行神経（じょうこうしんけい） ……86
皮膚や内臓などの感覚器から末梢神経を通して大脳に信号を伝えるために、下方から上行していく神経の流れ。
→下行神経

上行性脳幹網様体賦活系（ふかつけい）
…………………………144,156
脳幹網様体とは、神経核や神経路をつくらずに、白質の中に多方向に網目状に配列される神経線維が走り、その網目中に多数の神経細胞が介在している部分。上行性脳幹網様体賦活系とは、知覚神経経路の一部を受けて、外界からの刺激に応じて大脳皮質の活動水準を保つ、つまり意識をはっきりさせておく働きをしている。

小脳の構造（図） …………………24
小脳皮質 ……………………24,27,110
情報伝達の仕組み …………………40
徐波（じょは）睡眠 ………………76
徐波睡眠時の神経経路（図） …177
自律神経系 ……………………74,154
自律神経系の模式図 ……………149
糸粒体（しりゅうたい） …………38
→ミトコンドリア
神経細胞 ………………36,40,42,56
神経細胞の構造（図） ……………39
神経症 ……………………151,160
神経性食思（しょくし）不振症 …134
神経繊維→軸策
神経伝達物質 …………………40,70
人工知能 …………………………48
科学的な側面からはコンピュータ上で知能の働きのシミュレーション実験などを行なうなど、人間の脳の働きを解明する手法とされており、工学的な側面としてはコンピュータをより知的にすることを目的に取り組みが進められている。

新小脳 ……………………………24
心身症 ……………………148,150,153
心身症の種類と症状（図） ………150
心臓死 ……………………………78

身体交互作用 ……………………212
新皮質 ……………………28,30,56,122
深部（しんぶ）知覚 ………………87
新哺乳類型の脳 ……………28,52,54
髄液 ………………………………22
髄質 ……………………………22,37
髄鞘（ずいしょう） ……………38,56
錐（すい）状体 ……………………187
網膜にある細胞のひとつで、明るい光に反応する。網膜の中央に多く集まり、もっとも鋭敏に光を感じる黄斑という部分を作っている。
→桿状体
髄板内核（ずいはんないかく） …171,176
→視床非特殊核
髄腹内側部（ずいふくないそくぶ） …176
睡眠 ………………………………74,172
睡眠時の神経の働き（図） ………177
睡眠中の脳の働き（図） …………75
睡眠の進化（図） …………………174
頭蓋内圧（ずがいないあつ） ……81
ストレス …………………………136,154
性格の形成 ………………………142
性格分析テスト
紀元前２世紀頃、ギリシアで出た観相術が始まり。第一次大戦から第二次大戦にかけて、欧米で兵士の性格に合った任務につけるために、心理学者の手で心理テストや性格分析のためのノウハウが盛んに考えられた。ドイツの精神医学者クレッチマーによる「類型論」、スイスの心理学者ユングの「向性分類」、同じくスイスの精神科医ロールシャッハの「精神診断法（ロールシャッハ・テスト）」が代表とされる。
星状（せいじょう）細胞 …………24
精神交互作用 ……………………212
精神交互作用の仕組み（図） ……213
精神疾患の種類と症状（図） ……160
精神障害のレベル別診断（図） …163
性腺（せいせん）刺激ホルモン …133
生体移植 …………………………80

正中隆起部（せいちゅうりゅうきぶ）
　……156
青斑核（せいはんかく）………76,120,176
　ノルアドレナリンを分泌する神経系列の中で最大のA6神経核のこと。青黒い色をしていることから呼ばれる。脳幹の真ん中に位置する。
性欲中枢 ……………………………132
脊髄（せきずい）………………………22
摂食（せっしょく）障害 ………………168
摂食中枢 ……………………………134,168
摂食中枢の働き（図）…………………169
接触頻度と好意度の関係（図）………195
セロトニン ………………………70,76
　脳、脾臓、胃腸、血小板に多く含まれ、血管の収縮や止血、脳内の神経伝達などに作用し、脳の活動を高める働きがある。
前交連（ぜんこうれん）…………31,140
潜在意識 ……………………………190
線条体（せんじょうたい）………………37
　大脳基底核のうち、尾状（びじょう）核と被殻（レンズ核の一部）の間を結ぶ線条の灰（かい）白質。大脳皮質・視床・黒質などから入力繊維を受け、出力繊維をレンズ核の淡蒼球（たんそうきゅう）に送る働きをしている。
前頭葉 ……………………………32,122
前頭葉眼窩（がんか）面後部 …………31
前頭葉の働き（図）……………………123
前頭連合野 …………32,34,57,126,166
洗脳 ……………………………………190
前脳基底部（きていぶ）………………101
全脳死 ……………………………………79
躁うつ病 …………………………160,207
躁うつ病患者の脳の様子（図）………161
相反的神経接続 ………………………76
側坐核（そくざかく）………126,198,213
側頭葉 ……………………………………32
側頭葉極部 ……………………………31
側頭葉深部 ……………………………28
側頭葉尖端部（せんたんぶ）…………109
　→三十八野

側頭連合野 ………………………32,57,104

【た】

第一性欲中枢 ………………………132
帯状回（たいじょうかい）…28,31,101,144
苔状（たいじょう）線維 ……………24,111
大食（たいしょく）細胞 ………………72
　生体の免疫系で中心的な役割を果たしている細胞。不必要になった細胞や、胎内に侵入してきた細菌などを発見すると、その場所に急行し、細胞内に取り込む食作用の働きがある。取り込んだ細胞や細菌は、細胞内の強力な酵素で分解する消化作用をもっている。
体性感覚野 …………………32,57,84,215
第二性欲中枢 ………………………132
大脳基底核（きていかく）…………22,118
　大脳半球の基底部で、視床の外側の白質内にある数個の灰（かい）白質の塊。尾状核と被殻・淡蒼球（レンズ核）、前障で構成されている。大脳皮質と相互に作用して運動の調節制御を司る。
大脳死 …………………………………79
大脳半球 ………………………………22
大脳皮質 …………22,28,36,116,189
大脳皮質の構造（図）…………………37
大脳辺縁系（へんえんけい）
　………28,34,86,100,144,160,166,208
　大脳半球の内側、間脳と脳梁を囲む部分（辺縁葉）と海馬・扁桃体を含めて大脳辺縁系という。個体の生存の基本をなす自立的生命活動や、快・不快などの情動にかかわるとされ、視床下部と合わせて情動脳・内臓脳ともいわれる。
大脳辺縁系の構造（図）………………31
短期記憶 …………………………104,142
淡蒼球（たんそうきゅう）……………22,37
　被殻とともにレンズ核を構成する灰（かい）白質。大脳基底核の一部。尾状核と被殻を結ぶ灰白質が線条体と呼ばれるのに対し、淡蒼球は古線条体と

いわれる。
痴呆 ……178
痴呆症状の知能評価スケール（図）…179
痴呆を生じる原因疾患（図）……183
中隔核（ちゅうかくかく）……28
中枢神経の働き（図）……151
中毒性精神病 ……160
中脳 ……22,126,170,198,205
前脳（大脳と間脳）と後脳（小脳と橋）とに挟まれた部分。背側の中脳蓋は視覚や聴覚の反射にかかわり、腹側の中脳被蓋には赤核・黒質があり、筋の緊張や姿勢反射の中枢をなしている。
虫部（ちゅうぶ）……24
聴覚 ……92
聴覚野 ……32,57,86
長期記憶 ……33,104
痛覚 ……87,170
痛覚の仕組み（図）……171
ディクソン（W.E.Dixon）……47
1870年～1931年没。薬理学者。ケンブリッジ大学薬学部の筆頭教授を勤め、英国学士院会員だった。
低体温療法 ……79
伝達物質の種類（図）……43
登上（とうじょう）線維 ……24,110
同調行動 ……197
頭頂葉 ……32
頭頂連合野 ……32,57,104
動物とヒトの脳の違い（図）……59
ドーパミン ……41,70,120,126,166,194,198
ドーパミンの作用と分裂病の関係（図）……167
特殊体性知覚 ……87

【な】

内因性精神病 ……160
内蔵が機能障害を起こす仕組み（図）……155
内側視索（ないそくしさく）前野 …132
涙が出る構造 ……136
軟（なん）膜 ……22
ニッスル小体 ……38
乳頭体（にゅうとうたい）……31,101
ニューロン ……22,34
→神経細胞
認知記憶 ……100
認知のメカニズム（図）……189
脳アノキシア ……81
脳科学研究の歴史 ……46
脳が形成される仕組み ……52
脳下垂体（かすいたい）……137
間脳底に垂れ下がった丸みを帯びた腺。細い漏斗を介して第三脳室下につながっており、下垂体前葉（腺性下垂体）と下垂体後葉（神経下垂体）とその中間（中葉）からなる。
脳幹 ……22,76,79,86
間脳・中脳・橋（きょう）・延髄の総称。
脳幹死 ……79
脳関門（かんもん）……202
脳弓（のうきゅう）……31,101
脳死 ……78
脳室（のうしつ）
脊椎動物の脳の内部にある腔所。間脳の内腔は第三脳室、右脳と左脳の内腔は側脳室、後脳では第四脳室と呼ばれる。中には脳脊髄液が満たされている。
脳死に至る順序（図）……81
脳死の区分（図）……81
脳循環不全 ……81
脳全体の構造（図）……23
脳内物質の一覧（図）……129
脳のエネルギー源 ……210
脳の構造 ……22
脳波 ……42,77
1875年に英国で初めてウサギの脳波が測定されてから研究が進み、1929年にドイツの精神科医ベルガーが「ヒトの脳電図について」を発表してから人間の脳波の存在が明らかになった。
脳波が発生する仕組み（図）……43
脳浮腫（ふしゅ）……79,81
脳ヘルニア ……81
脳梁（のうりょう）……31,37,54,98,139

ノックアウトマウス ……………………48
ノックアウトとは「遺伝子除去」という意味。つまり、ノックアウトマウスとは、遺伝子を操作して、実験に都合のいい性質をもたせたネズミのこと。このネズミが開発されたことで、脳や神経の研究に果たす役割は大きい。
ノルアドレナリン ……70,76,120,152,158
ノンレム睡眠 →徐波睡眠

【は】

パーキンソン病 ……………………47,167
イギリスの医師、パーキンソンが報告した疾患。筋肉の緊張が高まり、無意識的な震えが生じ、意思どおりに身体を動かすことが困難になる。黒質・線条体・淡蒼球（たんそうきゅう）などの障害が原因で発症する。
バースト ……………………………204
背内側（はいないそく）核 …………134
白質（はくしつ） ……………………22
脳では内層に、脊髄では外層にあり、主に神経線維からなる白色の部分。
バスケット細胞 ………………………24
爬虫類型の脳 ………………28,52,54
パペッツの記憶の回路（図） …………103
PGO波 ……………………………176
被殻（ひかく） ………………………22
→大脳基底核, 淡蒼球
尾状核（びじょうかく） ………22,37,119
→大脳基底核
表在知覚 ……………………………87
フォン・ノイマン（von Neumann, J.）
……………………………………106
1903年～57年没。ハンガリー生まれのアメリカの数学者。特に計算機科学において第一級の仕事をした。
副交感神経系 …………………………149
副腎皮質刺激ホルモン …………136,156
→ACTH
ブドウ糖 ……………………………68
プライミング効果 ……………………107
フラッシュ・バック ……………109,204
過去の記憶が突然思い出される状態をいう。扁桃核でもっとも起こりやすい現象。
プルキンエ（Purkinje, J. E.） ………47
1787年～1869年没。チェコの生理学者・組織学者。小脳皮質のプルキンエ細胞などを研究。
プルキンエ細胞 …………………24,110
ブローカ領域 ………………………92,99
19世紀にポール・ブローカによって発見された部位で、右利きの人は左半球の前頭葉にある。
分裂病 ………………………160,164
分裂病患者の脳の様子（図） …………165
平衡感覚 ……………………………112
平行線維 ………………………24,110
弁蓋部（べんがいぶ） …………………90
扁桃体（へんとうたい）
…………………28,34,118,124,140,142,189
ペンフィールド（Penfield,W.G.） …85
1891年～1976年没。カナダの脳外科学者。局所麻酔で意識を保った患者の皮質の電気刺激に対する応答から、脳の機能局在のメカニズムの解明に成果を上げ、1959年には『言語と脳のメカニズム』を刊行し、学会に大きな反響を呼んだ。
ペンフィールドのマップ（図） ………85
膨大部（ぼうだいぶ） ………………140
ホメオスタシスの働き（図） …………131
ホルニキィーウィッツ（O.Hornykiewicz）
……………………………………47
オーストリア生まれ、ウィーン大学・生化学・薬理学科教授。1960年にパーキンソン病は脳幹のドーパミン作動性ニューロンの変性によるものという発見をした。

【ま】

マクロファージ･････････73
　→大食細胞
マトウ細胞･････････････72
麻薬の作用と反応（図）･･････199
満腹中枢･････････････134,168
満腹中枢の働き（図）･･････169
ミエリン鞘･････････････39
　→髄鞘
味覚･･･････････････88
味覚野･････････････90
味（み）細胞･･････････88
ミトコンドリア･････････38,41
耳の構造（図）･･･････95,113
味蕾（みらい）････････88
無髄神経系･･････････120
無髄線維････････････38
迷走（めいそう）神経･････47
　延髄のオリーブ後方から出ている、運動・知覚・副交感神経線維を含む混合神経。喉頭・咽頭の知覚や気管支・心臓・胃腸などの運動や分泌を支配する。
メラトニン･････････････135
網膜････････････････187
網様体（もうようたい）･･････94,170,214
　中脳・橋・延髄（脳幹）にある中枢神経内部で、白質の中に多方向に網目状に配列される神経線維が走り、その網目中に多数の神経細胞が介在している部分。
網様体の働き（図）･･････215
森田正馬（もりた・まさたけ）･････212
　1874年～1938年没。精神医学者。精神相互作用から成立する「森田神経質」を提唱、またその治療法である森田療法の創始者。
森田療法･･････････212

【や・ら・わ】

夜驚症（やきょうしょう）･････169
　精神科の医師にもその実態がよく知られていない子供の病気。夜泣きとは違い、症状が一度出ると、必ず毎晩1日の休みもなく続く。両親の喧嘩などが心の傷となり、本人には処理しきれない葛藤となって夜驚症を引き起こすといわれる。
ヤコブレフの回路（図）･････109
夢を見る仕組み･･････172
欲求の心理････････194
四十五野（よんじゅうごや）･････92
四十四野（よんじゅうよんや）･････92
ランビエ絞輪（こうりん）･････39
梨状葉（りじょうよう）･････28,31
リボ核酸････････････102
　デオキシリボ核酸と共に遺伝機構の本体を構成する。タンパク質生合成に関与しているほか、RNAウィルスでは遺伝情報の保存や複製を行なっている。
臨死体験････････････204
レーヴィ（Loewi, Otto）･････47
　1873年～1961年没。ドイツ生まれのアメリカの薬理学者。
レセプター･････････41,166,200
REM睡眠･･････････76,172
REM睡眠時の神経経路（図）･････177
連合野･･････････････32,33
連合野の働き（図）･･････35
レンズ核･･････････････37
　→淡蒼球
老人斑（ろうじんはん）･････178
ロボトミー
　精神分裂病などの治療に用いられた、脳の前頭葉白質の一部を破壊して神経経路を切断する手術。